Günther Lindemann, Augendiagnostik

AUGENDIAGNOSTIK

(Befunderhebung aus dem Auge)

ein

LEHRBUCH

von

GÜNTHER LINDEMANN

Mit 176 Abbildungen im Text, 16 Tafeln mit 30 farbigen Irisbildern, 1 Farbtafel und 3 Tabellen

3., überarbeitete Auflage

1992

Pflaum Verlag München

Die Deutsche Bibliothek – CIP-Einheitsaufnahme

Lindemann, Günther:
Augendiagnostik : (Befunderhebung aus dem Auge) ; ein Lehrbuch / von Günther Lindemann. – 3., überarb. Aufl. – München : Pflaum, 1992
ISBN 3-7905-0646-X

R. Pflaum Verlag, München
Satz und Druck: Rasch, Bramsche

*Wer will sich das Recht anmaßen,
über die Augendiagnose mit einem
apodiktischen »NON EST« zu
entscheiden?*

Inhaltsverzeichnis

Befunderhebung aus dem Auge:

Ergebnis einer Untersuchungstechnik

Augendiagnose:

Ergebnis einer Beurteilungskunst

„Denn kaum eine Kunst ist schwerer als die, die Gegenstand dieser Abhandlung ist; sie stellt an die Auffassungsfähigkeit und Aufmerksamkeit die weitestreichenden Ansprüche, ebenso wie an Unterscheidungsvermögen, Logik und Erfahrung, die immer ‚est optima rerum magistra'."
(RUDOLF SCHNABEL, 1952)

Vorwort zur 1. Auflage

Im Jahre 1962 schrieb THEODOR KRIEGE sein Buch über die „Grundbegriffe der Irisdiagnostik". Diese als „kurzgefaßtes Lehrbuch" konzipierte Arbeit erschien zu seinen Lebzeiten in drei Auflagen. Nach dem Tode Krieges 1971 gab der Verfasser das Buch in neuer, erweiterter und überarbeiteter Form heraus. Es ist inzwischen in der neunten Auflage erschienen. Übersetzungen ins Englische und Schwedische liegen vor.

Die Halbwertzeit des medizinischen Wissens beträgt zur Zeit sieben Jahre! So ergab sich die Notwendigkeit, nach 20 Jahren ein neues Konzept zu entwickeln, wozu in erster Linie der einem modernen Lehrbuch entsprechende Aufbau zum Zweck einer sachgerechten, den heutigen didaktisch-methodischen Ansprüchen angepaßten Informationsvermittlung gehört.

Die Entwicklung von der reinen Irisdiagnose, als deren Vertreter Kriege noch zu gelten hat, zur Ophthalmotropen Phänomenologie verlangt heute die Darstellung des Auges als diagnostische und funktionelle Einheit. Nur aus dieser Sicht heraus ist das Auge des Kranken in seiner Aussagekraft zur Befunderhebung voll auszuschöpfen.

In der gegenwärtigen Diskussion um die Irisdiagnose erfüllt das Lehrbuch mehrere Funktionen. Es bietet zum einen die Darstellung einer Lehre im Sinne der Wissensvermittlung. Dabei konnte die historische Dimension nur insoweit berücksichtigt werden, als sie für das Verständnis der gewachsenen Zusammenhänge erforderlich ist.

Zum anderen gibt das „Lehrbuch der Augendiagnose" die Möglichkeit, neben der umfassenden Information ein Problembewußtsein zu entwickeln für eine Diagnosemethode, die sich dem Lernenden nur durch intensives theoretisches und praktisches Studium erschließt.

Den Weg dorthin zeigt das Buch in seinem Aufbau. Er ist neuartig, entspricht aber der notwendigen Systematik der Befunderhebung, die *zentrifugal* abläuft. Deshalb muß mit dem Pupillensaum begonnen und über die Pupillenentformungen der weitere Weg verfolgt werden. An die Iriskrause als Indikator des vegetativen Nervensystems schließt sich der entsprechende Abschnitt an, und auf die Lymph- und Blutzone (dritte kleine Zone) muß das Endokrinium mit den krausenständigen Organen des funktionellen (hormonal-nerval-humoral) Zusammenhangs wegen folgen. Auf diesem Wege wird die Befunderhebung folgerichtig aufgebaut. Sie ist in ihrer Systematik in A-8 dargestellt.

Neben der didaktischen Aufgabe eines Lehrbuches stellt die Arbeit zugleich eine Bestandsaufnahme dar.

Danksagungen

Ich möchte an dieser Stelle denjenigen meinen Dank aussprechen, die meine Arbeit unterstützt haben und die mir im persönlichen Gespräch konstruktive Ratschläge gaben. Ich danke auch meinen Schülern im In- und Ausland, die mir durch ihre Fragen immer wieder Impulse gaben, Themen zu durchdenken und neu zu formulieren.

Herzlichen Dank sage ich meinem Verleger Tibor Marczell – und der Druckerei Rasch, hier vor allem Herrn Vierkötter, für ihr Eingehen auf meine zahlreichen Sonderwünsche, Frau Inge Croé für die Durchsicht des Manuskripts und Frau Petra Wolff für das Lesen der Korrekturen und die Einordnung in die Dezimal-Klassifikation.

Osnabrück, Sommer 1984

Günther Lindemann

Vorwort zur 2. Auflage

Die freundliche Aufnahme meines Lehrbuches in Deutschland, in den Niederlanden, in Dänemark und Schweden machen eine Neuauflage notwendig. Diese 2. Auflage wurde überarbeitet.

Osnabrück, im Januar 1988

Günther Lindemann

Vorwort zur 3. Auflage

Im Jahre 1962 schrieb THEODOR KRIEGE sein Buch über die „Grundbegriffe der Irisdiagnostik“. Diese als „kurzgefaßtes Lehrbuch“ konzipierte Arbeit erschien zu seinen Lebzeiten in drei Auflagen. Nach dem Tode KRIEGES 1971 gab der Verfasser das Buch in neuer, überarbeiteter Form heraus. Es erreichte 10 Auflagen. Übersetzungen in die englische Sprache durch A. W. PRIEST und in die schwedische durch H. GANTER-ULLMANN liegen vor.

Die Halbwertzeit des medizinischen Wissens beträgt z. Zt. etwa 7 Jahre. Damit ergab sich 1982 die Notwendigkeit, nach 20 Jahren für das Buch ein neues Konzept zu entwickeln, wozu in erster Linie der einem modernen Lehrbuch entsprechende Aufbau zum Zweck einer sachgerechten, den heutigen didaktisch-methodischen Ansprüchen angepaßten Informationsvermittlung gehörte.

Die Entwicklung von der reinen Irisdiagnostik, zu deren Vertretern KRIEGE noch gehörte, zur Ophthalmotropen Phänomenologie verlangt heute die Darstellung des Auges als diagnostische und funktionelle Einheit. Nur aus dieser Sicht heraus ist das Auge des Kranken in seiner Aussagekraft zur Befunderhebung voll auszuschöpfen.

In der gegenwärtigen Diskussion um die Augendiagnostik erfüllt das Lehrbuch mehrere Funktionen. Es bietet zum einen die Darstellung einer Lehre im Sinne der Wissensvermittlung. Dabei konnte die historische Dimension nur insoweit berücksichtigt werden, als sie für das Verständnis der gewachsenen Zusammenhänge erforderlich ist.

Zum anderen gibt das „Lehrbuch der Augendiagnostik“ die Möglichkeit, neben der umfassenden Information ein Problembewußtsein zu entwickeln für eine Diagnostikmethode, die sich dem Lernenden nur durch intensives theoretisches und praktisches Studium erschließt.

Den Weg dorthin zeigt das Buch in seinem Aufbau. Er ist neuartig, entspricht aber der notwendigen Systematik der Befunderhebung, die zentrifugal abläuft. Deshalb muß mit dem Pupillenrand begonnen und über die Pupillenentformungen der weitere Weg verfolgt werden. An die Iriskrause als Indikator des vegetativen Nervensystems schließt sich des funktionellen (hormonal-nerval-humoral) Zusammenhangs wegen die Lymph- und Blutzone (3. kleine Zone) an mit den krausenständigen Organen. Auf diesem Wege wird die weitere Befunderhebung folgerichtig aufgebaut. Sie ist in ihrer Systematik in A-8 dargestellt.

Neben ihrer didaktischen Aufgabe eines Lehrbuchs stellt die Arbeit zugleich eine Bestandsaufnahme dar.

Danksagungen

Ich möchte an dieser Stelle denjenigen danken, die meine Arbeit unterstützt haben und die mir im persönlichen Gespräch konstruktive Ratschläge gaben. Ich danke auch besonders meinen Schülern im In- und Ausland, die mir durch ihre Fragen immer wieder Impulse gaben, Themen neu zu durchdenken und zu formulieren. Herzlichen Dank sage ich dem Verlag Richard Pflaum und der Druckerei Rasch für ihr Eingehen auf meine zahlreichen Sonderwünsche bei dieser neuen 3. Auflage des Buches.

Osnabrück, im Januar 1992

Günther Lindemann

A
Grundlagen

1. IRISdiagnose und AUGENdiagnose (eine Begriffsbestimmung)

Es handelt sich hier um zwei recht unterschiedliche Begriffe, die beide seit der Zeit IGNAZ VON PÉCZELY'S nicht immer ihrer Bedeutung entsprechend angewendet werden. Schon PÉCZELY spricht von der „Diagnose aus dem Auge" (Abb.: 2–4), meint aber damit eindeutig die *Iris*diagnose. Diese Tatsache hat sich durch mehr als 100 Jahre fortgepflanzt, so bei LILJEQUIST, THIEL, MAUBACH, ROSDORF und WIRZ.

Die IRISdiagnose ist die Erkennung von Funktionsstörungen des Körpers allein aus der Iris unter Einschluß der Pupille. Auch heute noch gibt es Diagnostiker, die zur Befunderhebung nur die Iris betrachten.

Die AUGENdiagnose zieht außer der Iris und der Pupille auch die Konjunktiva, die Sklera und die Adnexe des Auges zur Befunderhebung heran. Um diese Augendiagnose haben sich besonders SCHNABEL und ANGERER verdient gemacht.

Neben der Bezeichnung Irisdiagnose finden wir als Synonyma Iriskopie und Iridoskopie. Hierzu schreibt SCHNABEL: „Bei der seinerzeitigen Prägung der Bezeichnung „Iriskopie" war ich mir dessen bewußt, daß die Ableitung aus dem Griechischen streng etymologisch Iridoskopie heißen müßte. Gründe der Praxis überwogen als ich die kürzere Form Iriskopie wählte, von der Erwägung ausgehend, daß eine stattliche Reihe etymologisch falsch aufgebauter und abgeleiteter Termini technici sich in der Medizin fest eingebürgert haben."

In neuerer Zeit hat sich, nicht zuletzt durch die Arbeit des „COLLOQUIUM INTERNATIONALE", die Bezeichnung „Ophthalmotrope Phänomenologie" eingebürgert. Diesen Begriff, den ANGERER geprägt hat, erklärt er wie folgt: „Die vom Sehorgan – ophthalmos – ausgesandte Erscheinungswelt vom genetischen, selbst modellierten, jatrogenen und planetarischen Kolorit wird mit der Definition „Ophthalmotrope Phänomenologie" deklariert. Sie beinhaltet die Ausdruckswelt der körperlichen, psychischen und strahlungsmäßigen Imprägnation und bildet daher eine wissenschaftliche Grundlage für analytische und diagnostische Hinweise zur Krankheitserkennung und Therapie".

Die klassische *Iris*diagnose ist also nur ein Teilgebiet dieser ophthalmotropen Phänomenologie.

1.1. Die Normalität des Irisbildes

Einer Zusammenstellung aller Krankheitszeichen in der Iris muß der Versuch vorausgehen, eine Darstellung des normalen, gesunden Irisbildes zu geben.

SCHNABEL hat dazu gesagt: „In ihrer äußeren Erscheinung ist die *normale* Iris sehr leicht charakterisiert, nämlich als kreisrunde, feine Membran von gleichmäßiger Struktur und regelmäßigem Verlauf ihrer streng radial gerichteten Faserzüge, die sich von einem homogenen hellblauen oder hellbraunen Grunde abheben und sich um ein absolut kreisrundes Sehloch, die Pupille, als Zentrum gruppieren".

Und weiter: „Was farblich und strukturell von dieser einzigen Norm abweicht, ist eben ‚abnorm'".

Das Wort „abnorm" ist begrifflich vielfach belastet, so daß man seine Bedeutung in diesem Zusammenhang abschwächen muß. Heute sehen wir in einer genetisch bedingten Lakune noch keine „Abnormität" im Irisbild, obwohl sie in einer „gesunden" Iris nicht zu sehen sein sollte.

Die rein blaue und die rein braune Iris sind die Eckpfeiler, zwischen denen die vielfarbigen und vielgestaltigen Variationen anzusiedeln sind, die uns die Patienten in der Praxis vorstellen.

> Es ist fast unmöglich, eine
> Wissenschaft zu kultivieren,
> ohne das Fundamentalwerk zu
> kennen.
> (Attila von Péczely)

2. Abriß der historischen Grundlagen der heutigen Augendiagnostik

Die Beobachtung der Veränderungen am Auge und seiner Umgebung ist so alt wie überhaupt Menschen einander angesehen haben.

In der alten chinesischen Medizin finden wir Hinweise darauf ebenso wie bei HIPPOKRATES und PHILOSTRATUS (3. Jahrhundert vor Christus), die sagten, den Charakter des Menschen erkenne man aus den Augen.

Die erste Schrift der Neuzeit, in der auf die Zeichen in der Iris und ihre diagnostische Bedeutung hingewiesen wird, stammt von PHILIPPUS MEYEN. Dieser gab 1670 in Dresden sein Buch „CHIROMANTIA MEDICA“ heraus. (Abb. 2–1) Zur Diagnostik aus dem Auge macht MEYEN im V. Kapitel folgende, hier im Auszug wiedergegebene Angaben:

„Ferner: Wenn man betrachten will in welchem Theil des Leibes die Unbäßlichkeit seyn soll/mus man die Augen in vier Theyle abtheilen. (Abb.: 2–2)

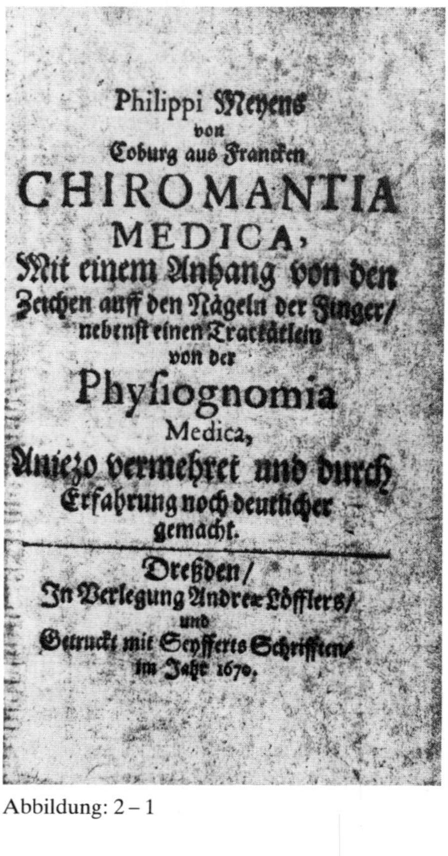
Philippi Meyens
von
Coburg aus Francken
CHIROMANTIA
MEDICA,
Mit einem Anhang von den
Zeichen auff den Nägeln der Finger/
nebenst einen Tractätlein
von der
Physiognomia
Medica,
Aniezo vermehret und durch
Erfahrung noch deutlicher
gemacht.
Dreßden/
In Verlegung Andreæ Löfflers/
und
Getruckt mit Seyfferts Schrifften/
im Jahr 1670.

Abbildung: 2 – 1

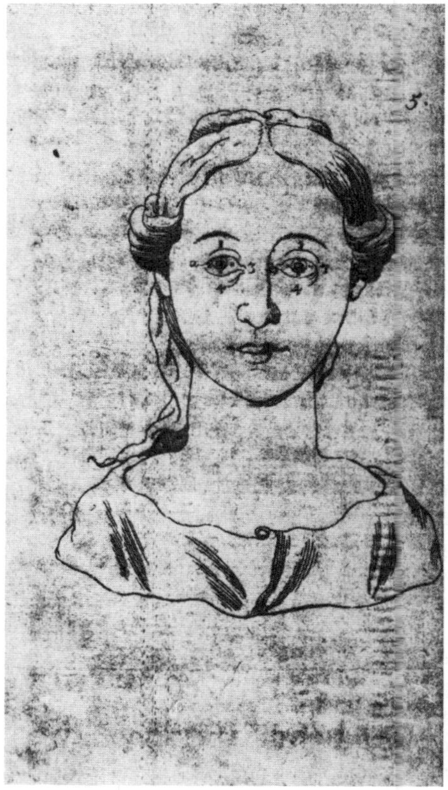

Abbildung: 2 – 2

Der obersten Theil hat den Kopff. Weil nun der Magen in ihm eine große Verwandnuß / werden alle Krankheiten aus dem Magen herrührend inwendig in den Augen gefunden.

Die rechte Seite der Augen zeigt den Zustand aller Gliedemaßen/welche inwendig im Leib auff der rechten Seite liegen/als die Leber/die rechte Brust/ und das Geäder.

Auf der linken Seite der Augen können alle Gliedmaßen / so auff der linken Seiten inwendig liegen/alß des Hertzens/ der Lincken Brust/das Miltz und das kleine Geäder/Gesundheit und

Kranckheiten abgemerchet werden/ingleichen können alle Kranckheiten die von Hertzen kommen hier gefunden werden/absonderlich Mattigkeit des Hertzens oder Ohnmacht . . ." MEYEN war auch schon die Bedeutung der Leitgefäße auf der Konjunktiva bekannt, denn er schreibt: „So nun auf der lincken Seiten ein rother Strich von unten biß zu den mittelsten Theyl des Auges gehet/wird man unfehlbar schließen können, daß eines solchen Menschen Miltz nicht gut sey . . ."

Im Jahre 1695 erschien in Nürnberg eine Arbeit von SIEGMUND ELTZHOLTZ* und in Göttingen im Jahre 1786 eine Dissertation von CHRISTIAN HAERTELS mit dem Titel „De oculo et signo".

Im Jahre 1724 hatte der chinesische Kaiser CHEN LUNG in einem Buch gesagt: „Man teilt das Auge in fünf konzentrische Zonen, das Augenlid oder Fleischrad, das Augenweiße oder Blutrad, das Weiße an der Regenbogenhaut oder Geistesrad, die Regenbogenhaut oder Windrad, die Pupille oder Wasserrad. Das erste Rad ist die Projektion der Milz und des Fleisches, das zweite ist die des Herzens und des Blutes, das dritte die der Lunge und des Lebensgeistes, das vierte die der Leber und der Muskeln, das fünfte die des Gliedes und der Knochen." (Zit. nach SELIGMANN)

Wenn auch dem Auge schon in alten Zeiten eine besondere Aufmerksamkeit gewidmet wurde, so beziehen sich diese Arbeiten doch mehr auf die Semiotik. diese Ganzheitsschau, die sich aus Harn-, Hand-, Nagel- und Antlitzdiagnose zusammensetzt, wird heute weder an einer Hochschule gelehrt, noch ist – mit Ausnahme der Harnschau – irgend etwas davon in den Kreisen der Hochschulmedizin auch nur zum mindesten bekannt oder gar anerkannt. Es ist aber gut, sich daran zu erinnern, daß alle diese Methoden bis in die Mitte des 19. Jahrhunderts hinein ganz offiziell von den Ärzten zur Diagnosestellung herangezogen wurden.

* in der Literatur sind verschiedene Schreibweisen bekannt.

Die Neuzeit

Dr. IGNAZ von PÉCZELY

Der Mann, dem wir die Augendiagnose in der heutigen Form verdanken, ist der praktische Arzt Dr. med. IGNAZ von PÉCZELY in Budapest (1826–1911). (Abb.: 2–3)

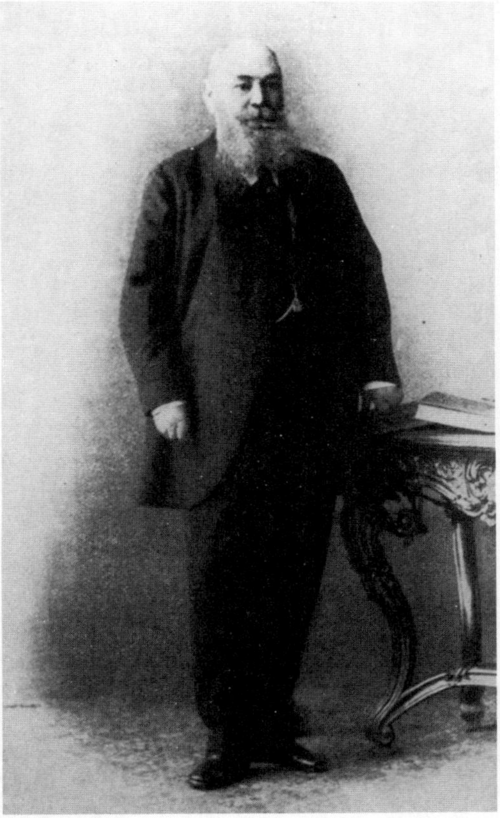

Abbildung: 2 – 3

Mit der Arbeit: „Entdeckungen auf dem Gebiet der Naturheilkunde, Anleitung zum Studium der Diagnose aus dem Auge" (Abb.: 2–4) stellte er seine seit 20 Jahren ausgeübte und erprobte Methode im Juli 1880 als Broschüre in deutscher Sprache der Öffentlichkeit vor. PÉCZELY lehrte, daß bestimmte Zeichen in der Iris mit Organerkrankungen im Zusammenhang stehen und aus der Lokalisation eines solchen Zeichens in der Iris auf Grund vergleichender Untersuchungen auf Erkrankungen eben dieses Organs geschlossen werden könnte. Auf Seite 5 seiner Veröffentlichung sagt PÉCZELY: „Mit einer neuen Errungenschaft der Heilkunde tritt dieses bescheidene Buch vor das große Publikum . . .

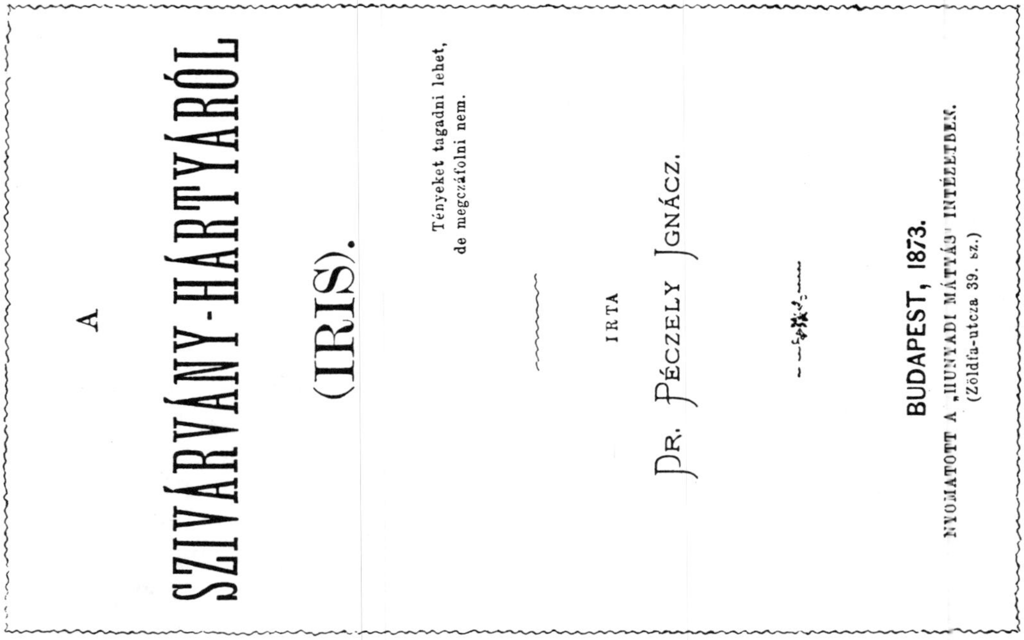

A

SZIVÁRVÁNY-HÁRTYÁRÓL

(IRIS).

Tényeket tagadni lehet,
de megczáfolni nem.

IRTA

DR. PÉCZELY IGNÁCZ.

BUDAPEST, 1873.

NYOMATOTT A „HUNYADI MÁTYÁS" INTÉZETBEN.
(Zöldfa-utcza 39. sz.)

Abbildung: 2–4

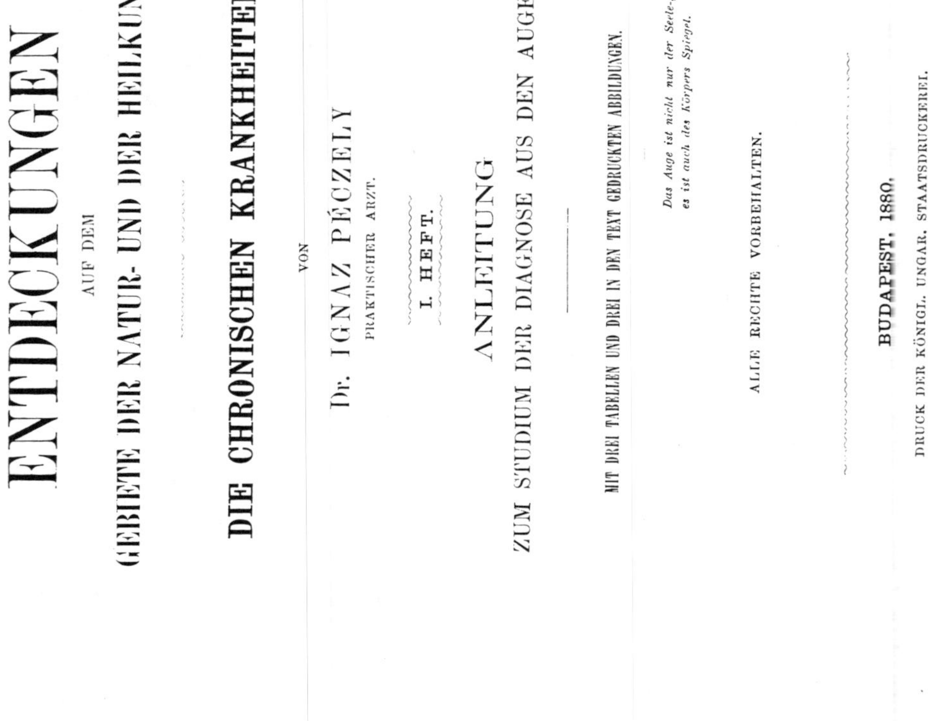

ENTDECKUNGEN

AUF DEM

GEBIETE DER NATUR- UND DER HEILKUNDE.

DIE CHRONISCHEN KRANKHEITEN.

VON

Dr. IGNAZ PÉCZELY

PRAKTISCHER ARZT.

I. HEFT.

ANLEITUNG

ZUM STUDIUM DER DIAGNOSE AUS DEN AUGEN.

MIT DREI TABELLEN UND DREI IN DEN TEXT GEDRUCKTEN ABBILDUNGEN.

Das Auge ist nicht nur der Seele-,
es ist auch des Körpers Spiegel.

ALLE RECHTE VORBEHALTEN.

BUDAPEST, 1880.

DRUCK DER KÖNIGL. UNGAR. STAATSDRUCKEREI.

Abbildung: 2–5

Die Lehre der Diagnose aus dem Auge ist heute kein Hirngespinst: sie ist der fortschreitenden Wissenschaft berechtigte Tatsache.“
Schon 1871 hatte P. einen Vortrag in Budapest über seine Entdeckung gehalten, der aber ohne jede Reaktion seitens der dortigen Ärzte blieb. 1873 gab er dann eine Streitschrift heraus, in der er gegen die Kollegen vorging, die seine Methode nicht anerkennen wollten.* (Abb. 2–5) In dieser Schrift war auch seine erste Topographie enthalten. (Abb.: 2–6)
In den folgenden Jahren entwickelte PÉCZELY seine bekannte Topographie, in der jedes Organ an seinem Platz mit einer Nummer versehen wurde. (Abb.: 2–7) 1886 übertrug AUGUST ZOEPPRITZ, der Redakteur der Homöopathischen Zeitung, diese Zahlen in Klarschrift. (Abb.: 2–8) Auch die „Krampfringe“ (besser Kontraktionsfurchen) waren damals schon bekannt.
Bis heute leidet die sachliche Darstellung der Entstehung der Augendiagnose nach PÉCZELY unter dem „Eulenmärchen“. Nach diesem soll der Knabe Ignaz einer Eule das Bein gebrochen haben und dabei die Entstehung eines dunklen Striches in der Iris des Vogels beobachtet haben (im späteren Beinfeld). Das sei die Geburtsstunde der Irisdiagnose gewesen!

In der oben erwähnten Schrift von 1873 schreibt PÉCZELY selber zu diesem Ereignis: „Meine Entdeckung war nicht die der Wissenschaft, sondern die Geburt eines Zufalls. In meinen jungen Jahren, im Jahre 1838, als Gewehrübungen, Reiten und Jagd meine Freiheit ausfüllten, schoß ich eines Tages eine große Eule. Als feuriges junges Kind rannte ich hin, um meine Beute aufzuheben. Ich faßte das an den Flügeln verwundete Tier an, aber es mich auch. Es bohrte seine große Kralle durch die Sehne meines linken Zeigefingers und Daumens, dessen Narben noch heute zu sehen sind.
Vor Schmerz und Zorn versuchte ich alles, um aus dieser Zange herauszukommen. Ich fand es am besten, mit meiner freien rechten Hand das Bein der Eule zu brechen. Dies führte ich durch, worauf sich bei der Eule das entsprechende Auge mit Blut füllte. Ich trug das übrigens hübsche Tier heim, wo es sich bei guter Pflege alsbald erholte, aber in dem Auge blieb ein Fleck.“
In dieser authentischen Darstellung kommt der später so oft zitierte „schwarze Strich im Beinfeld“ nicht vor. Und das ist auch der Grund, warum spätere Versuche, diesen Vorgang an Versuchstieren nachzuvollziehen, vergeblich blieben.
PÉCZELY fährt dann fort: „1862... passierte es, daß ich in den Augen eines Kranken eigenartige Flecken sah, sowie unter anderem ein im

Abbildung: 2 – 6

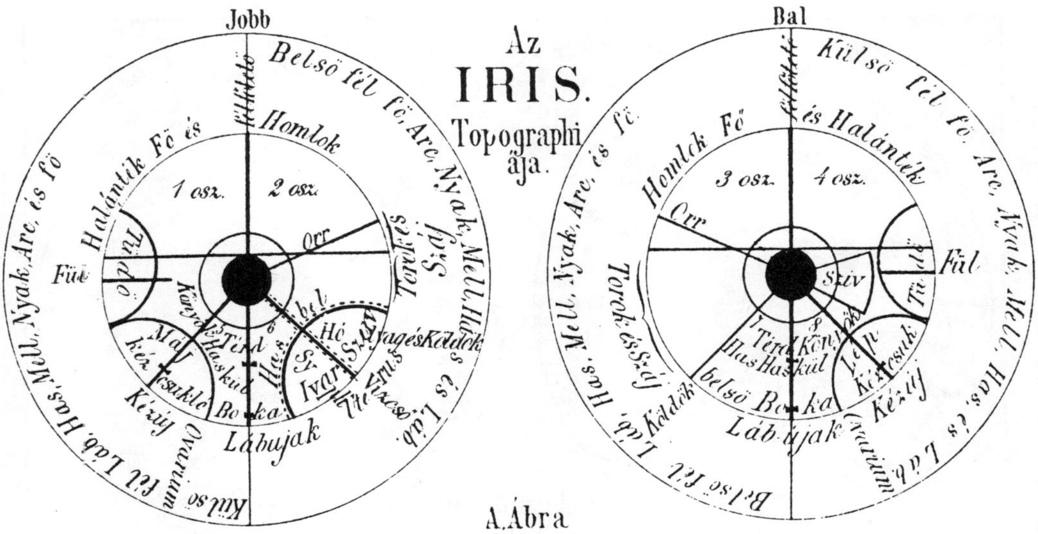

Die erste von Ignaz von Péczely gezeichnete Topographie der Regenbogenhaut.

Auge der Eule gesehenes Zeichen erblickte. Diese auffallende Ähnlichkeit weckte meine Aufmerksamkeit."

PÉCZELYS Leben war nicht gerade reich an Anerkennung. In den ersten Jahren nach seiner Entdeckung waren einige deutsche Ärzte bei ihm in Budapest und veröffentlichten ihre Eindrücke von Person und Lehre. Später hat es den Anschein, als ob sich die Irisdiagnose in Deutschland selbständig entwickelt hat, ohne dem Begründer die schuldige Anerkennung durch persönlichen Kontakt zu zollen.

Im englisch sprechenden Raum hat sich ANDERSHOU sehr für IGNAZ von PÉCZELY eingesetzt.

* veröffentlicht in: „Methodik & Grenzen der Augendiagnostik" 1976, S. 35–44

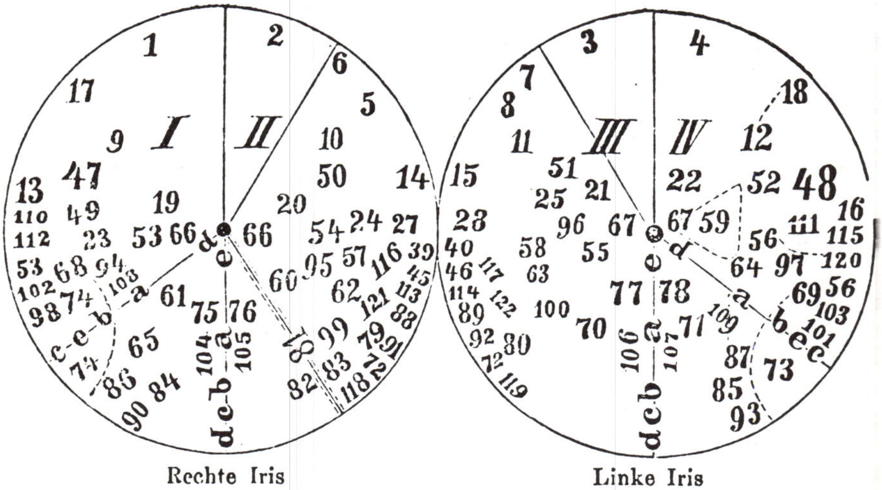

Abbildung: 2 – 7

Abbildung: 2 – 8

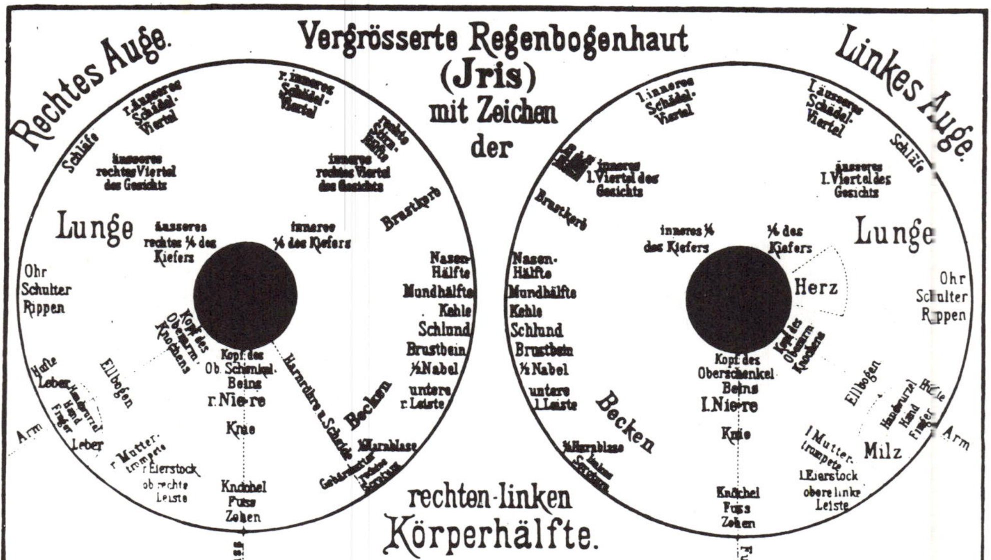

NILS LILJEQUIST (1851–1936)
Im Jahre 1893 brachte der schwedische Pfarrer NILS LILJEQUIST ein Buch unter dem Titel „Om Oegondiagnosen“ mit dem Untertitel „efter Dr. Ignaz Péczely“ heraus. Das Buch umfaßte 284 Seiten, dazu gehörte ein Bildteil mit 258 einfarbigen und 12 mehrfarbig gezeichneten Irispaaren. Unter dem Bild LILJEQUISTs, welches dem Text vorangestellt ist, steht: „Der erste Erfinder der Augendiagnose“. Im Vorwort allerdings schreibt der Autor korrekter über PÉCZELY: „... welcher der erste und eigentliche Entdecker der Irisdiagnose ward!“ Zwischen den beiden Männern haben Kontakte bestanden, was sich durch aufgefundene Briefe beweisen läßt. Der Briefwechsel ist später durch P. etwas abrupt beendet worden. (Abb.: 2–9)
LILJEQUIST nahm 1893 bereits Korrekturen an der Topographie vor und hat sich besonders mit den chromatischen Veränderungen auf der Irisfläche befaßt: „Wenn PÉCZELY von dem Merkmal des Organschadens ausging und schließlich das Zeichen der Medizinvergiftung fand, so entdeckte ich dagegen zuerst die Farbveränderungen der Iris...“

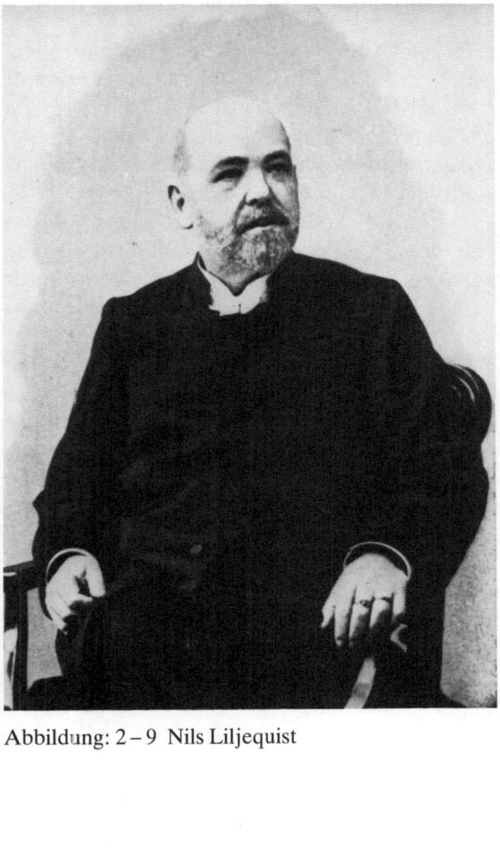

Abbildung: 2 – 9 Nils Liljequist

Allerdings haben die Folgerungen, die LILJEQUIST aus der Verbindung Medizingift = farbiges Iriszeichen ableitete, heute nur noch historische Bedeutung.
Obwohl er selbst medizinischer Laie war, war er sehr böse auf andere „Laien“ und schrieb 1905 „Laien wie Andershou, Felke, Müller, Thiel traten als Verfasser von Lehrbüchern in der Diagnose aus den Augen auf...“ Überhaupt waren die Augendiagnostiker streitbare Geister und haben sich oft und recht unsachlich gegenseitig angegriffen, dazu gehörten auch THIEL und SCHNABEL. Letzteren bezeichnet SCHLEGEL als einen „wahren Diktator der Augendiagnose“.
Bei PÉCZELY und LILJEQUIST findet man noch keine Angaben über die *konstitutionelle* Bedeutung der Augen(Iris-)farbe. Beide sind sogar der Auffassung, die Normalfarbe der Iris sei Blau, das braune Auge trage bereits pathologische Züge in sich.
Vom Jahre 1908 ab gab LILJEQUIST auch eine eigene Zeitschrift heraus unter dem Titel „Tidskrift för Oegondiagnos och Elektrohomeopati“.
Dr. TARCZY war Schüler PÉCZELYs in Preßburg. Der Meister war nicht recht zufrieden mit ihm, weil er ihm vorwarf, er sähe zuviel in die Augen hinein. So sah TARCZY z. B. deutlich das Hufeisen eines Pferdes im Auge des Patienten, der getreten worden war. Später nannte P. solche Äußerungen „tarczystisch“.
Im Jahre 1885 gelangte PÉCZELYs Buch in die Hände von August ZOEPPRITZ*, der sich in der Folge sehr engagiert für diese Schrift einsetzte. Später übernahm es der Verlag Rohrmoser und hat dann in den späten 20er Jahren die letzten 100 Exemplare verramscht. ZOEPPRITZ berichtete ausführlich in mehreren Folgen seiner Zeitschrift über die Entdeckung und die Therapie I. von PÉCZELYs. STIEGELE und SCHLEGEL** waren, wie sich Attila von PÉCZELY, ein Neffe, ausdrückte***, „die ersten ärztlichen Bahnbrecher der Irisdiagnose in Deutschland“.

* August ZOEPPRITZ, Redakteur der „Homöopathischen Monatsblätter“, war 1885 bei v. P. in Budapest.
** STIEGELE, 1885 in Budapest und SCHLEGEL 1886, 1888 und 1889 bei v. P.
*** Iris-Correspondenz 1932, S. 393ff.

Bekannt und in vier Auflagen erschienen ist EMIL SCHLEGELs schmales Bändchen „Die Augendiagnose des I. v. PÉCZELY“, in dem er kritisch auch die bis dahin (1924) arbeitenden Irisforscher betrachtet.
Ein bekannter Verfechter der Augendiagnose wurde EMANUEL FELKE (1856–1926). Der „Lehmpastor“ (2–10) hat viel für die Anerkennung der Augendiagnose in Laienkreisen getan. Bekannt wurde der Felke-Prozeß 1909. Das Buch von ANDRES MÜLLER, „Die Augendiagnose, bearbeitet nach Pastor Felkes Grundsätzen“, ist nicht als Beweis für Felkes Leistung anzusehen. FELKE hat später namhafte Irisdiagnostiker angeregt, so berufen sich HEINRICH HENSE, MAGDALENE MADAUS, P. J. THIEL und viele andere auf FELKE, nicht zuletzt auch J. DECK!

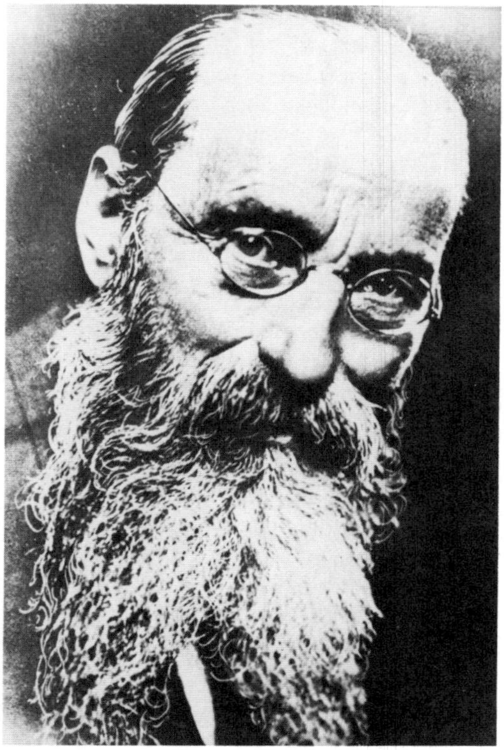

Abbildung: 2 – 10 Pastor Emanuel Felke

(2–11)HEINRICH HENSE (1868–1955) kam durch FELKE zur Naturheilkunde und zur Augendiagnose. 1918 erschien seine Orientierungstafel zur Augendiagnose“, die sich vor allem durch die Lokalisation des Nervenkreislaufs nach KREIDMANN als Arbeitshypothese von anderen Topographien unterscheidet. Seine Diagnose und seine Therapie sind als „Heilsystem TRUW“ bis heute bekannt.

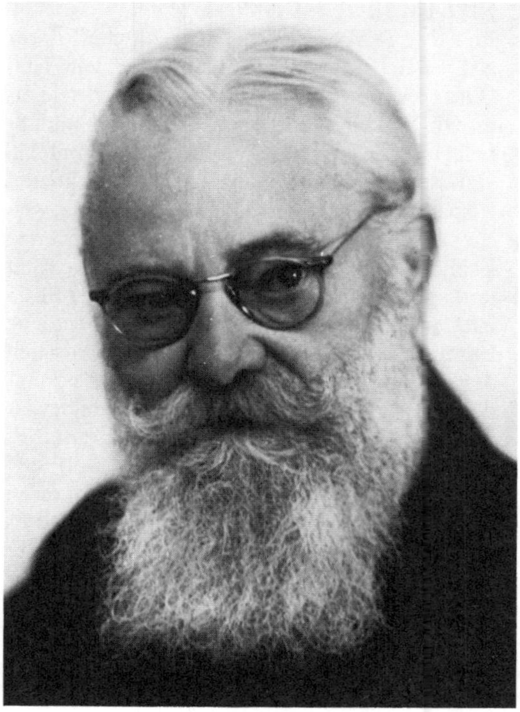

Abbildung: 2 – 11 Heinrich Hense

PETER JOHANNES THIEL, Lehrer von Beruf, (2–12) kam über die Gesundheitsbewegung zur Augendiagnose. Ihm steht die Priorität für die Bezeichnung Greisenbogen zu und er verlangt sie auch dafür, daß er sich zuerst mit der Pupillendiagnose befaßt haben will. Intensiv hat THIEL sich mit Arbeiten über die zirkuläre Einteilung der Iris beschäftigt und hat die Begriffe Eng- und Weitringe entwickelt.
THIEL hat viel publiziert, er war auch einige Jahre Schriftleiter der „Iris-Correspondenz“. Streitbar, wie er nun einmal war, hat er besonders Frau MADAUS; LILJEQUIST und SCHNABEL angegriffen. Man kann THIEL einen wesentlichen Einfluß auf die Entwicklung der Irisdiagnose nicht absprechen. (2–13) MAGDALENE MADAUS (besser bekannt als „Frau Pastor Madaus“) hat entscheidenden Einfluß auf die Entwicklung der Irisdiagnose nach

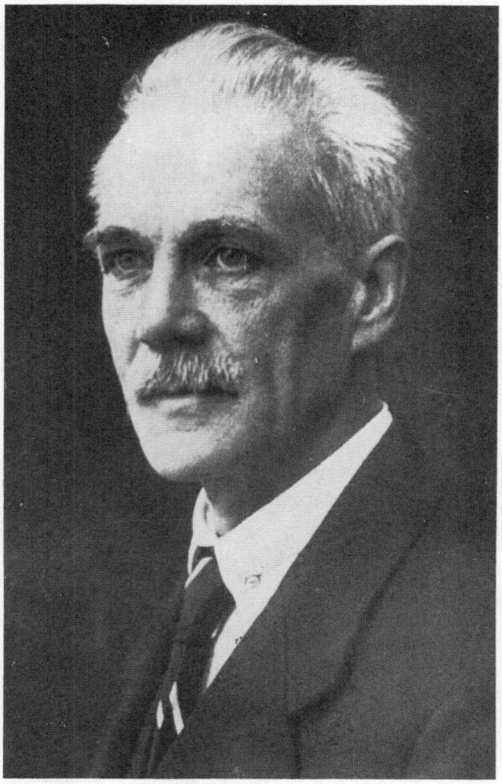

Abbildung: 2 – 12 P. J. Thiel

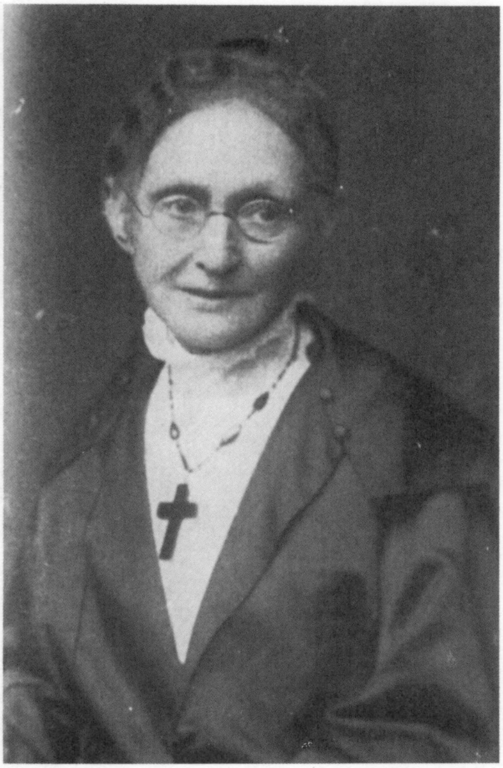

Abbildung: 2 – 13 Frau Pastor Magdalene Madaus
Abbildung: 2 – 14 Frau Eva Flink

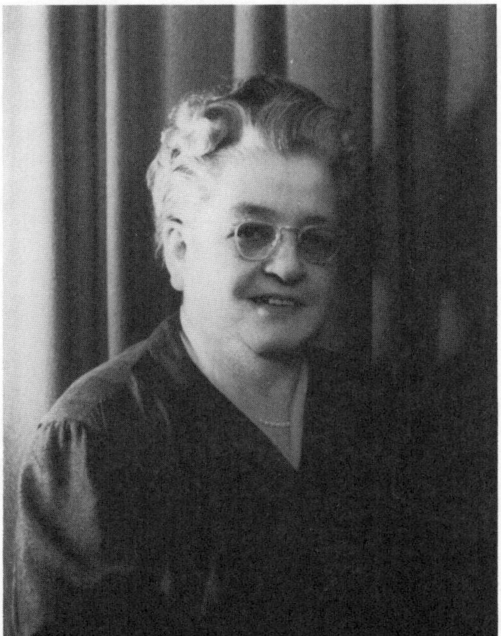

dem ersten Weltkrieg genommen. Dazu sagt BROY: „... doch war es MAGDALENE MADAUS vorbehalten, das konstitutionelle Moment der Irisfärbung in seiner ganzen Tragweite zu erkennen. Sie unterscheidet auch streng zwischen Konstitution und Disposition... besonders bemerkenswert erscheint die Tatsache, daß M. MADAUS die Konstitution nicht im damals üblichen statischen, erbanlagebestimmten Sinne sieht, sondern als Phänomen der Persönlichkeitsentwicklung, sogar bis zur Vorstellung einer pathogenetischen Reihe (und das in den Jahren 1916–1925!!)". Es ist M. MADAUS zu verdanken, daß das konstitutionelle Denkmodell zum Charakteristikum der Augendiagnose wurde.

(2–14) EVA FLINK, die Tochter von M. MADAUS, hat nicht nur die Arbeit ihrer Mutter fortgesetzt, sondern sie hat auch durch eigene Arbeit und durch ungezählte Kurse einem großen Kreis von Irisdiagnostikern die Präzision der Arbeit und die theoretischen Grundlagen vermittelt.

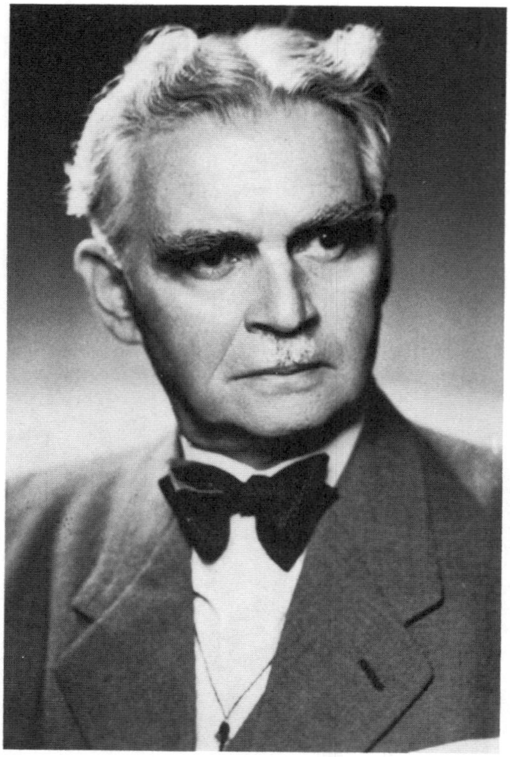

Abbildung: 2 – 15 Rudolf Schnabel

2–15 RUDOLF SCHNABEL (1882–1952) ist einer der großen Männer der Augendiagnose. Durch ein Krankheitserlebnis in der Jugend motiviert, wandte er sich später von der Pädagogik, Philosophie und Psychologie der Naturheilkunde zu. Nach dem Studium an der Universität Zürich (1903) eröffnete er 1916 in München sein „Institut für angewandte ophthalmologische Physiologie". Er vertrat die große humorale Schau, die er aus seiner intensiven Betrachtung des gesamten Sehorgans und seiner Adnexe zu schöpfen verstand.

Bevorzugt hat SCHNABEL sich mit den Pupillendeformationen und der Bedeutung der Pigmente in ihren Farben und Formen befaßt. Seine fundamentalen Erkenntnisse, an denen auch heute noch kein Augendiagnostiker vorbeikommt, hat er in mehreren Büchern – als Grundlage für zahllose Zitate – niedergelegt. In der Geschichte der Augendiagnose hat RUDOLF SCHNABEL seinen unbestrittenen ersten Platz, nicht zuletzt durch den wissenschaftlichen Anspruch, den er seinen Arbeiten zugrundelegte. SCHNABEL war der erste experimentell mit dem Augenmikroskop arbeitende Iridologe.

In den „Blättern für angewandte ophthalmologische Physiologie und Iriskopie" schuf er sich ein Publikationsorgan der „Akademischen Studiengesellschaft für ophthalmologische Physiologie und Iriskopie, München". SCHNABEL war, wie ANGERER sagte, einer der Entwicklungsträger der modernen ophthalmotropen Phänomenologie.

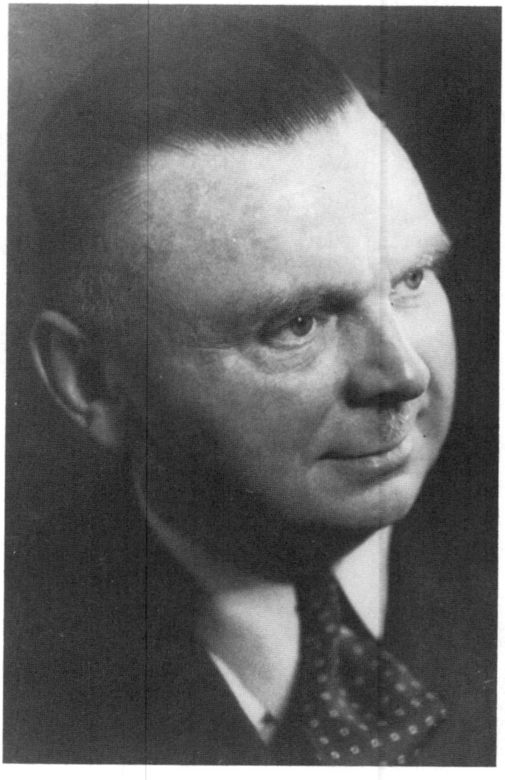

Abbildung: 2 – 16 Alfred Maubach

2–16 ALFRED MAUBACH (1893–1954) ist FELKE-Schüler gewesen. Er wird heute sehr zu Unrecht wenig zitiert. Einer der ersten mit, die systematisch mit dem Irismikroskop gearbeitet haben, hat er sich auch in der Irisfotografie hervorgetan. Sein Kampf für die Augendiagnose in den Jahren 1940–1944 war beispielhaft. Die Summe seiner Arbeit erschien im Jahre 1952 als Buch mit dem Titel „Augendiagnostik als Konstitutionsdiagnostik".

2–17 JOSEF ANGERER, so schreibt sein Schüler JOSEF KARL, besitzt längst einen festen Platz in der Geschichte der Augendiagnose, die er ein Leben lang wesentlich mitgestaltet hat. Sein prägender Einfluß auf diese Methode ist heute noch nicht abzusehen. ANGERER wurzelt in der Denkweise der traditionellen Medizin und lehnt in seinen Aussagen seit jeher den Schematismus linearer Kettenreaktionen im Ablauf der Pathologie ab. In der Funktions- und Zustandsanalyse, Systematologie und Kybernetik – integriert in eine allumfassende Naturheilkunde – sieht ANGERER den iridologischen Evolutionismus. Die Konsequenzen aus dieser Haltung betreffen besonders die Interpretation iridologischer Phänomene, die weit über eine simple Bedeutungsanalyse hinausgehen.
ANGERER hat seine Forschungen im „Handbuch der Augendiagnostik“ und in einem mehrbändigen Werk „Ophthalmotrope Phänomenologie“ niedergelegt.

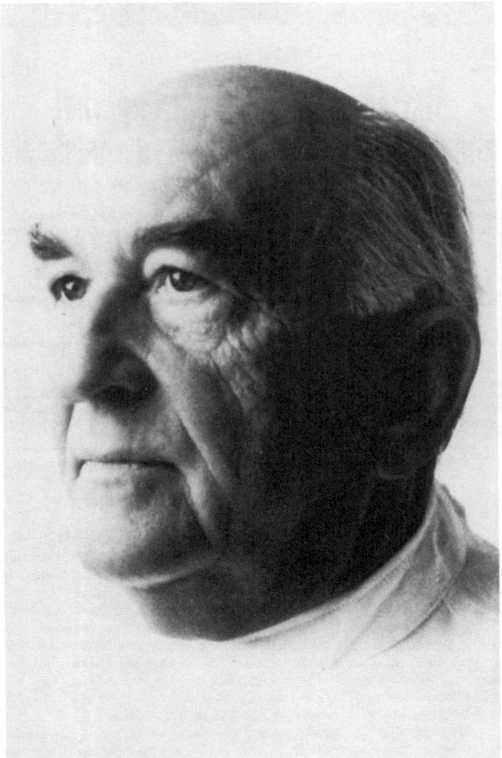

Abbildung: 2 – 17 Josef Angerer

2–18 Josef DECK, Ettlingen, hat in der Zeit nach dem zweiten Weltkrieg einen großen und entscheidenden Einfluß auf die Entwicklung in Deutschland ausgeübt. Sein Bildarchiv ist einmalig und seine Bücher vermitteln profunde Kenntnisse dieses Gebietes. Mit Dr. VIDA zusammen führte er eine umfangreiche klinische Prüfung der Iriszeichen durch. DECK legt besonderen Wert auf das genetische Konzept (Determinationslehre 1956). Seine Aussagen zur konstitutionellen Ausprägung der Iris finden Beachtung. Bekannt sind seine Ettlinger Kurse.

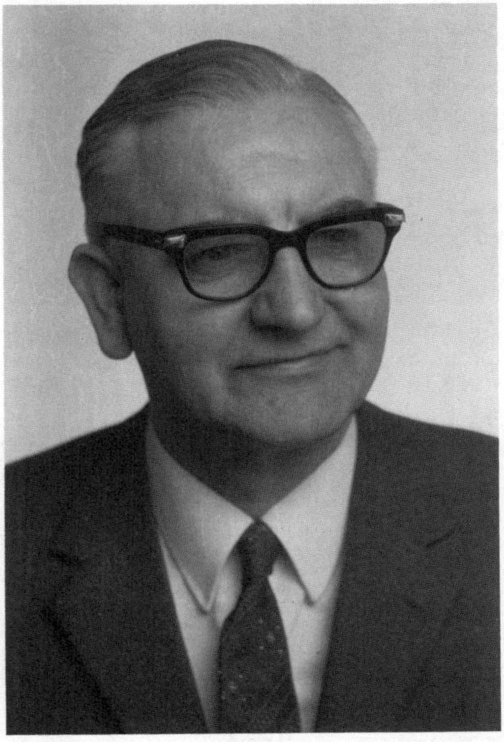

Abbildung: 2 – 18 Josef Deck

2–19 Dr. med. A. MARKGRAF betont die Zusammenhänge zwischen Auge und Körper in der Aussage über das Geschehen im Inneren. Er betreibt eine Gesichtsausdruckskunde im besten Sinne des Wortes. Seine Bildbände zur Zeichenlehre sind echtes Basiswissen und fotografisch meisterhaft.

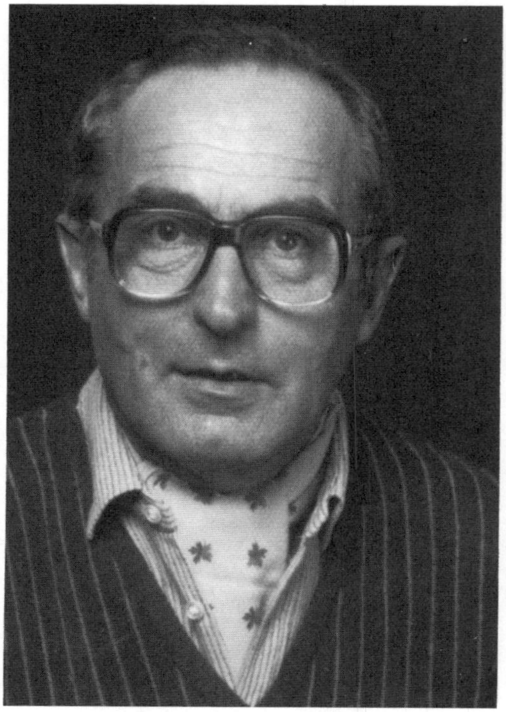

Abbildung: 2 – 19 Dr. med. A. Markgraf

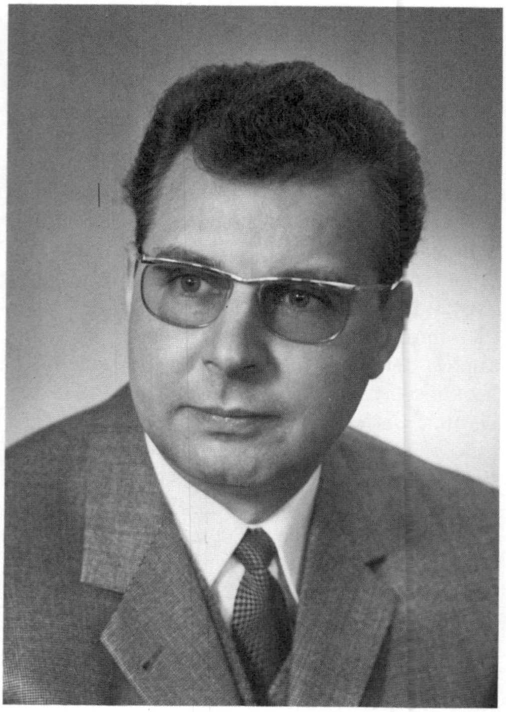

Abbildung: 2 – 20 Günter Jaroszyk

Iris-Correspondenz

Zeitschrift für Iridologie.

Monatsschrift zur Begründung und Fortbildung der Irisdiagnostik und für andere medizinische Studien.

Gegründet von M. Madaus.

Herausgeber: Peter Johannes Thiel, Bad Schandau (Sa.)
Dr. h. c. der „Academy of medicine", Washington.

Praktisches Heilverfahren System Madaus.

Ständige Mitarbeiter: Dr. J. Harbeck, i. Ausl. prom., Blankenese
E. Flink geb. Madaus, Dresden-Striesen, W. Wefers, Düren (Rheinland).

Schriftleiter: Phil. Jung, Dudweiler (Saar).

Erscheinungsort: Radeburg.

Die „Iris-Correspondenz" bestellt man bei der nächsten Postanstalt oder direkt beim Verlag. — 1 Heft 50 G.-Pfg. (Doppelheft 1.— M.). Kreuzbandbezugspreis: 0.55 M. — Verlag P. Rohrmoser, Radeburg (Bez. Dresden). — Erfüllungsort und Gerichtsstand: Radeburg (Bez. Dresden). Postscheck-Konto: Dresden 31 107.

VIII. Jahrgang | Mai 1927 | Nr. 5

Inhalt: Der Kampf gegen die Augendiagnose. — Wahre und falsche Augendiagnose. — Od-Ueberreizung und Od-Unterreizung und das Pupillenspiel der Augendiagnose. — Die Osteopathie. — Therapeutische Ergänzungen zu dem Lehrbuch über Irisdiagnose von M. Madaus. — Die Pockenimpfung und ihre gesetzliche Erzwingung. — Die Bedeutung der Sojabohne für die menschliche Ernährung. — Nochmals Dr. med. Balzli. — Von der Seele. — Die Entdeckung eines neuen Lebens- und Heilstoffes. — Gutachten. — Aus dem Gerichtssaal. — Bücherbesprechungen.

Der Kampf gegen die Augendiagnose

Von Phil. Jung.

Parallel mit dem Kampf gegen die Kurierfreiheit läuft der Kampf gegen die Augendiagnose. Im gegnerischen Lager ist deshalb eine so starke Abneigung vorhanden, diese Art der Diagnosenstellung auch nur einmal allen Ernstes zu prüfen,

Blätter für angewandte ophthalmologische Physiologie und Iriskopie

Unter Mitwirkung anerkannter Fachgelehrter herausgegeben von Rud. Schnabel

Organ der
„Akademische Studiengesellschaft für ophthalmologische Physiologie und Iriskopie München"

Geschäftsstelle, auch für die Schriftleitung: München, Landwehrstr. 1, Tel. 50241. Postscheckkonto: München 6687.

Verlag: Krüger & Co., Leipzig, Liebigstr. 9, Tel. 16055, Postscheckkonto 909.
Ohne Genehmigung der Schriftleitung sind Nachdrucke der Artikel verboten!

Nummer 1/2 | März 1924. | Jahrgang 2

Inhalt:

Neurogene und andere Formen von Heterochromie der Iris als Symptom innerer Krankheiten von **Rud. Schnabel**, München.

Ueber die Notwendigkeit der Verbindung der Geschichte der Medizin mit der Philosophie der Medicin. Von **Dr. Paul Tesdorpf**, München.

Bezugspreis für diese Nummern beträgt bei 32 Seiten Umfang 1.[illegible] Gold-Mark. Wegen der heute noch unbestimmbaren Herstellungskosten können auch die späteren Nr. vorerst leider ebenfalls nur einzeln berechnet werden.

Neurogene und andere Formen von Heterochromie der Iris, als Symptom von Krankheiten.

Von **Rud. Schnabel**, München.

(4. Fortsetzung.)

Die in Nummer 4 unserer Blätter erwähnte Arbeit Professor Dr. Curschmann's, Rostock (Nr. 46 der „Klinischen Wochenschrift" 1922) führt u. a., das heißt, nachdem sie einen Fall neurogener Heterochromie im Sinne Kaufmanns zustimmend behandelt, folgendes aus: „Die Fälle von neurogener Heterochromie der Iris, auf die ich auf Grund der obigen Mitteilungen nun auch seit längerem achte, sind in meinem Beobachtungsbereich sehr selten, sowohl als Ausdruck einer direkten Halssympathicusläsion, als auch als Produkt einer Fernwirkung auf den Halsstrang. Die bemerkenswerteste Beobachtung der letzteren Art stellt der folgende Fall dar, den ich seit 2 Jahren kenne. Er zeigt, daß die Heterochromie der Iris auch ein rasch eintretender und verschwindender Zustand sein kann.

Der nun 28jährige Mann, den ich vor zwei Jahren zuerst sah, leidet seit Sommer 1920, angeblich nach einer Erkältung, an regelmäßig wiederkehrenden Magenschmerzen, und zwar typischem Hungerschmerz, 2 bis 3 Stunden nach dem Essen, bisweilen saurem Erbrechen, Nachtschmerz; Besserung der Schmerzen durch Nahrungsaufnahme.

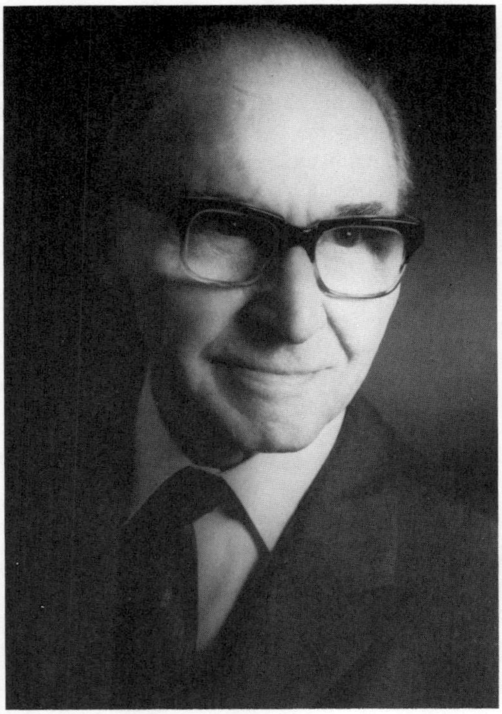

Abbildung: 2 – 21 Theodor Kriege

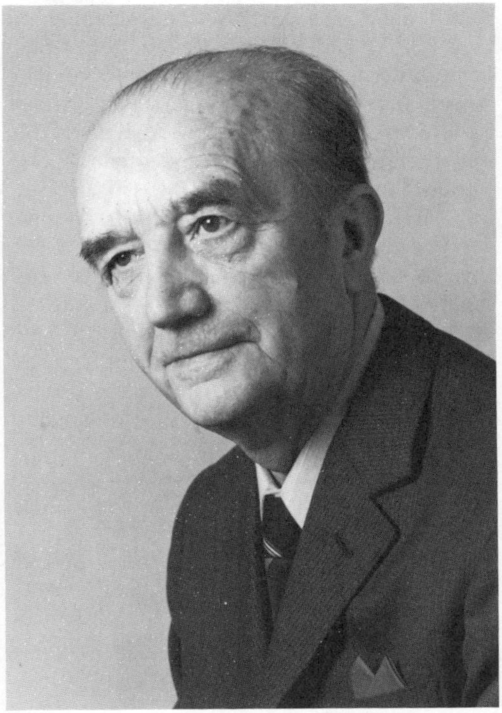

Abbildung: 2 – 22 Ernst Hugo Kabisch

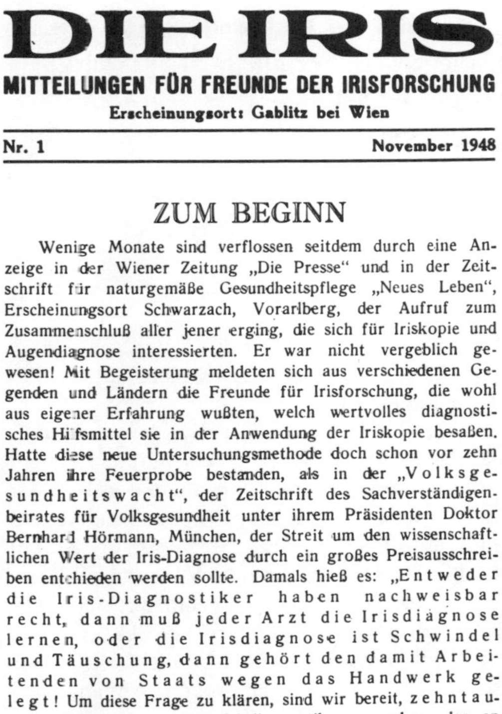

DIE IRIS

MITTEILUNGEN FÜR FREUNDE DER IRISFORSCHUNG

Erscheinungsort: Gablitz bei Wien

Nr. 1 November 1948

ZUM BEGINN

Wenige Monate sind verflossen seitdem durch eine Anzeige in der Wiener Zeitung „Die Presse" und in der Zeitschrift für naturgemäße Gesundheitspflege „Neues Leben", Erscheinungsort Schwarzach, Vorarlberg, der Aufruf zum Zusammenschluß aller jener erging, die sich für Iriskopie und Augendiagnose interessierten. Er war nicht vergeblich gewesen! Mit Begeisterung meldeten sich aus verschiedenen Gegenden und Ländern die Freunde für Irisforschung, die wohl aus eigener Erfahrung wußten, welch wertvolles diagnostisches Hilfsmittel sie in der Anwendung der Iriskopie besaßen. Hatte diese neue Untersuchungsmethode doch schon vor zehn Jahren ihre Feuerprobe bestanden, als in der „Volksgesundheitswacht", der Zeitschrift des Sachverständigenbeirates für Volksgesundheit unter ihrem Präsidenten Doktor Bernhard Hörmann, München, der Streit um den wissenschaftlichen Wert der Iris-Diagnose durch ein großes Preisausschreiben entschieden werden sollte. Damals hieß es: „Entweder die Iris-Diagnostiker haben nachweisbar recht, dann muß jeder Arzt die Irisdiagnose lernen, oder die Irisdiagnose ist Schwindel und Täuschung, dann gehört den damit Arbeitenden von Staats wegen das Handwerk gelegt! Um diese Frage zu klären, sind wir bereit, zehntausend Mark dem ersten Irisdiagnostiker zu geben, der an

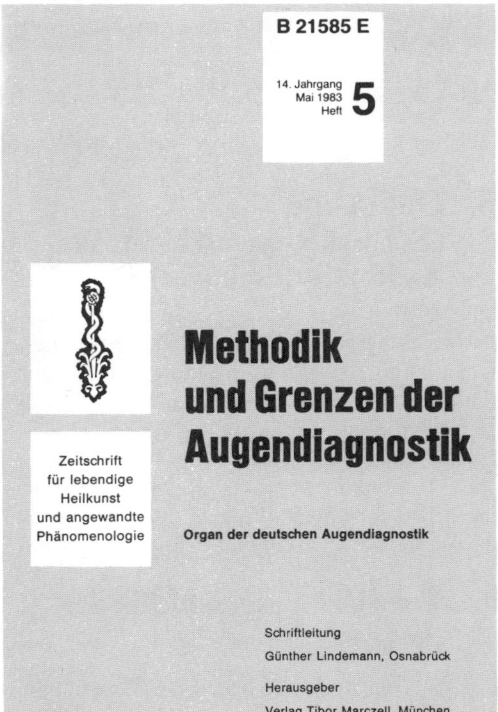

B 21585 E

14. Jahrgang
Mai 1983
Heft 5

Methodik und Grenzen der Augendiagnostik

Zeitschrift für lebendige Heilkunst und angewandte Phänomenologie

Organ der deutschen Augendiagnostik

Schriftleitung
Günther Lindemann, Osnabrück

Herausgeber
Verlag Tibor Marczell, München

2–20 Günter JAROSZYK war zusammen mit Paul FALKENSTEIN der Gründer des Colloquium internationale für ophthalmotrope Phänomenologie in Wetzlar, das jetzt von Günther LINDEMANN und Christian FALKENSTEIN weitergeführt wird und mit seinen jährlichen 3 Veranstaltungen führend ist.

2–21 THEODOR KRIEGE, 1895–1971, einer der Meister in der Analyse der Iris hat zwei Bücher geschrieben, die „Grundbegriffe der Irisdiagnostik" und die „Krankheitszeichen in der Iris". HANS STRUCK schrieb schon 1935 mit EVA FLINK zusammen ein Buch mit Irisfotos. W. SCHMIDT hat die Lokalisation des Rechtsherzens in die Iris-Topographie eingeführt (1936).

2–22 E. H. KABISCH schuf den „Uslarer Kreis" und wandte sich besonders den Pigmenten und deren unterschiedlichen Farben zu.

Von den ausländischen Irisforschern sind zu nennen: ANDERSHOU, Norwegen/England, A. W. PRIEST, England; BAUMHAUER (Wien); COLLINS, JENSEN, KRITZER und LANE (Amerika); Dr. VANNIER und Dr. BOURDIOL (Frankreich); Dr. FERRANDIZ (Spanien); K. GRÖNWALL (Schweden) und Dr. WERMUTH (Schweiz).

Auch der vielen Stillen im Lande sei an dieser Stelle gedacht, die durch ihre sorgfältige Diagnosestellung aus dem Auge und seinen Adnexen, ohne öffentlich hervorzutreten, viel für die Diagnose aus dem Auge getan haben. Inzwischen wächst (hoffentlich) eine neue Generation heran, die die begonnene Arbeit fortsetzen soll.

Die Augendiagnose ist eine Systemdiagnose und befaßt sich in erster Linie mit der Funktion der Organe und stellt deren Fehlverhalten dar.
Aus diesem Grunde präsentiert sich an der Lokalisationsstelle nicht das Organ selbst, sondern seine Fehlfunktion.

Vier Zeitschriften für die Augendiagnose
Abbildung: 2 – 24 a Iris-Correspondenz, gegründet 1920 durch Frau Magdalene Madaus, bis 1941

Abbildung: 2– 24 b „Blätter für angewandte ophthalmologische Physiologie und Iriskopie" von Rudolf Schnabel, 1923–1925

Abbildung: 2 – 24 c „Die Iris" von Karl Baumhauer, Wien, 1948–1949, 6 Hefte

Abbildung: 2 – 24 d Methodik & Grenzen der Augendiagnostik, ab 1970

3. Das Auge (Entwicklungsgeschichte und Anatomie des Auges)

Entwicklungsgeschichtliche und anatomische Grundkenntnisse sind notwendig, um die ophthalmotropen Phänomene erkennen und in die Befunderhebung umsetzen zu können.

Entsprechend der Zielsetzung dieses Lehrbuches (Befunderhebung aus dem Auge) werden diese Themen in einer kurzen, für den Leser auf das Wesentliche beschränkten Form dargestellt.

3.1 Entwicklungsgeschichte des Auges

Das Auge entwickelt sich aus einer Ausstülpung der Gehirnanlage. (Abb.: 3–1) Noch in der Zeit, in der das apikale Ende des Neuralrohrs offen ist, entstehen die sensorische Netzhaut und das Pigmentepithel.

In der zweiten *Fetalwoche* entsteht in der Medullarplatte eine Vertiefung, die Sehgrube (Augengrube). Diese Augengrube wandelt sich in der dritten bis vierten Woche zur primären Augenblase um. Ihr Hohlraum (Sehventrikel) steht in breiter Verbindung mit dem Vorderhirn. (Abb. 3–2) Diese Verbindung verschmälert sich, wird zum Sehstiel und ist der spätere Sehnerv. Die distale Wand der Augenblase entwickelt sich zur sensorischen Retina, die proximale Wand wird zum Pigmentepithel.

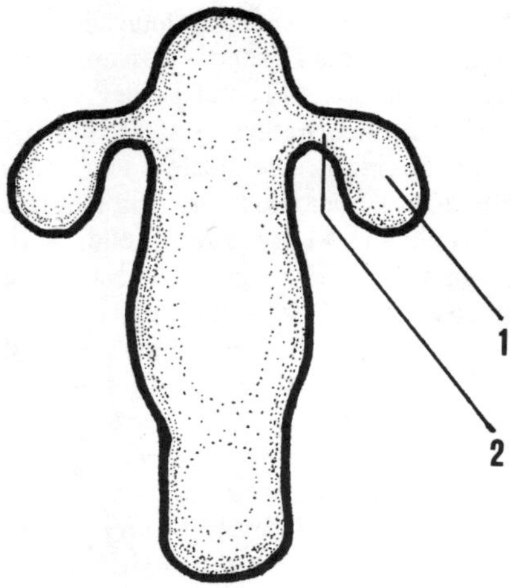

Abbildung: 3 – 1
1 Augenblase
2 Augenstiel

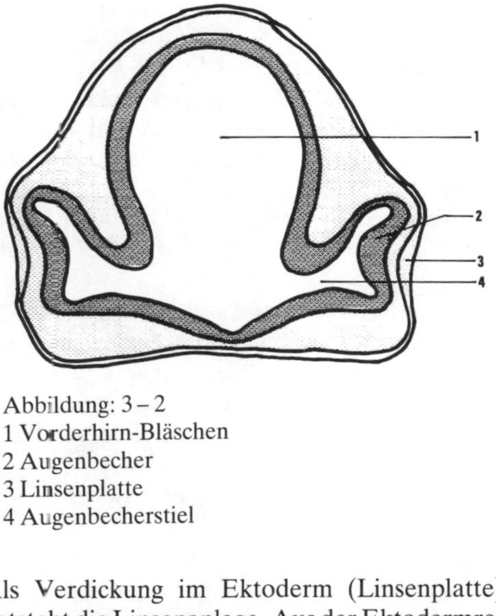

Abbildung: 3 – 2
1 Vorderhirn-Bläschen
2 Augenbecher
3 Linsenplatte
4 Augenbecherstiel

Als Verdickung im Ektoderm (Linsenplatte) entsteht die Linsenanlage. Aus der Ektodermregion entstehen außerdem Hornhautepithel, Konjunktiva und Lidhaut.

Die embryonale Anlage des Auges wird in allen Stadien der Entwicklung von mehreren mesodermalen Schichten umgeben. Aus dem Mesoderm bilden sich *hinten* Chorioidea, Sklera und Orbita, *vorn* das Hornhautparenchym, das *Stroma der Iris,* der Ziliarkörper und das Trabekelwerk.

Interessant ist, daß die drei Häute des Auges – Tunica fibrosa, Tunica vasculosa und Tunica interna – vorn andere Funktionen ausüben als hinten.

Zwischen der vierten und siebenten Woche wandelt sich die primäre Augenblase in den Augenbecher (sekundäre Augenblase) um. Der Augenbecher ist das Kernstück, dem sich alle anderen Gewebe angliedern. Die distale Wand der Augenblase stülpt sich konkav in den Hohlraum der Blase ein und wird dicker, distale und proximale Wand der Augenblase werden zum Augenbecherrand. Im mittleren Bereich der ventralen Augenblase entwickelt sich die Augenbecherspalte. (Abb.: 3–3) Diese erlaubt den Zutritt der embryonalen Gefäße (Hyaloidalgefäße) in das Augeninnere. (Abb.: 3–4) Sind diese Vorgänge abgeschlossen, schließen sich die Ränder der Spalte. Wenn die Verschmelzung der Augenbecherränder nicht geschieht, entstehen Kolobome (kongenitale Kolobome) in ihrer typischen Form. (Abb.: 3–5)

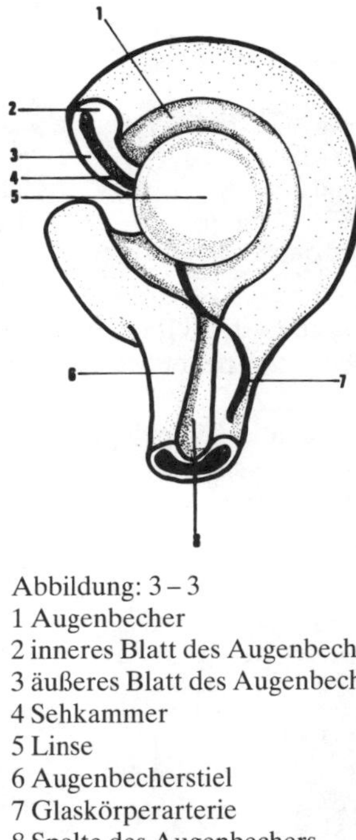

Abbildung: 3 – 3
1 Augenbecher
2 inneres Blatt des Augenbechers
3 äußeres Blatt des Augenbechers
4 Sehkammer
5 Linse
6 Augenbecherstiel
7 Glaskörperarterie
8 Spalte des Augenbechers

Zur gleichen Zeit, in der sich der Augenbecher bildet, senkt sich die Linsenplatte grubenförmig ein, der Augenbecher vergrößert sich und umgreift die Linsenanlage. Diese wird vom Augenbecherrand durch eine Mesodermschicht ge-

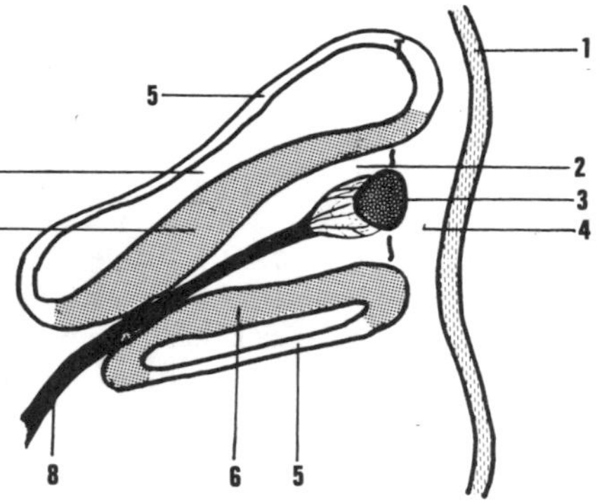

Abbildung: 3 – 4
1 Ektoderm
2 Primärer Glaskörper
3 Linse
4 Mesodermales Gewebe zwischen Linse und Epithel
5 Äußere Wand des Augenbechers
6 Innere Wand des Augenbechers
7 Lumen des Vorderhirns
8 A. hyaloidea innerhalb der Augenbecherspalte

trennt. Zwischen der Linse und dem inneren Blatt des Augenbechers liegt der primäre Glaskörper.
Wenn der Augenbecherspalt geschlossen ist, ca. in der sechsten Woche, dann erfolgt die Ausdifferenzierung der vorhandenen Anlagen des Bulbus, seiner Anhangsgebilde und der Orbita (APPLE/NAUMANN).

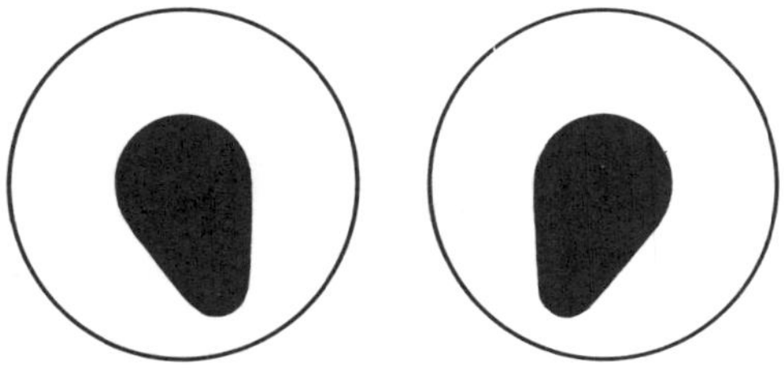

Abbildung: 3 – 5
Angeborenes Kolobom, zeigt nach unten.

Organum visus, das Sehorgan

Das Auge, oculus (lat.) oder ophthalmos (griechisch) besteht aus dem Augapfel und den verschiedenen Schutz- und Hilfseinrichtungen.
Der Augapfel (Bulbus oculi) hat annähernd Kugelgestalt. (Abb.: 3–6) Die Hauptmasse dieses Augapfels bildet sein durchsichtiger, zum Teil flüssiger Inhalt, der von drei Häuten umschlossen wird. (Abb.: 3–7) Die äußere Haut ist von derber Faserstruktur (Lederhaut, Sklera), die wie ein Skelett die Form des Augapfels sichert. Gewissermaßen als Fenster ist der Sklera vorn die Hornhaut (Cornea) aufgesetzt, die die Lichtstrahlen durchläßt. Die mittlere Haut bildet die Gefäßhaut (Tunica vasculosa bulbi), die Uvea. Sie verdickt sich kurz vor der Stelle, an der die Lederhaut in die Hornhaut übergeht, zu einem Ringwulst, dem Strahlenkörper (Corpus ciliare), der den Akkomodationsmuskel (M. ciliaris) enthält. Der hintere Teil der Uvea ist die Chorioidea. Den vordersten Abschnitt der Uvea bildet das *Stroma der Regenbogenhaut* (Iris). Die innere Augenhaut besteht aus zwei Schichten, dem Pigmentepithel (Stratum pigmenti) und der Netzhaut (Retina). Von den lichtbrechenden Medien, die den Inhalt des Augapfels ausmachen, ist die Linse (Lens cristallina) durch das Strahlenbändchen (Zonula ZINNII) am Ziliarkörper aufgehängt. Der Raum hinter der Linse ist vom Glaskörper (Corpus vitrium) ausgefüllt. Die vordere Augenkammer ist der Raum zwischen Hornhaut und Iris-Linsen-Diaphragma. Die hintere Augenkammer erstreckt sich von der Irisrückfläche bis zur Vorderfläche des Glaskörpers. Beide Kammern sind mit Kammerwasser gefüllt, das fluktuieren kann.
Das Auge ist von mehreren Hilfseinrichtungen umgeben, die teilweise zur Befunderhebung herangezogen werden.
Hierzu gehört die Orbita als knöchernes Gehäuse, in dem der Bulbus oculi auf einem Fettpolster ruht. Bewegt wird der Augapfel durch die Augenmuskeln. Die Tränendrüse sondern die Tränenflüssigkeit ab, die Augenlider verteilen diese als Film auf der Oberfläche des Augapfels und reinigen damit die Hornhaut, befeuchten die Konjunktiva und spülen kleine Fremdkörper weg. Auch die Augenbrauen und die Wimpern üben eine Schutzfunktion aus.

3.2 Die Iris, Regenbogenhaut

Die Regenbogenhaut – im Sprachgebrauch der Augendiagnostiker Iris genannt – ist derjenige Teil der mittleren Augenhaut, der sich von der Wand des Augapfels abhebt und frei gegen den Innenraum des Auges ausbreitet. Sie ist durch die Hornhaut hindurch sichtbar und ihr Pigmentgehalt und Stromaaufbau bestimmen die Individualität des Auges.

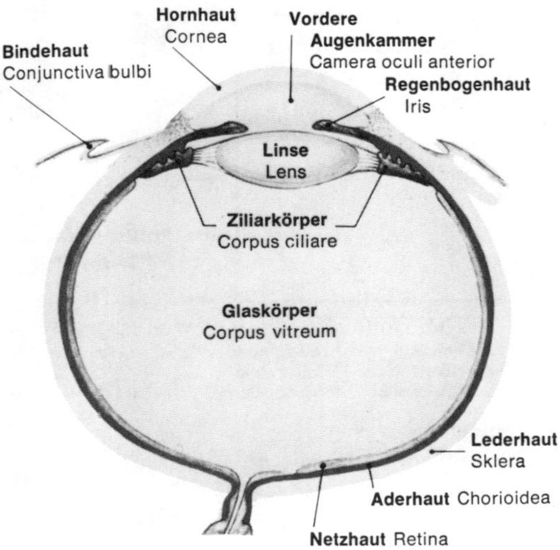

Abbildung: 3 – 6
Querschnitt durch den Augapfel

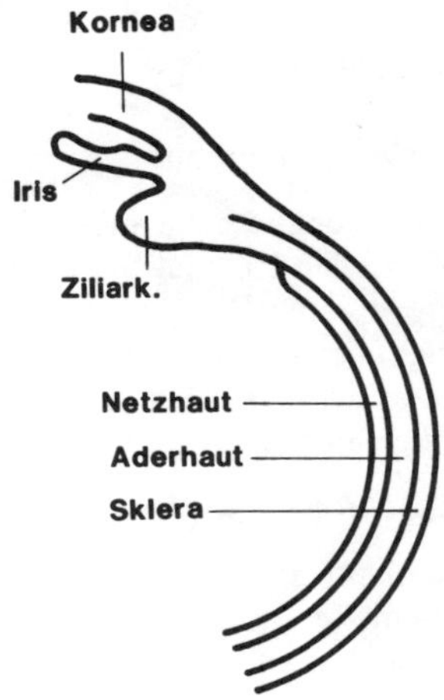

Abbildung: 3 – 7 Die drei Häute des Bulbus oculi

Die Iris ist eine dünne Membran, die als optische Blende dient und imstande ist, den Lichteinfall innerhalb bestimmter Grenzen zu regulieren. Um diese Aufgabe erfüllen zu können, ist sie lichtundurchlässig und mit einer zentralen Öffnung versehen, dem Sehloch oder der Pupille.
Mit ihrer hinteren Fläche ist die Iris nahezu eben, während die vordere an der Stelle der Iriskrause am dicksten ist und zum Ziliarrand und zur Pupille hin abfällt.
Die Entwicklung der Iris setzt verhältnismäßig spät als letztes der Organe der Uvea in der zweiten Hälfte des vierten Fetalmonats ein.

Drei ihrer Herkunft nach unterschiedliche Gewebsanteile entwickeln sich:
- ☐ Ektodermale Herkunft:
  Pigmentblatt, Muskulatur*, Klumpenzellen**,
- ☐ Mesodermale Herkunft:
  Stroma der Iris
- ☐ Blutgefäßsystem der Iris

Die Entwicklung wird dadurch eingeleitet, daß der Augenbecherrand mit dem ihm aufliegenden Mesenchym allmählich in die Richtung des vorderen Linsenpols vorwächst.

* Darüber ist man noch unterschiedlicher Meinung.
** Nach BAKKERS ektodermalen *und* mesenchymalen Ursprungs

Abbildung: 3 – 8
Querschnitt durch die Iris

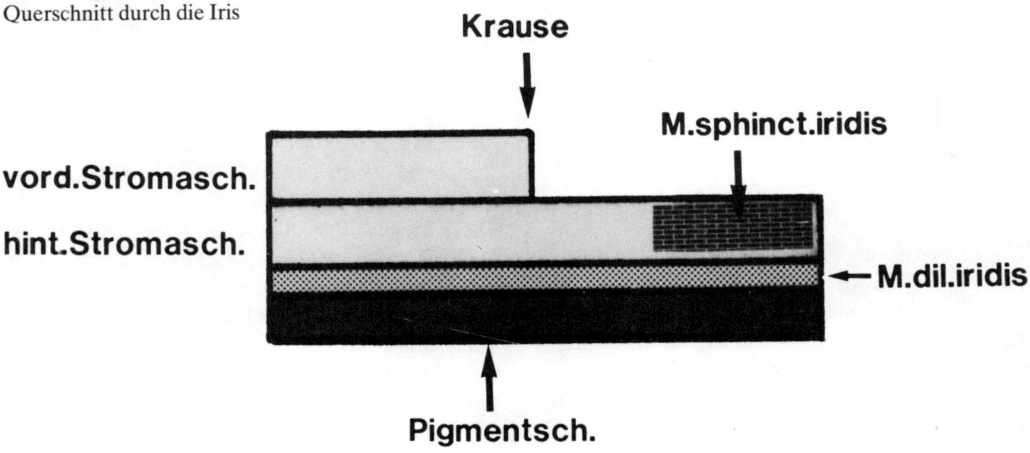

Von vorn nach hinten lassen sich folgende Schichten der Iris unterscheiden:

□ *Endothelschicht*
und
□ *vordere* Grenzmembran.

Zusammen bilden diese die äußere Begrenzung der Iris. Sie stellen eine nur mit der Spaltlampe darstellbare, spinnwebartige Schicht dar. Diese vordere Begrenzung erstreckt sich über die Iriskrause hinaus bis an den Pupillenrand und ist in einigen Fällen als dünnes Gewebe sichtbar.

□ Vorderes Stromablatt (Irisvorderblatt)

Das Vorderblatt reicht *nur bis zur Krause.* (Abb.: 3–8) In ihm entstehen die meisten Iriszeichen, z. B. die Lakunen und die Verdrängungszeichen. Ein solcher lakunärer Zustand ist in der Tierwelt nur beim Gorilla bekannt.

□ Muskelgefäßschicht (Irishinterblatt, Kryptengrundblatt)

Diese Schicht enthält den M.sphincter pupillae, Blutgefäße, ein Nervengeflecht, Bindegewebe und Pigment in Chromatophoren.

□ Hinteres Stromablatt

Es enthält den M.dilatator iridis und bildet mit der Muskelgefäßschicht eine Einheit. (Abb.: 3–8)

□ Pigmentepithelium (retinale Epithelschicht)

Die doppelte Schicht ist an der Pupille als kreisrunder Saum zu erkennen, und als Pigmentblatt sieht man die Schicht z. B. in den Krypten durchschimmern.
Es ist eine sachlich vertretbare Vereinfachung, wenn wir für die Praxis folgende Einteilung des Irisquerschnittes vornehmen.

□ Vordere Stromaschicht
□ Hintere Stromaschicht
□ Pigmentschicht

Gefäßversorgung der Iris
Die Versorgung der Iris findet über die A.ciliaris anterior und über die A.ciliaris posterior longa statt. Die Gefäße der Iris sind von einer ungefensterten Endothelauskleidung (Blutkammerwasser-Schranke) und von einem auffallend dikken Kollagenmantel umgeben.

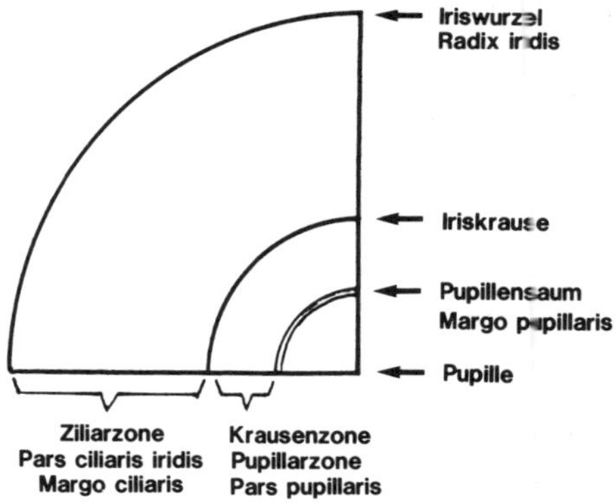

Abbildung: 3 – 9
Nomenklatur der Irisfläche

Die Iriskrause

(Collare vel corona iridis, Circulus vasculosus iridis)

Iriskrause oder kurz „Krause“ nennt man die mehr oder weniger deutlich sichtbare Linie, die in der Iris die schmalere Zone (Pars pupillaris iridis, anulus iridis minor) von der breiteren Ziliarzone (Pars ciliaris, anulus iridis major) trennt. (Abb.: 3–9)
Der Pars pupillaris reicht vom sichtbaren Pupillensaum bis zur Krause, an der die Iris am dicksten ist und am höchsten in die Vorderkammer hineinreicht.
Zum Verständnis der Bedeutung der Iriskrause für die Diagnose muß auf den Abschnitt „Pupillarmembran“ hingewiesen werden. An dieser Stelle sei kurz zusammengefaßt: Entwicklungsgeschichtlich läßt sich die Iriskrause als der ringförmige Bereich definieren, bis zu dem die zentrale Rückbildung der Pupillarmembran erfolgt. Alle Vorgänge wie Sphinkterentwicklung, Ausbildung des Bindegewebes und Pigmentes im Irisstroma und die Rückbildung der Pupillarmembran, führen schließlich zu mehr oder weniger auffallenden Unterschieden in der Struktur der Krausengegend (PURTSCHER).
Die Krause sollte annähernd konzentrisch zum Pupillenrand etwa an der Grenze zwischen dem inneren und den äußeren zwei Dritteln der Iris verlaufen. Bei jüngeren Menschen verläuft sie in der Regel auffallend konzentrisch (PURTSCHER). Veränderungen der Lage sind im Abschnitt das „alternde Auge“ dargestellt. (Abb.: 3–10)

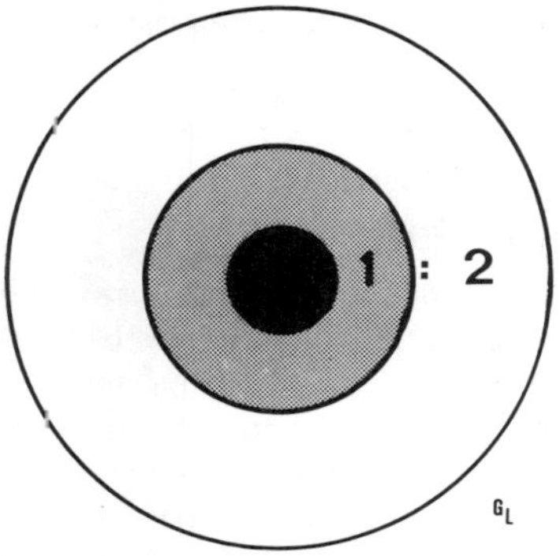

Abbildung: 3 – 10
Verhältnis von Krausenzone zur Ziliarzone

Die Irismuskulatur

Zwei Muskeln bestimmen die Bewegung der Iris und damit der Pupille:

- ☐ Musculus sphincter pupillae

und

- ☐ Musculus dilatator iridis.

Die gesamte Irismuskulatur entsteht aus den Zellen des Pigmentblattes der Iris und ist damit ektodermalen Ursprungs (BADKE, 1958).
Der M.sphincter pupillae ist der Ringmuskel, der direkt um die Pupille herum gelagert ist und sich in seiner Kontraktion einem Sphinkter entsprechend verhält. Seine Entwicklung setzt Ende des 4. Fetalmonats ein.

Der aus glatten Muskelfasern aufgebaute M.dilatator iridis entwickelt sich später, erst gegen Ende des 6. Fetalmonats. (Abb.: 3–11)
Rundung und Entrundung der Iris und der Pupille (Pupillenmotorik) hängen vom Wechselspiel dieser beiden Muskeln ab. Es darf angenommen werden, daß die beiden antagonistisch arbeitenden Muskeln reziproke Innervationsverhältnisse aufweisen. Die Erregung des M.dilatator iridis führt zu einer Hemmung des Sphincter pupillae und umgekehrt (Einzelheiten siehe Pupille, S. 34).

Spannungsverhältnisse in der Iris

Mit den pathologischen Spannungsverhältnissen in der Iris verbindet sich die Vorstellung einer hereditären oder konstitutionellen Minderwertigkeit, bei der die normale Stellung als ausgespanntes Diaphragma verändert ist.

Teller-Iris (Abb.: 3–12A)

Die Irisfläche ist tellerförmig eingesunken. Man findet sie meist bei pastösen Patienten, die zwar äußerlich einen stabilen Eindruck machen, es aber meist doch nicht sind. Leichte Ermüdbarkeit, Kopfschmerzen, Neuritiden und Schweißausbrüche sind in der Anamnese zu finden.

Bauch-Iris (Abb.: 3–12B)

Als Gegenstück zur Telleriris gibt es die stark vorgewölbte Bauchiris. Hypertoniker mit star-

Abbildung: 3 – 11 Innervation der Irismuskeln
ISTR = Irisstroma
K = Krause
PR = Pupillenrand

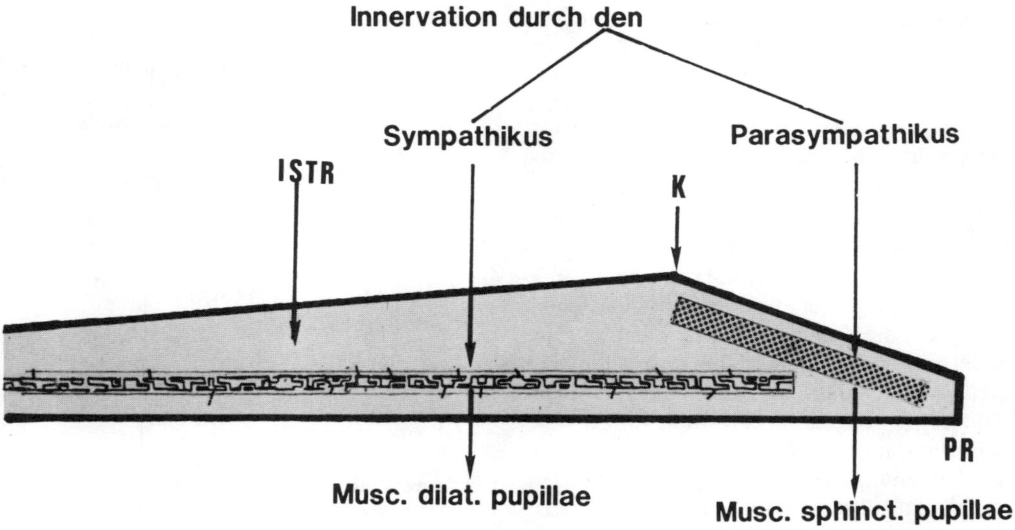

ker Nierenbeteiligung, z. B. Nephrozirrhotiker (SCHNABEL).
Beide Formen sind mit dem Irismikroskop in stereoskopischer Betrachtung verhältnismäßig leicht zu erkennen.

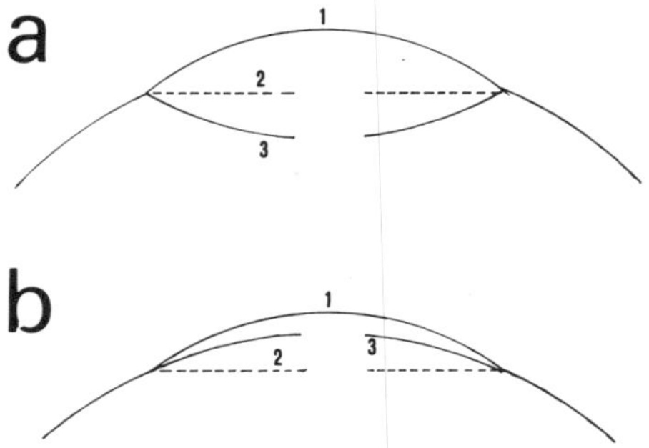

Abbildung: 3 – 12
a 1 = Kornea
2 = Iris im normalen Spannungszustand
3 = Telleriris, die Irisfläche ist eingesunken
b 1 und 2 wie oben
3 = Bauchiris, die Irisfläche ist vorgewölbt

3.2.1 Die Farbe der Iris

Die Farbe der Iris hängt im wesentlichen vom Pigmentgehalt ihres mesodermalen Anteils ab. In der Regel enthalten die Iriden des Neugeborenen sehr wenig Pigment und erscheinen deshalb dunkelgraublau. Ihre Oberflächenzeichnung ist gering. Mit der Zunahme des Bindegewebes und der Pigmentbildung wird auch das Stroma deutlicher sichtbar. Die Durchsichtigkeit des Gewebes bedingt eine geringe Farbinterferenz. Das Gewebe läßt einen beträchtlichen Teil des auffallenden Lichtes durch, aber einen kleinen Teil wirft es zurück, und zwar vorwiegend kurzwellige Strahlen des blauen Spektrumanteils. Davon rührt die blaue Tönung des Gewebes auf dunklem Grund her.
Bei hohem Pigmentanteil entsteht eine *braune* Iris. Nicht die Zahl der Chromatophoren spielt dabei eine Rolle, sondern die *Dichte* ihres Pigmentgehalts und die *Farbe* des Pigments. Beide Faktoren weisen große individuelle Verschiedenheiten auf. Die genetisch festgelegte Zahl und Verteilung der Chromatophoren bedingen, so jedenfalls sagt man, die Grundfarbe der Iris.

Drei Faktoren also bedingen die Mannigfaltigkeit der Irisfarben:

- ☐ Gewebsdicke
- ☐ Menge des Pigments
- ☐ Farbe des Pigments,

und hinzu kommt noch die teilweise zartere oder derbere Beschaffenheit der Gewebestränge.
Die Farbentwicklung ist in den meisten Fällen mit dem zweiten Lebensjahr abgeschlossen, kann aber auch noch länger dauern.* Bis zum 50. Lebensjahr verändert sich die Iris, setzt man normale Verhältnisse voraus, unwesentlich. Dies betrifft aber nur die Struktur, denn Pigmentflecke können sich immer noch entwickeln (siehe auch Abschnitt „Das altwerdende Auge“).
Eine andere Theorie**, auf die auch BOURDIOL Bezug nimmt, geht außer von der Menge des Pigments auch von seiner Verteilung aus und erklärt die Augenfarbe nach dem physikalischen Prinzip der Reflexion der Lichtstrahlen. (3–13)
Mit der Menge der Melanophoren geht auch die Dunkelfarbigkeit der Iris einher. Innerviert werden die Zellen aus dem postganglionären Neuron des Sympathikus und damit muß sich der Einfluß dieser Nervenbahnen auch auf die Irisfarbe auswirken. Damit erklären sich auch die entsprechenden Hinweise bei der sektoralen Heterochromie speziell und der Heterochromie überhaupt.
Nach PURTSCHER ergeben sich folgende Möglichkeiten einer Einteilung der Irisfarben nach Ausbildung und Pigmentierung der Grenzschicht:

- ☐ Grenzschicht zart, kaum pigmentiert, durchsichtig
  Die Irisfarbe ist je nach der Ausbildung des Stromas
  - ☐ bräunlich, dunkel (Stroma zu dünn für Interferenz),
    Pigmentepithel durchscheinend,
  - ☐ blau (Interferenz im Stroma),
  - ☐ grau bis weißlich (Stroma zu dicht für Interferenz).

* In der Literatur findet man Angaben bis zu 5 und 7 Jahren.

** Mueller, Rudolf et al. 1972, L'oeil et la lumiére, Amsterdam.

- ☐ Grenzschicht mittelstark oder ungleich pigmentiert.
  Die Iris erscheint
  - ☐ grünlich, (Mischung der Pigmentfarbe der Grenzschicht mit dem Interferenzblau des Stromas),
  - ☐ gelblich (Überwiegen der Pigmentfarbe, dichteres Stroma),
  - ☐ meliert (verschiedenfarbig durch ungleiche Pigmentierung, Zweifarbigkeit, Aureoltyp, Naevi)
- ☐ Grenzschicht derb, stark pigmentiert, undurchsichtig,
  Die Irisfarbe ist
  - ☐ hellbraun
  - ☐ dunkelbraun bis „schwarz".

3.2.2 Abflachung des Iris-Außenrandes

Wenn man von Iris-Innenrand-Entformungen spricht, muß es gleiche Veränderungen auch am Iris-Außenrand geben können. Das ergibt sich aus dem anatomischen Aufbau der Iris und der Lage der beiden Irismuskeln. Auch E. FLINK hat immer wieder auf diese Tatsache hingewiesen und gesagt, daß der Irisrand an den Stellen entrundet, wie abgeflacht, erscheint, wo sich die Krankheit des Patienten auch als Iriszeichen bemerkbar macht. Besonders bei den nicht sehr aussagestarken Organen, wie bei der Leber, ist der Hinweis vom Irisrand eine diagnostische Hilfe. In der Praxis bedeutet das: ist zum Iriszeichen auch eine Irisrand-Entrundung vorhanden, dann potenzieren sich die Zeichen in ihrer Bedeutung.

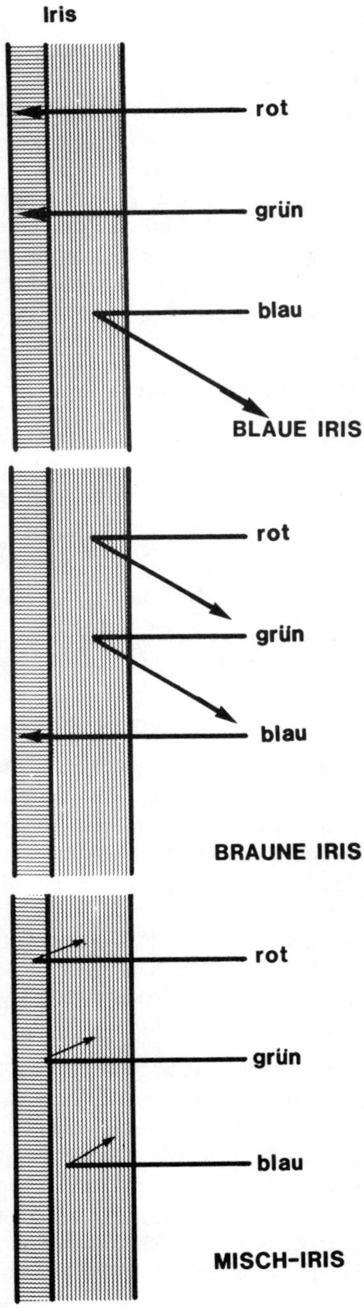

Abbildung: 3 – 13
Blaue Iris
Die vordere Schicht (mesodermal) läßt die roten und grünen Strahlen hindurch. Dieses Licht wird von der hinteren Schicht (ektodermal) absorbiert. Das kurzwellige blaue Licht wird diffus gestreut und erzeugt die blaue Irisfarbe.

Braune Iris
Die vordere mesodermale Schicht enthält viel Melanozyten und Chromatophoren, die das blaue Licht absorbieren. Die Mischung des reflektierten grünen und roten Lichts ergibt die braune Iris.

Misch-Iris
In diesem Fall werden von allen drei Farben gewisse Anteile reflektiert, die zusammen dann die Mischfarbe ergeben.

3.3 Die Pupille

Die Pupille, für viele Betrachter das bestimmende Etwas im Auge, ist ein optisches Vakuum. Sie ist das Loch in der Iris, das „Sehloch".
Die Form wird von der Irismuskulatur bestimmt. Besonderheiten können sich am Pupillenrand ergeben und die Pupillarmembran als Relikt aus der Entwicklungsgeschichte kann Lumpenphänome darstellen.

3.3.1 Die Pupillarmembran

Die in der Entwicklungsgeschichte des Auges erwähnte *Tunica vasculosa* lentis setzt sich aus drei verschiedenen Abschnitten zusammen:

- *Membrana capsularis,* die die hintere Linsenfläche versorgt. Sie wird von den zentralen Verästelungen der Hyaloidea gespeist.
- *Membrana capsularis pupillaris,* welche die seitlichen äquatorialen Linsenbezirke umgibt und aus einer zweiten seitlichen Kapillarschicht der Hyaloidea gespeist wird.
- *Membrana pupillaris,* die sich zuletzt bildet und die Vorderfläche der Linse bedeckt. Sie bildet mit den beiden anderen Abschnitten ein zusammenhängendes Geflecht. In der arteriellen Versorgung ist sie von der Hyaloidea getrennt und wird von den Ästen der Arteriae ciliares posteriores longae versorgt. Aus diesem Grunde kann sie auch nach Rückbildung des hyaloidalen Gefäßsystems bestehen bleiben (BADKE).

Im 7. bis 9. Fetalmonat beginnt sich die Membrana pupillaris zurückzubilden. Spätestens im 9. Monat ist sie dann verschwunden und die *Iriskrause* ist sichtbar geworden. Diese Krause bildet sich ringförmig aus dem Mesenchym des Grenzbezirks zwischen dem eigentlichen Irisstroma und dem Ansatz der Pupillarmembran. SEEFELDER beschreibt, daß die Iriskrause im histologischen Schnittbild einen knopfartigen Vorsprung des Irisstromas darstellt.
Die Membrana pupillaris ist von WACHENDORFF 1738* entdeckt worden und in der Folgezeit verschiedentlich ausführlich beschrieben worden, besonders von HENLE und JOH. MÜLLER.

3.3.2 Der Pupillenrand (Pupillarsaum)

Der Pupillenrand, so wie ihn der Augendiagnostiker sieht, ist das Ectropium uveae iridis, des Pigmentblattes der Iris, das sich durch den Umschlag am Pupillenrand der Iris bildet. Dieses Pigmentblatt ist ein ausgestülpter Hirnteil, der seinen Zusammenhang mit dem Gehirn bewahrt hat. Im Gegensatz zum Sphincter pupillae (iridis) hat auch der Dilatator iridis diesen Zusammenhang noch bewahrt. An diesem Teil muß sich jede Störung der Gehirnzellen in Ernährung und Stoffwechsel zeigen. Es sind vor allem die im *ganzen* Pupillenrand sichtbaren Veränderungen, die eine allgemeine trophische Störung des Gehirns kennzeichnen (LANG).
Um als normal zu gelten, soll die *Breite* dieses sichtbaren Hirnteils im ganzen Umfang der Pupille gleich sein. Der Rand soll gleichmäßig gefärbt sein und keine strukturellen Auffälligkeiten zeigen. Jedoch ist der Pupillenrand, ohne sofort unnormal zu sein, in einer Mehrzahl von Fällen im oberen Teil der Pupille breiter als in ihrem unteren Teil. Auch strukturell gibt es physiologische Unterschiede. So ist der obere Saum nicht selten dichter als der untere. A. VOGT hat umfangreiche Untersuchungen zu diesen Fragen angestellt. Nicht zu vergessen ist eine individuelle Variabilität der Pupillenrandbreite.
Bei der *Farbe* des Saumes ist die präsenile und senile Depigmentation zu berücksichtigen, die obwohl physiologisch, zugleich eine pathologische Bedeutung haben kann, wenn diese Entfärbung in Relation zum Lebensalter gesetzt wird. Nur jenseits des 60. Lebensjahres sollte man allein an die physiologische Bedeutung denken, aber auch dann nur in Beziehung zum Gesundheitszustand.
Die Unregelmäßigkeiten in der Struktur des Pupillenrandes und ihre diagnostische Bedeutung werden in Kap. 9 behandelt.

3.3.3 Die Veränderungen der Pupillenform

Die Pupille fällt erst dann auf, wenn die normale Form sich *entrundet.* Diesen Entrundungen oder

*) Sie wird deshalb in der Literatur auch gelegentlich als WACHENDORFF-Membran bezeichnet.

Entformungen spricht man eine diagnostische Bedeutung zu.
Die Pupillenentformungen umfassen die:

- ☐ Ovalpupillen mit und ohne Achsenverschiebungen, als *totale* Entrundungen,
- ☐ Abflachungen, auch *partielle* Entrundungen genannt.

Warum einmal eine Ovalpupille (Ellipse) entsteht und ein andermal eine Abflachung, das ist – so W. LANG – wissenschaftlich noch nicht geklärt. Mit diesen Fragen hat sich auch P. J. THIEL schon vor mehr als 60 Jahren befaßt.
Die Pupille als solche ist ein optisches Vakuum und wird – in der Irisfläche als sogenanntes Sehloch ausgespart – durch die Irismuskulatur in ihre Form gebracht und in ihr erhalten.
Wenn man die zwei Möglichkeiten der Muskelfunktion betrachtet, die Kontraktion und die Erschlaffung, und sich gleichzeitig die Anordnung der beiden Irismuskeln vorstellt, dann wird die Entstehung der Entformungen etwas klarer, insofern nämlich, als sie immer das Ergebnis der Reaktionen eines oder beider Muskeln sind.
Die Abflachung muß man sich als eine einseitige und sektorbezogene Störung vorstellen.
Die Ellipse, so LANG, wäre demnach eine Kombination zweier gegenüberliegender Reizungen (Kontraktionen) oder Unterreizungen (Erschlaffungen).
Einzelheiten über Nervenverlauf und Ganglienbeteiligung müssen im Original nachgelesen werden.* Die Augendiagnostische Bedeutung dieser Pupillenentformungen ist in Kap. 9 + 26 dargestellt.

3.4 Konjunktiva und Adnexe

Die Bindehaut (Conjunctiva bulbi) erstreckt sich vom Limbus corneae zur oberen und unteren Überschlagsfalte (Fornix conjunctivae) und geht von dort auf die Innenseite der Lider über (Conjunctiva tarsi). Die Konjunktiva ist frei verschieblich und durchsichtig, nur am Limbus und Tarsus ist sie fixiert. Im inneren Lidwinkel findet man eine Bindehautduplikatur (Plica semilunaris) mit der Karunkel. Die reichlich in der Konjunktiva vorhandenen Gefäße sind im reizlosen Zustand nicht oder nur schwach zu sehen. Der

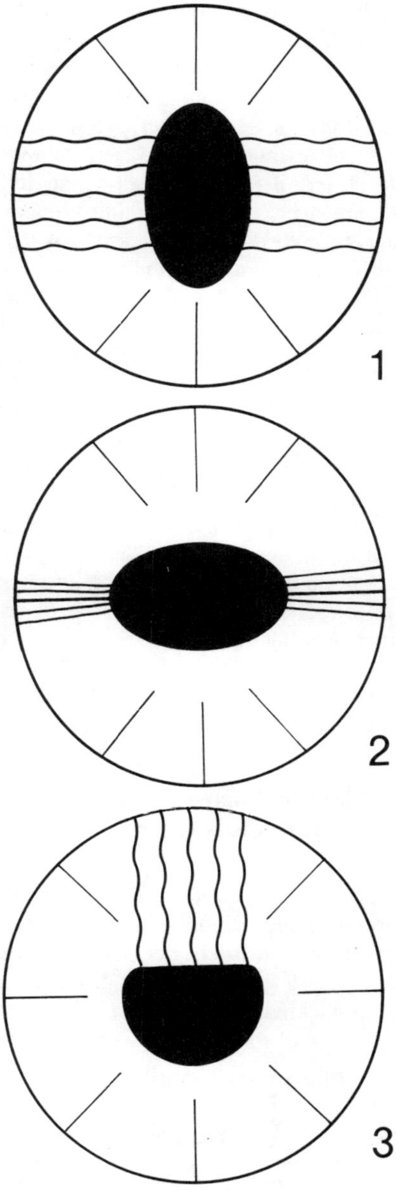

Abbildung: 3 – 14
1 symmetrische Erschlaffung der Dilatatorfasern
2 symmetrische Kontraktion der Dilatatorfasern
3 Erschlaffung der Dilatatorfasern in einem begrenzten Bereich

(nach LANG)

*) LANG, W. (1954) Die anatomischen und physiologischen Grundlagen der Augendiagnostik, Haug, Heidelberg

Konjunktivalsack, der aus aufeinander gleitenden Schleimhautblättern besteht, und der sich bis in die Übergangsfalten erstreckt, ermöglicht den reibungslosen Ablauf der Bulbusbewegungen, des Lidschlusses und der Befeuchtung der Kornea. Die reichlich vorhandenen Gefäße werden durch jede Irritation verstärkt durchblutet und damit sichtbar. Ebenso sind Venen und Lymphgefäße vorhanden. Die nervliche Versorgung ist reichlich und löst einen reflektorischen Lidschluß aus. Das Sekret der Konjunktiva (aus den Schleim produzierenden Becherzellen) trägt wesentlich zur Bildung eines präokularen Films bei.
Die Versorgung der Gewebe ist nicht allein vom Funktionieren des großen Kreislaufs abhängig, sondern auch von den mikrozirkulatorischen Verhältnissen.
Beide stehen in Wechselwirkung, wenngleich der Blutfluß in den Mikrogefäßen stark von der vis-a-tergo im großen Kreislauf bestimmt wird. Eine chronische Gefäßinsuffizienz geht immer mit einer Störung der Mikrozirkulation einher. Diese aber ist in der *Conjunctiva bulbi* sichtbar und läßt nun ihrerseits Rückschlüsse auf den Zustand der übrigen Gefäße zu (s. Kap. 29).

3.4.1 Plica semilunaris, Karunkel und Lidspaltenfleck (Abb.: 3 – 15)

Unter der *Plica semilunaris* versteht man eine halbmondförmige Bindehautfalte im nasalen Lidwinkel. Sie entspricht der bei vielen Tieren vorkommenden rudimentären dritten Lidbildung, der Nickhaut.

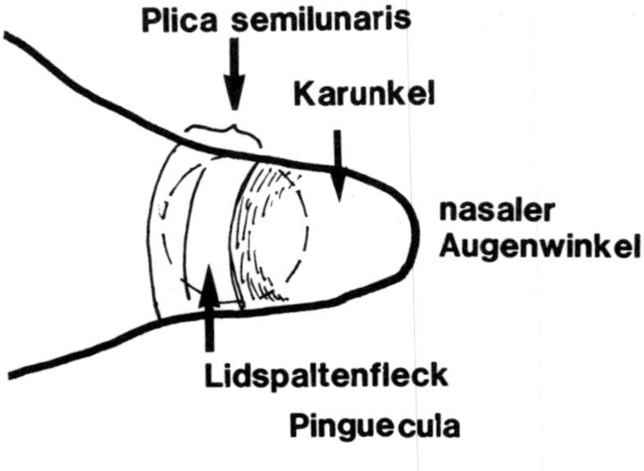

Abbildung: 3 – 15
Nomenklatur des nasalen Lidwinkels

Die *Karunkel* (caruncula lacrimalis) schließt sich an die Plica semilunaris an. Es handelt sich um eine kleine Erhebung von heller, rötlicher Farbe. Die Karunkel hat Hautcharakter und ist mit zarten Lanugohaaren, sowie Talg- und Knäueldrüsen besetzt.
Der *Lidspaltenfleck* (Pinguecula) entsteht durch Einlagerungen und Verdickung in der Bindehaut im Lidspaltenbereich. Verfärbungen und Oberflächenveränderungen können die Folge sein (Kap. 30).

3.5 Das Auge des Kindes

Das Auge des Neugeborenen ist in seiner Gesamtheit noch nicht fertig. So ist die Farbe, durch das Fehlen des Melanins im uvealen Stroma, fast immer blau (blau/grau). Die Umfärbung kann bereits in den ersten Lebenstagen beginnen. Die endgültige Farbe der Iris benötigt lange Zeit zu ihrer Ausbildung. Irisdiagnostische Überlegungen* müssen diesen Tatsachen bei Kindern unter zwei Jahren Rechnung tragen. Bei Zweijährigen soll die Adventitia der Irisgefäße schon stark entwickelt sein (LEUTERT), während sich das Bindegewebe hinter dem M.spinct.pupillae vom vierten Lebensjahr an verdichtet (ATTIAS und RONES). FREERKSEN (1939) sagt, daß die Ausbildung der Irisstruktur mit dem fünften Lebensjahr abgeschlossen ist. Ausführliche histologische und histochemische Arbeiten zu dieser Frage liegen z. B. von LEUTERT (1966) vor.
Iridologisch betrachtet ist wohl die Iris erst ab achtem Lebensjahr voll aussagekräftig. Jedoch gehen hier die Meinungen auseinander und müssen von Fall zu Fall entschieden werden.
Bei der Betrachtung des kindlichen Auges muß man gegenüber dem Erwachsenenauge andere Maßstäbe anlegen und Schwerpunkte setzen (SUTTER l.c.).

3.6 Das altwerdende Auge

Das Altern des Auges setzt mit der Geburt ein, es ist ein biologisches Faktum.
Das Auge enthält bradytrophe Gewebe, wie Kornea, Linse, Sklera und Glaskörper.* Diese

*) siehe hierzu SUTTER in ANGERER, Ophthalmotrope Phänomenologie, Band IV

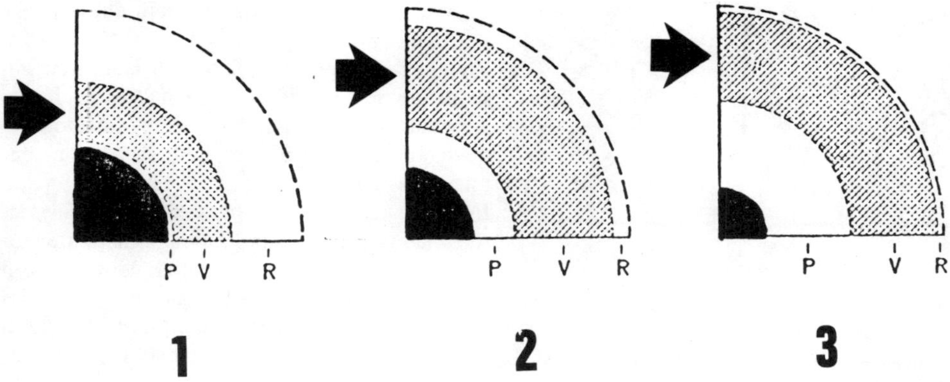

Abbildung: 3 – 16
Der Wandel des Irisvorderblattes im Laufe des Lebens
P = Pupillenrand
V = Vorderblatt
R = Randzone

Gewebe neigen, zusammen mit dem Stoffwechsel des Gesamtorganismus im Prozeß des Altwerdens zu einer langsamen Verarmung an Wasser und unterliegen damit immer mehr einem Verdichtungsprozeß. Dieser Vorgang erschwert im fortschreitenden Alter den Stoffaustausch und begünstigt die Einlagerung von Schlackenstoffen. Davon nicht ausgenommen sind die bindegewebigen Anteile des Auges, wie das *Irisstroma*. Die davon abhängigen funktionellen Wandlungen manifestieren sich als Störungen in Struktur und Farbe, ohne grundsätzlich etwas mit einem pathologischen Geschehen zu tun zu haben. So kann z. B. durch senile Depigmentation der Stroma-Melanozyten auch die Grenzschicht brauner Augen durchsichtiger werden, woraus sich eine farbliche Veränderung ergibt, aus der schon gelegentlich der Erfolg einer Therapie abgeleitet wurde.**

Das *Bindegewebe der Iris* kann im Sinne einer Atrophie, einer Hypertrophie oder Sklerose altern. Beim Greisenauge ist als Folge der Verdünnung der Gefäßscheiden häufig in den weißlichen Gefäßsträngen ein zentraler Blutfaden zu erkennen. Der Augendiagnostiker spricht dann von einem „vaskularisierten" Gefäß. LEUTERT und PURTSCHER haben gefunden, daß dieses Gefäß selbst zwar keine auffalenden greisenhaften Veränderungen zeigt, daß aber dieses Zeichen doch der Hinweis auf eine diesbezügliche Veränderung im Körpergeschehen darstellt.

Wir kennen die diagnostische Bedeutung dieses Phänomens, und das Problem ist auch hier wieder die Tatsache, daß man dieses signifikante Zeichen im mittleren Lebensalter ernster nehmen muß als im Senium. Aber – und das ist gewissermaßen die Problematisierung bei der Lösung des Problems – auch im Senium ist das Organfeld besonders kritisch, in dem dieses vaskularisierte Gefäß verläuft.

Im übrigen müssen wir feststellen, daß das variable Gewebe des Vorderblattes im höheren Alter eine eigenartige Verdichtung und Schrumpfung zeigt, die durchaus physiologisch ist und nicht als Krankheitszeichen gedeutet werden kann (Abb.: 3 – 16). Die Abbildung stellt den Wandel des Vorderblattes von der Iris des Neugeborenen (1) bis zur Iris des Greises (3) dar. Wir erkennen, daß einmal der große und damit dunkle „Hautrand" physiologisch ist und zum anderen erkennen wir, daß im Greisenalter eine verhältnismäßig weite Krause ebenfalls als normal anzusehen ist. Die Wasserverarmung der Grundsubstanz im Alter verstärkt die Verlagerung des Vorderblattes in die Peripherie. Das ist, wie es die alten Augendiagnostiker gern ausdrückten, die „Austrocknung". In je jüngeren Jahren sie auftritt, desto relevanter ist das Zeichen, denn es deutet auf bereits beginnende Alterungsprozesse hin.

*) siehe auch LINDEMANN, Augenkrankheiten und Naturheilkunde, 1982

**) LINDEMANN; G., Vortrag Colloquium internationale in Wetzlar, 1974 und Methodik & Grenzen der Augendiagnostik, 1974, S. 327–337

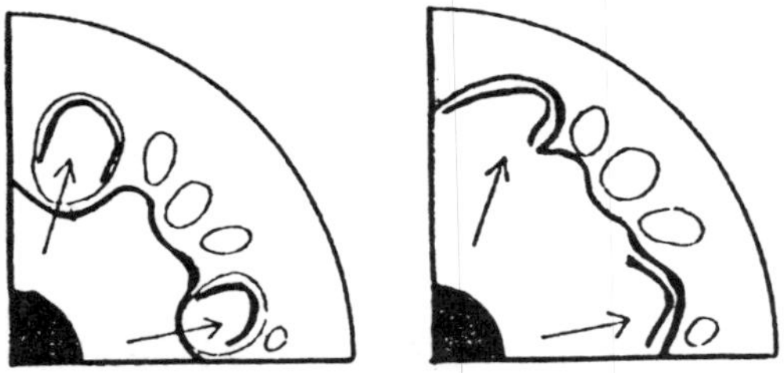

a) b)

(nach *Purtscher*)

Abbildung: 3 – 17
Die Verschiebung der Innenzone im Alter

Wir unterlegen der Iriskrause eine große Bedeutung für die Befunderhebung aus dem Auge und beachten dabei bevorzugt die Weite der Krause. In Abb. 3 – 17 a + b erkennen wir, daß auch die Innenzone im Alter stets weiter zentralwärts wächst und die Krause sich damit peripher verschiebt. Man darf also die Weite der Krause im Alter nicht überbewerten.
Die Vergrößerung an sich schon großer Lakunen kann zu Überlegungen Anlaß geben. Sind diese großen Lakunen nur durch schmale Brükken von der Pupillarzone getrennt, so kann es zum Durchreißen dieser Brücken kommen. Dann aber ist die ursprüngliche Begrenzung dieser Lakunen nunmehr die Begrenzung der Pupillarzone geworden, und es ist kaum möglich, jetzt von einer Ausweitung der Krause zu sprechen. Das Alter des Patienten ist für die Aussage entscheidend.
Wenden wir uns der blauen Augenfarbe zu, dann müssen wir feststellen, daß diese Farbe sehr zur Nachdunklung neigt. Beim Manne jedoch weniger, bei diesem hellt sie aber früher und stärker auf.
Im Alter atrophiert das hintere Stromablatt, also genau das, was in der Pupillarzone (erste große Zone, Nutritionszone) sichtbar wird. Das von vorn sichtbare Blatt wird dunkler, weil es das Pigmentepithel durchscheinen läßt. Es kann hier zu einem dunklen Violettbraun oder Graubraun kommen. Es geht also darum die *pathologische* Färbung der Magenzone von der *physiologischen* zu trennen und zu deuten. PURTSCHER sagt zu dieser Färbung: „Besonders bei alten Menschen darf man bei ‚zweifarbiger Iris' – bei der die Innenzone bräunlich erscheint, während die Außenzone z. B. blaugrau ist – nicht übersehen, daß ein solches Braun vorliegen kann. Wir wollen dieses Braun hier kurz ‚Grundbraun' nennen, um es von dem durch die Stromapigmentierung (Melanozyten) bedingten Braun zu unterscheiden . . . Daß eine bräunlich erscheinende Innenzone nur ein solches Grundbraun zeigt, kann man in der Regel daran erkennen, daß der gelbliche Sphinkterring sehr deutlich sichtbar ist." Man sollte daher gerade bei älteren Menschen mit der Deutung des braunen Magenkreises vorsichtig sein, auch dann, wenn man voraussetzen kann, daß die Funktion der Magenschleimhaut im Senium nicht die beste ist. (Abbildung: 3 – 18 Farbteil)

4 Zur Entstehung der Iriszeichen

Die Frage nach der Entstehung der Iriszeichen ist eine der wichtigsten auf dem Gebiet der Augendiagnose.
Hier muß noch einmal an das Eulenmärchen (S. 17) erinnert werden und an dessen Folgen.
Der grundlegende Fehler liegt schon darin, daß man an verschiedenen Stellen von einem „Grundversuch" spricht, obwohl es sich nur um eine rein zufällige Beobachtung des Knaben handelt. Dr. A. v. Péczely hat später bei Versuchen an narkotisierten Kaninchen Beine gebrochen und damit Zeichen in den Iriden der Tiere erzeugt. Belege über diese Versuche sind nicht übermittelt.
SCHNABEL hat ebenfalls zu diesem Thema Stellung bezogen und sagt: „Im ganzen habe ich sechsmal, nämlich bei einem Huhn, bei zwei Katzen, bei zwei Hasen und einem Ochsen, Veränderungen der Iris gesehen, die ich als „traumatisches Kolobom" zu bezeichnen mich für berechtigt hielt, und zwar bei dem Huhn, nach einer Beinfraktur, tatsächlich auf dem soge-

nannten Beinsektor der gleichen Körperseite. Bei den Katzen, von denen eine einen Schuß in das Schulterblatt bekam, während der anderen das linke Vorderbein zerquetscht wurde, sah ich auf der gleichen Seite, aber in anderen Sektoren auffallende Kolobome entstehen. Bei den Hasen war es bei dem einen ebenfalls ein Brustschuß, der von der rechten Seite erfolgt war, und rechtsseitig ein Kolobom erzeugt hatte, während der andere Hase von einem Raubvogel geschlagen worden war, der ihm die ganze linke Körperseite aufgerissen hatte. Auch bei diesem Tier war linksseitig ein Iriskolobom zu beobachten. Bei dem Ochsen war durch den bekannten Betäubungsschuß hinter dem Hornansatz ebenfalls ein Riß entstanden, während bei Dutzenden anderer ebenso behandelter Tiere nichts zu sehen war."

Es ist eben falsch, anzunehmen, daß jede Verletzung auf der Iris bestimmte Veränderungen hervorrufen *muß!*

Nachdem GROENOUWS von Schlitzpupillen bei Eulen gesprochen hatte, die aber nicht vorhanden sind, und sie als Beweis für die Beobachtung des Knaben herangezogen hatte, hat Prof. E. WÖHLISCH, Würzburg, m.W. als einziger diese Frage vom Auge einer Eule her zu lösen versucht. Er hat darüber in der DmW 1957 berichtet. WÖHLISCH, ein Physiologe und Vogelkenner besaß zu damaliger Zeit neben Graugänsen zwei Waldohreulen und einen Steinkauz. Er ist dabei auf ein interessantes Phänomen gestoßen. Wörtlich sagt er bei der Betrachtung seiner Waldohreule: „... und betrachtete ihre Augen erstmalig von dem Gesichtspunkt unserer Fragestellung aus. Dabei fiel plötzlich eine Erscheinung auf, die ich unbewußt, d. h. ohne ihr besondere Aufmerksamkeit zu schenken, zweifellos auch früher schon wahrgenommen, aber eben nicht mit der Geschichte der Irisdiagnostik in Verbindung gebracht hatte: es handelt sich um die Bewegung der Nickhaut des Eulenauges. Dieses sehr dünne, farblose, durchscheinende Häutchen, das zwischen dem Augenlid und der Kornea liegt, besitzt einen etwa 1 mm breiten, tiefschwarzen, haarscharf begrenzten Rand. Bei Lidschluß wird die Nickhaut in schräger Richtung, nämlich von innen oben nach unten außen, über die Kornea gezogen. Die Bewegungen des Lidschlusses und der Nickhaut erfolgen nun nicht vollständig synchron: vor allem bei langsamer Öffnung des Auges bleibt die Nickhaut gegenüber der Bewegung des Augenlids zurück und in dieser Phase sieht man den Rand der Nickhaut als einen tiefschwarzen Strich über die Hornhaut ziehen. Das Phänomen ist außerordentlich deutlich und für mich besteht kaum ein Zweifel, daß es diese Erscheinung war, die der junge v. Péczely als erster bewußt gesehen und sie als eine pathologische Veränderung der Iris selber gedeutet hat."

In neuerer Zeit haben die Arbeiten von Dr. W. LANG,* Heidelberg, hier eine Basis geschaffen, deren wissenschaftliche Anerkennung bisher ausgeblieben ist.

LANG hat sich an der Universität Heidelberg eingehend mit der Anatomie der Nervenverbindungen befaßt und es gelang ihm 1954 den Beweis zu erbringen, daß – anatomisch gesehen – Nervenverbindungen von allen Teilen des Körpers zur Iris bestehen. In seinem Buch legt L. dar, daß am Entstehen der Iriszeichen das Vorderseitenstrangsystem beteiligt ist.

Die Irissektoren (oder Organfelder) sind periphere Repräsentanten dieses Systems. Sie stellen die Erfolgsareale zentral gelegener Zellkomplexe dar, was nun wiederum bedeutet, daß im ZNS die gesamte Iriseinteilung als Modell enthalten sein muß. Der Thalamus ist die Umschaltstelle der afferenten Bahnen aus den Organen. Die Einstrahlung dieser Nervenfasern erfolgt nach Segmenten geordnet. Vorher treffen sich die afferenten Fasern aus allen Teilen des Körpers im sympathischen Centrum ciliospinale (Th1, Th2, C8). In seiner Arbeit zeigt LANG, daß die Iriszeichen ihrer Entstehung nach Sympathikuszeichen sind.** (Abb. 4 – 1, 4 – 2).

Später hat L. die gleichen Gedanken in seinem Buch*** über Akupunktur und Nervensystem geäußert.

Auch VIDA**** schreibt in der Ehk: „Die Beziehung zwischen den Organen und dem Irissektor ist nicht Ergebnis einer „drahtlosen Übertra-

*) LANG, W., (1954) Die anatomischen und physiologischen Grundlagen der Augendiagnostik, Haug, Heidelberg

**) Einzelheiten müssen im Original nachgelesen werden.

***) LANG, W., (1957) Akupunktur und Nervensystem, Haug, Heidelberg

****) VIDA, F., (1962) Der heutige Stand der Irisdiagnostik in ärztlicher Sicht. Ehk XI, 1962, 3, 101 ff.

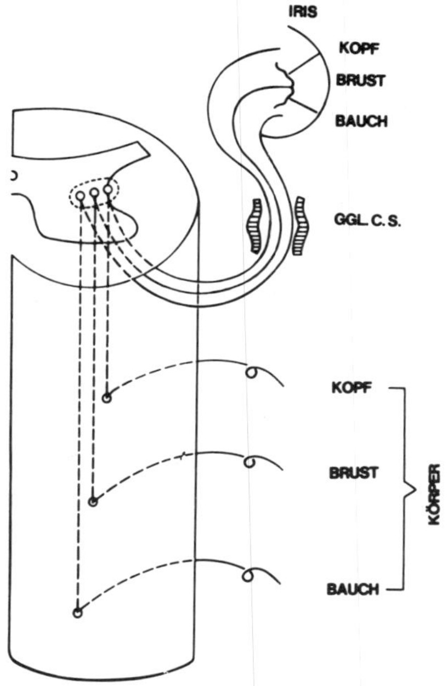

Zeichnung Dr. med. W. Lang

Abb.: 12

Abbildung: 4 – 1

Abbildung: 4 – 2

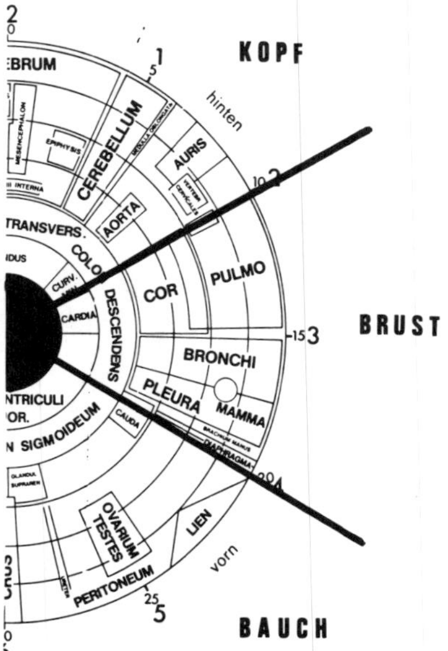

Abb.: 11 Linke Iris

gung" oder einer Vermittlung durch Hormone, Blutplasma oder Lymphe. Die Vermittlung kann nur über anatomisch greifbare Bahnen verlaufen, und zwar über das Nervensystem."

Eine andere, interessante und vielleicht ergänzende Möglichkeit einer Erklärung liegt einmal darin begründet, daß das Irisstroma mesenchymalen Ursprungs ist und zum anderen darin, daß ein synzytiales Neuroretikulum über den ganzen Organismus verteilt nachgewiesen ist (FUDALLA, SIEGMUND). Diese Entdeckung des Neuroretikulums hat die Forschung über das Zustandekommen der Iriszeichen (Irisphänomene) wesentlich bereichert.

FEYERTER (zit. nach FUDALLA) sagt zu diesem vegetativnervösen Endnetz, daß verästelte interkalare Elemente die Erregungsüberleitung auf ebenso verästelte gewöhnliche Bindegewebszellen darstellen. In seiner Arbeit schreibt FUDALLA: „Betrachten wir wiederum das Mesenchym als das eigentlich aktive (elektrisch geladene) Gewebe, dann müssen wir zu der Auffassung kommen, daß jeder örtlich umschriebene Substanzverlust des Ektoderms (wie auch des Entoderms) eine Stelle schafft, wo elektrisches Potential aus dem Mesenchym in allzu starkem Maße nach der Außenwelt abfließt (sozusagen durch ein „Loch" im „Di-electricum"). Daraus resultiert ein (mehr oder minder deutlich alarmierender) nervaler Reiz, der sich dem ganzen Mesenchym (und damit auch dem vegetativen Nervensystem) mitteilt."*

Es ist in der Entwicklung der Irisdiagnose zu viel auf das Organ als solches geachtet und an die Darstellung seiner anatomischen Veränderungen in der Iris gedacht worden. Diese Ansichten aus der Anfangsphase vertreten heute noch einige Diagnostiker ungeachtet der neueren Erkenntnis, daß die Irisdiagnose in erster Linie eine *Funktionsdiagnose* ist. Die Funktionsstörungen und ihre Folgen aber liegen im Mesenchym und pflanzen sich in ihm fort.

Noch nicht geklärt ist die „zeitliche Lücke", die zwischen der Entstehung eines Krankheitszustandes und dem Auftreten eines Iriszeichens liegt. Dieses Phänomen bedarf noch eingehender Forschung.

*) FUDALLA, S. G., (1955) Zur Biologie des Mesenchyms, Hippokrates, 26, (1955), Heft 23/2[illegible]

Die Rückbildung der Zeichen

Die Frage nach der Entstehung eines Zeichens enthält zugleich die Frage, ob es sich nach der Besserung des Zustandes verändert oder ob es verschwindet.
Wenn ein Patient seinem subjektiven Empfinden nach von einer Besserung spricht, ist damit noch nicht erwiesen, daß der pathologische Zustand als solcher abgeschlossen, d. h. geheilt ist. Ein Entzündungszustand kann z. B. auch dann weiter bestehen, wenn der Patient einen Entzündungsschmerz nicht mehr empfindet. Das Entzündungszeichen in der Iris muß also bestehen bleiben, und zwar so lange, bis die Entzündung beseitigt ist. Da Reizzustände im Mesenchym einer Entzündung gleichzusetzen sind (die Entzündung findet im Mesenchym statt!), werden also diese Arten von Entzündungszeichen bei mesenchymal belasteten Patienten lange bestehen bleiben.

Die akute Entzündung führt in der Peripherie zu eine Hyperämie. Reflektorisch tritt in der Iris eine ödematöse Schwellung der dicken Adventitia der Irisgefäße und der Nachbargewebe auf. Die Stellen sehen weiß aus, weil der erhöhte Flüssigkeitsgehalt das Licht stärker reflektiert. Auf diese Weise kann auch eine „Reizfaser" entstehen. Die braunen sowohl wie auch die Misch-Iriden reagieren lediglich mit einer partiellen Aufhellung der Irisfarbe. Geht eine ödematöse Schwellung zurück, läßt auch die Hellung nach und eine Reizfaser kann abblassen.
Lakunen als genetisch angelegte Zeichen müssen bestehen bleiben und können sich lediglich in Form und Größe wenig verändern. Hierbei muß man allerdings auf die Pupillengröße achten, deren Veränderung einen Einfluß auf die Lakunenform in der Ziliarzone ausübt. Krypten als Substanzverlustzeichen (Defektzeichen) bleiben bestehen, sie können nur dunkler (tiefer) werden.

4.1 Die Iriszeichen und ihre Bedeutung

Es gibt verschiedene Möglichkeiten, die Zeichen in der Iris nach Gruppen oder nach ihrer speziellen Bedeutung einzuteilen. DECK bringt folgende Gliederung:

- ☐ Organzeichen (genotypisch): Sie geben topographisch-anatomische Hinweise auf ein Organ und sind genetisch determiniert. Generalisationsphase: 1.–6. Lebensjahr. Zu den Organzeichen gehören die offene und die geschlossene Lakune, die Wabe, die Krypte und das Defektzeichen.
- ☐ Reflektorische Zeichen (Krankheitszeichen, phänotypisch): Sie entsprechen der Segmentologie (Metamerie) und sind Gefäßzeichen, d. h. vasale sympathikusgesteuerte Zeichen. Zu den reflektorischen Zeichen gehören der radiale Gefäßverlauf, Reizfasern, radialer Gefäßverlauf mit heller, roter Vaskularisation, Gefäße mit aberratem Verlauf, Transversalen (auch in vaskularisierter Form) und Wurzeltransversalen.
- ☐ Physiologische Zeichen (Krankheitszeichen, phänotypisch): Pigmentationen, chromatische Zeichen. Sie sind topolabil, d. h. an keine bestimmte Lage gebunden und sind physiologisch-chemische Verfärbungen, Imprägnationen, Depositionen.

Auch ANGERER hat sich mit der Gruppierung befaßt und kommt zu folgender Einteilung:

- ☐ Formale Zeichen: Substanzzeichen, Lakunen, Krypten, reliefartige Ausstülpungen und Faltungen der Iris.
- ☐ Strukturelle Zeichen: Aberrate Fasern, Transversalen, strähnenartige Auflockerungen etc.
- ☐ Vasale Zeichen: Vaskularisationen, variköse Deformationen.
- ☐ Humorale Zeichen: Kristallisationen, Imprägnationen.
- ☐ Chromatische Zeichen: Heterochromie, Pigmente.

Im nachfolgenden Abschnitt werden die Zeichen der Iris nach ihrer grundsätzlichen Bedeutung besprochen ohne auf die vorangestellten

Einteilungsmöglichkeiten einzugehen. Wenn sich *organspezifische* Besonderheiten ergeben, werden diese in den entsprechenden Organabschnitten erwähnt.

4.2 Die Iriszeichen nach Helligkeitsgrad, Form und Farbe

Iriszeichen, die zur Befunderhebung herangezogen werden, unterscheiden sich durch

- ☐ den Helligkeitsgrad
- ☐ die Form
- ☐ die Farbe.

4.2.1 Der Helligkeitsgrad der Zeichen

Die Iriszeichen können in der Helligkeit von Weiß bis Schwarz variieren.
Weiße Zeichen sind Hinweise auf eine *Entzündung,* eine *Reizung* oder *Überreizung.* Je heller (weißer) die Zeichen sind, desto *akuter, entzündlicher* und gegebenenfalls *schmerzhafter* ist der Zustand des betroffenen Organs.
Geht die Erkrankung in den *chronischen* Zustand über, so werden die vorher weißen Zeichen *schmutzig* weiß, *gelblich* bis *bräunlich.* Die Zeichen sind damit der Ausdruck für die Ablagerungen von Schlacken und Toxinen im Gewebe. Sie sind Anzeichen für die Zustände, die wir heute als *mesenchymale Verschlackung* bezeichnen (Störung des Transits), Symptome unverarbeiteter Produkte des Metabolismus. Dieser Zustand kann alle Gebiete des weichen Bindegewebes – des Grundgewebes nach PISCHINGER – befallen (Kap. 28).
Diese Zeichen erscheinen nur in blauen oder grauen Iriden hell und weiß, in braunen dagegen erkennt man die akuten Zustände und Entzündungen nur daran, daß sich helle Stellen im Braun der Irisfläche zeigen. Diese Tatsache ist bei der Beurteilung brauner Iriden zu berücksichtigen.
Dunkle Zeichen sind der Ausdruck einer *Schwäche,* einer Unterreizung, einer verminderten Funktion, und damit auch der Ausdruck einer Erschlaffung. Die Iris erscheint an den betreffenden Stellen dunkler als das umgebende Gewebe. Die *vordere* Stromaschicht ist aufgelokkert, die *hintere* Stromaschicht ist zu erkennen. Diese Stellen können als „dunkle Schummerung" bezeichnet werden, sie sind strukturiert.
Die *dunklen* Stellen zeigen den Zustand, der vom Organ ausgeht (angeborene oder erworbene Organminderwertigkeit im Sinne ADLERS), während die vorher beschriebenen gelblichen bis bräunlichen Zeichen einer Chronizität durch eine Störung im Grundgewebe verursacht werden, die wiederum auch organischen Ursprungs sein kann.
Trifft man bei der Diagnose auf diese Abdunklungen, so dürfen sie nicht mit Lakunen verwechselt werden. Letztere sind in jedem Fall „eingerahmt" von helleren Trabekeln. Es handelt sich bei Abdunklungen um Auflockerungen der Fibrillen, wodurch der Eindruck entsteht, diese Stelle sei dunkler als die Umgebung (siehe auch das „unscheinbare Nierenzeichen" Kap. 22).
Schwarze Zeichen (Substanzzeichen) sind Hinweise auf Substanzverlust (Defektzeichen nach DECK). Sie entstehen dadurch, daß auch das hintere Stromablatt an dieser Stelle Strukturlükken aufweist. Damit wird die Basisschicht, das Pigmentblatt, sichtbar. Solche Zeichen zeigen einen Substanzverlust an dem betreffenden Organ an, und es besteht der Verdacht auf eine entstehende maligne Entartung. Diese Substanzverlustzeichen entstehen z. B. *innerhalb* einer Lakune und unterscheiden sich dadurch von einer Krypte, die ein im ganzen schwarzgraues Zeichen darstellt.

4.3 Formen der Iriszeichen

4.3.1 Linien, Tophi, Wische, Wolken, Plaques

Man unterscheidet weiße und dunkle (graue bis schwarze), kurze und lange sowie gewellte und Zickzacklinien. Diese Linien entstehen, indem sich die Turgeszenz der radiären Fasern verändert (z. B. durch Entzündung) und diese Fasern sich dadurch von den benachbarten abheben. Sie werden, je nach Stärke der veränderten Turgeszenz, hell bis weiß. Nimmt die Turgeszenz zu, dann werden die Fasern länger und dünner, und es entsteht zwischen ihnen eine zunächst oberflächliche Lücke.

Weiße *kurze* Linien
deuten auf den Zustand eines Organs hin, das im Einflußbereich dieser Linie liegt (weiß als Zeichen einer Reizung, einer Entzündung, als Zeichen einer nervalen Belastung).

Weiße *lange* Linien (Abb. 4–3)
beziehen sich nicht nur auf ein Organ, sondern auf einen größeren Bereich. Es sind Zeichen für Neuralgien. Diese langen weißen Linien beginnen an der Krause und reichen oft bis zum Ziliarrand.

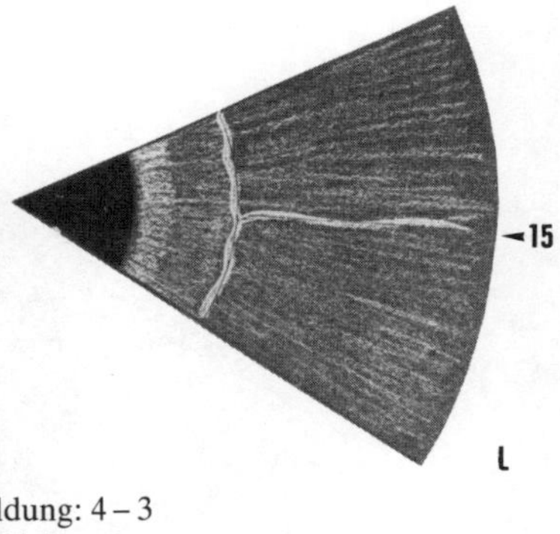

Abbildung: 4 – 3
helle Linie

Gewellte Linien (Abb.: 4–4)
sind Hinweise auf besondere nervliche Belastung eines Organs oder einer Organgruppe. Verlaufen diese Linien in *Zickzackform* oder in *Korkenzieherform,* dann ist der Zustand mit krampfartigen Schmerzen verbunden.

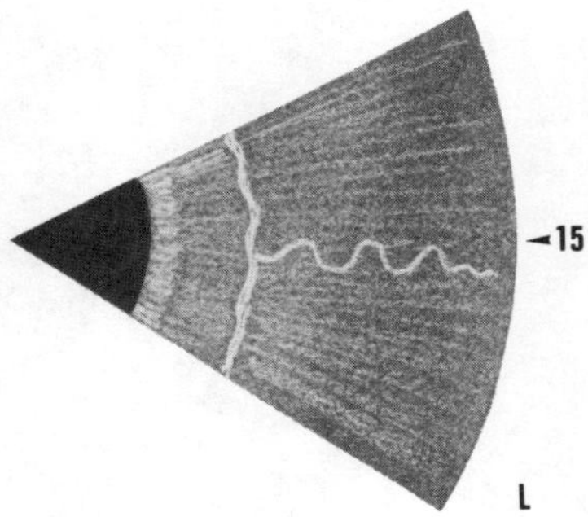

Abbildung: 4 – 4
Geschlängelte helle Linie

Dunkle Linien (ohne Schlängelung)
sind Hinweise auf Nervenschwäche des betreffenden Organs (siehe Solarstrahlen).
Tophi (Abb.: 4–5, 4–10, 4–12)
Sie liegen aufgereiht am Übergang der 5. zur 6. kleinen Zone und stellen die „Zone der aktiven Schleimhäute" dar. Tophi sind rund und konturiert. Sie signalisieren, daß die Erkrankung zum Teilsymptom einer übergeordneten Organdisposition geworden ist, in diesem Falle also der Schleimhautschwäche, einer generellen Neigung zu Katarrhen.
Tophi sind im allgemeinen *topolabil,* weil sie eine Gesamtsituation im Bereich aller Schleimhäute und der serösen Häute anzeigen.
Worauf aber gleichzeitig hingewiesen wird, ist die Belastung des „aktiven Mesenchyms". Hier finden wir die Tophi besonders im Bereich der großen Felle, wie Rippenfell und Bauchfell.
Je *heller* die Tophi sind, desto akuter ist der Zustand. Es ist falsch, die Tophi grundsätzlich mit dem Vorhandensein von Harnsäure und Gicht gleichzusetzen. Sie kennzeichnen lediglich einen Typus, der eine *Veranlagung* zu Gicht und verwandten Zuständen zeigt (s. Rheuma). Wichtig sind die Beziehungen der Tophi zum Hautrand (sechste kleine Zone). Man muß unterscheiden zwischen Tophi vor einem normalen und vor einem *dunklen* Hautrand (Abb.: 4–5 A). Im letzteren Falle wird deutlich, daß die nicht über die Haut abgeleiteten Stoffe auf den Schleimhäuten und im Mesenchym aufgestaut werden.

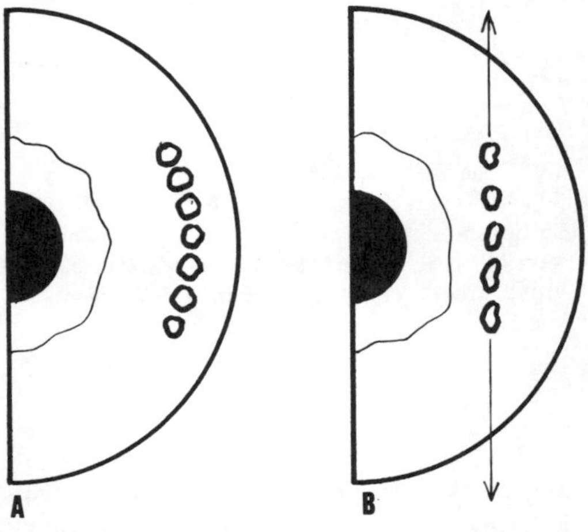

Abbildung: 4 – 5
A Tophi in der normalen Lage auf der Zone der aktiven Schleimhäute
B Tophi senkrecht stehend, häufig auf dem Lungen-Bronchien-Sektor

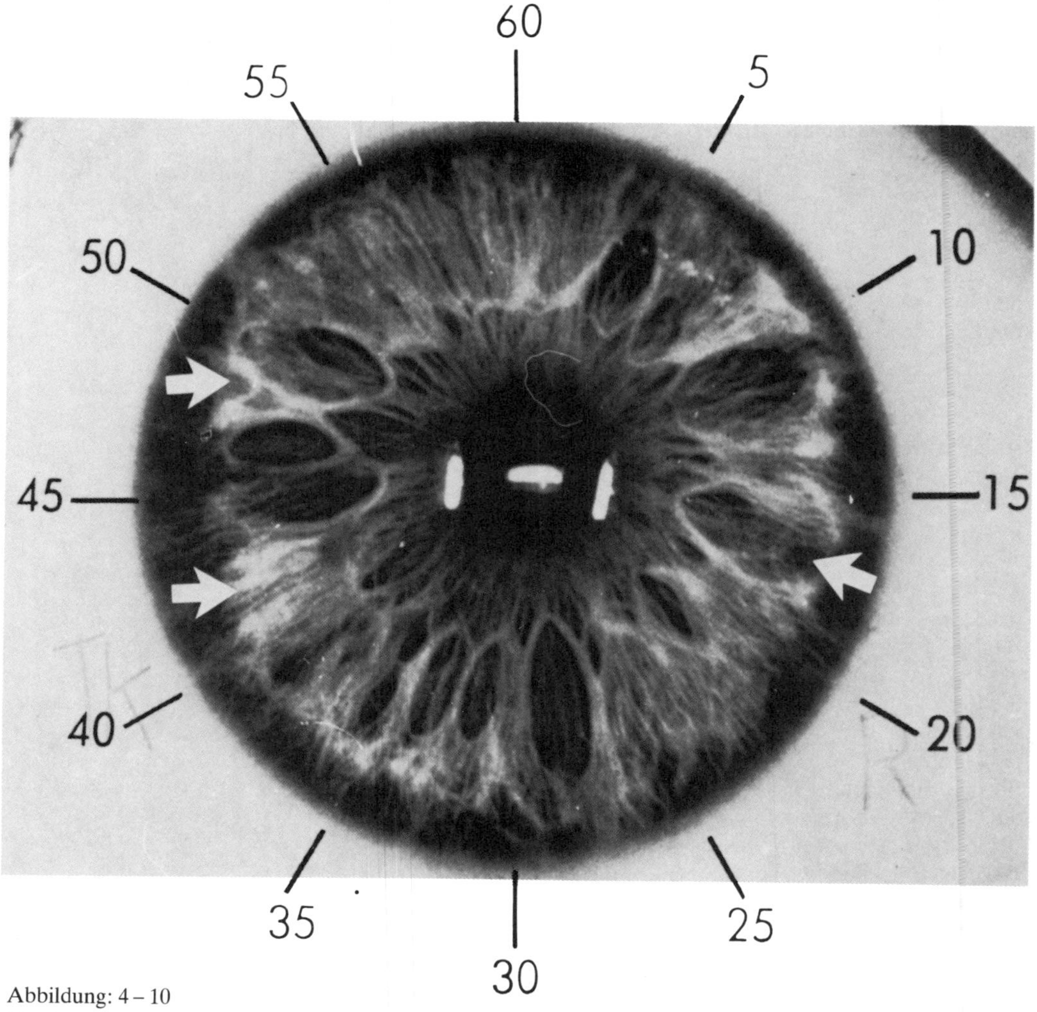

Abbildung: 4 – 10
18' offene Lakune (weißer Pfeil)
50' – 40' senkrecht stehende Tophi (weiße Pfeile)
36' Schuh-Lakune
Von 40' bis 50' in der zweiten kleinen Zone Zeichen für Geschwüre am Pylorus, außerdem Begleitschatten und grobe Struktur der ersten kleinen Zone (Magen).

Sie bewirken dann einen Katarrh (Schleimhautkatarrh) und versuchen damit auszuscheiden. Tophi, die in einer *geraden* Linie einem *dunklen* Hautrand vorgelangert sind (Abb.: 4–5 B), weisen besonders im Lungen/Bronchiensektor auf Neigungen zu Pleuritiden hin. Hier sind ableitende Verfahren am Platz!

Wische und Wolken

Wische (Abb.: 4–11, 4–12)
Wie das Wort sagt, ist ein „Wisch" ein zartes, nur eben hingewischtes Etwas. Wische sind sehr schwer zu erkennen, im Irismikroskop meist überhaupt nicht, deshalb soll man auf die Be-

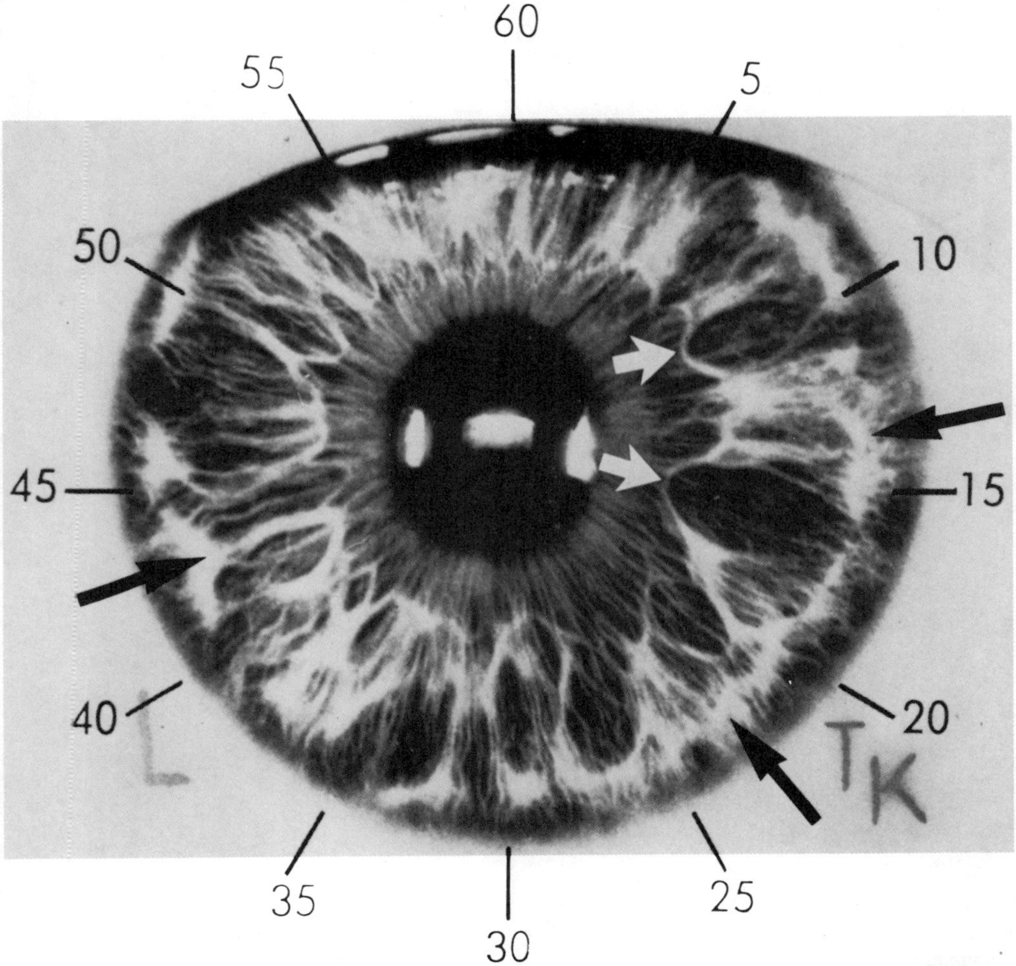

Abbildung: 4 – 11
Lakunen drücken die Krause ein: weiße Pfeile
In Wische übergegangene Tophi: schwarze Pfeile.

trachtung der Iris mit der Lupe nicht ganz verzichten. Großflächige Wische weisen auf Entzündungen hin und damit auf akute Zustände. Der grundsätzlich helle und konturlose Wisch kann im Wege der Chronizität nachdunkeln. Die Sichtbarkeit ist sehr abhängig vom Gesamtbild der Iris.

Wesentlich leichter zu erkennen sind *Wolken,* die verdichtete Wische darstellen. Sie entstehen auch – und das in den meisten Fällen – aus konfluierenden Tophi, die dann in der Struktur der Wolken zu erkennen sind. Wolken haben erfahrungsgemäß einen engen Zusammenhang mit dem Füllungs(Verschlackungs)zustand des Mesenchyms (Mesenchym = Abfalleimer). Der Weg führt von der hellen zur dunkleren, gelblich-bräunlichen Wolke und zeigt damit das Fortschreiten der Belastung und den Beginn des chronischen Zustandes an.

Eine weitere Beurteilungsmöglichkeit liegt in der Lage dieser Wolken auf dem Ziliarfeld. Hier gibt es die mittlere Ziliarzone mit den in ihr lokalisierten Organen (und dem Mesenchym), und es gibt die periphere Ziliarzone mit dem aktiven Mesenchym, der Zone der aktiven Schleimhäute und der Haut. Wolken und rheumatisches Ge-

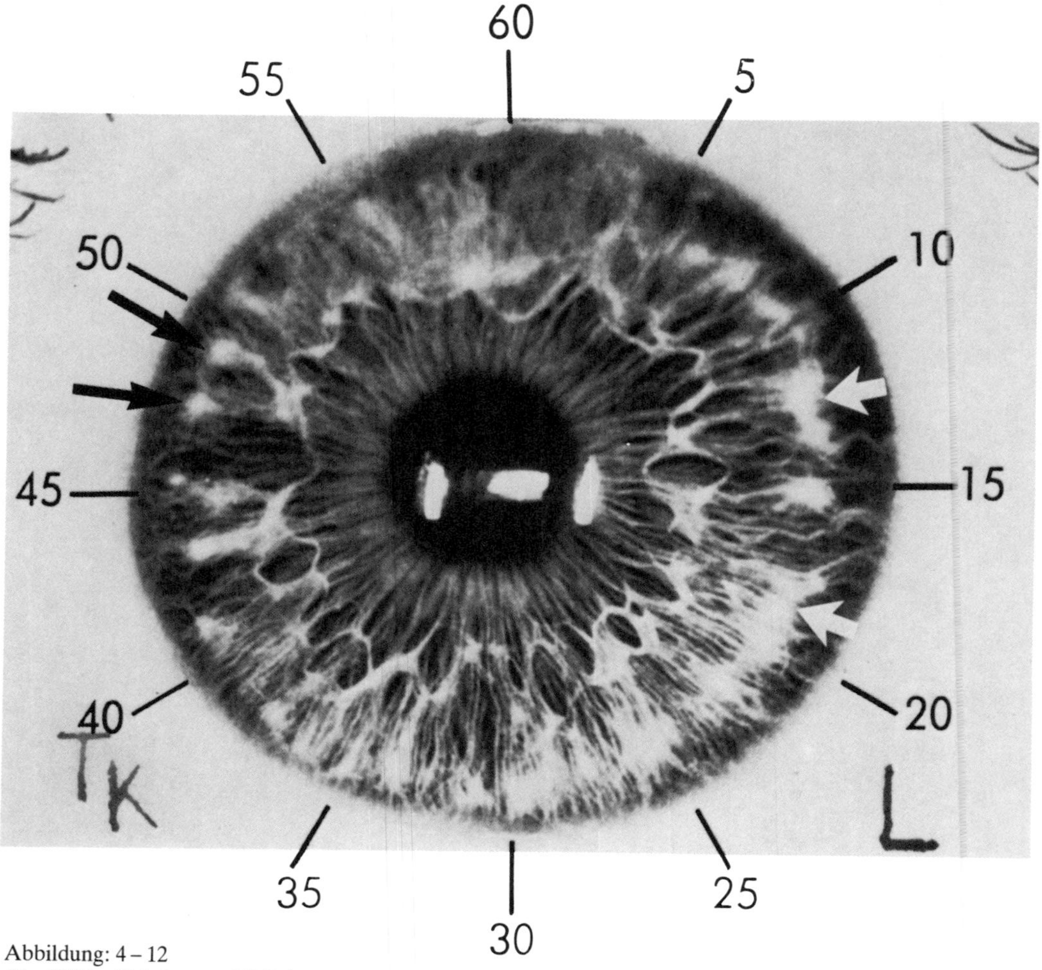

Abbildung: 4 – 12
47 – 50' Tophi (schwarze Pfeile)
10 – 35' Tophi in Wische übergehend (weiße Pfeile)
Zahlreiche kleine Lakunen direkt an der Krause als Ausdruck einer pluriglandulären Insuffizienz (in der 3. kleinen Zone)

schehen gehören eng zusammen. Aber: *Helle* Wolken sind *nicht spezifisch* für Erkrankungen des rheumatischen Formenkreises!
Bei allen Wolken ist auf eventuell vorhandene *Verfärbung* und deren verursachende Organdysfunktion zu achten. Außerdem können regelrecht Pigmente aufgelagert sein.

Plaques

Plaques sind grundsätzlich von Tophi, Wischen und Wolken abzugrenzen.
Eine Plaque ist eine *dicke* Auflagerung, die das darunter liegende Irisgewebe überdeckt, sie ist mehr oder weniger scharf umrandet. Im Querschnitt würde die Plaque als Erhebung sichtbar sein.
Dieses Zeichen stellt sowohl ein Anfangs- wie auch ein Endstadium einer erheblichen Stoffwechselstörung dar und muß in jedem Fall sehr ernst genommen werden, vor allem von einem humoralpathologisch denkenden Diagnostiker. Der Zeitfaktor zwischen Anfang und Ende einer Stoffwechselstörung ist unbekannt, er ist aber beeinflußbar durch Therapie und Ernährung. Das Stichwort Degeneration liegt nahe!

Im Endstadium einer massiven Stoffwechselstörung können dann Plaques und Auflagerungen in der Ziliarzone ineinander verlaufen, so daß gewissermaßen die ganze Ziliarzone mit einer einzigen Plaque bedeckt ist.

4.3.2 Lakunen

Lakunen entstehen in der *vorderen* Stromaschicht und lassen zugleich die Struktur der hinteren Schicht erkennen. Die Fasern der vorderen Schicht gehen in kleineren oder größeren Bogen auseinander, dabei sind die Randfasern betont in bezug auf Stärke und Helligkeit. Der Lage nach sind Lakunen in Richtung auf die Krause hin orientiert. Topographisch handelt es sich um eine organbezogene Projektion (Abb.: 4–6).
Lakunen sind *Schwächezeichen.* Ist diese Schwäche angeboren, haben wir eine endogene Komponente vor uns, die sogenannte angeborene Organminderwertigkeit nach ADLER.* Der Begriff „Schwäche" muß hier auch als eine Form der „Anpassungsschwierigkeit" sowohl in einer Unter- wie Überreaktion auftreten.**
Ist die Organschwäche aber erworben, so handelt es sich um eine exogene Ursache, die unter Umständen zum Zeitpunkt der Diagnose bereits wieder beseitigt ist. Diese Lakune verweist auf die Darstellung eines Häufungsschadens, der inzwischen kompensiert sein kann. Die Lakune stellt einen „locus minoris resistentiae" dar, der eine verminderte organbezogene Widerstandskraft anzeigt.
Wir unterscheiden zwei Grundformen:

Geschlossene Lakunen: Hierbei schließen sich die Fasern und lassen dadurch eine meist spitzovale Form entstehen (Abb.: 4–10). Es sind Iriszeichen, die eine *Anlage****oder einen abgelaufenen Zustand anzeigen. Dargestellt wird damit eine Organbelastung, die bei dem Iristräger nicht zu einer Krankheit führen muß. Der Körper ist aber an dieser Stelle empfindlich. Man sagt: Geschlossene Lakunen *müssen* nicht behandelt werden, wenn die Anamnese stumm bleibt.
Lakunen unterliegen nur geringen Veränderungen, weil eine erbliche Belastung nicht voll eliminiert werden kann.

Offene Lakunen
Hier schließen sich die Randfasern nicht, und die Lakune bleibt „offen" bis zum Irisrand, zumindest in der Richtung auf den Irisrand hin. Die Belastung (oder die Krankheit) ist beim Iristräger vorhanden und muß behandelt werden. (Abb.: 4–10)
Über diese zwei Standardformen hinaus gibt es eine Anzahl von Darstellungen mit differenzierten Aussagen.

Wabenlakunen (Bienenwabenzeichen)
Sie sind polygonale Lücken zwischen den oberflächlichen Leisten, auf deren Grund die tieferliegenden Fasern der hinteren Stromaschicht Kammern bilden. Sie stellen einen Hinweis auf hereditäre Belastung des dem Sektor entsprechenden Organs dar. Diese Lakunen sind kein Beweis für eine manifeste Erkrankung des Trägers. Befindet sich eine solche Wabenlakune auf dem Nierensektor, so muß sehr sorgfältig differenziert werden, denn es kann sich um ein sehr ähnliches Zeichen einer Schrumpfniere handeln.

Eingeklammerte Lakune (Abb.: 4–11)
Diese in die Krause eindringende Lakune ist topostabil und bezeichnet eine bestehende Organinuffizienz, die sich weiterhin verstärken wird. Außerdem ist mit einer organbedingten Störung des VNS zu rechnen.

Torpedo –, Lanzett- und *Stiel*lakunen
Es sind Lakunen, die in ihrer Form der Namensgebung entsprechen, sie ragen alle mehr oder weniger in die Krausenzone hinein und deuten auf Gewebeveränderungen hin, die bis zur Malignität gehen können. Stets sollte man auf anliegende Pigmente oder Verfärbungen achten.

Staffel- oder *Leiter*lakunen (Abb.: 4–7)
Diese Form zeigt meist drei kleine Lakunen, die staffelförmig aufsteigend angeordnet sind. Die Einzelteile machen einen kastenförmigen Ein-

*) Krankheiten tendieren dazu, an genetischen Schwachstellen abzulaufen.

**) siehe hierzu auch das Beispiel der dunklen Gelenkzeichen im Abschnitt „rheumatischer Formenkreis".

***) Diese Anlage kann man mit einer belichteten Fotoplatte vergleichen, die nach der Entwicklung ein Bild sichtbar werden läßt.

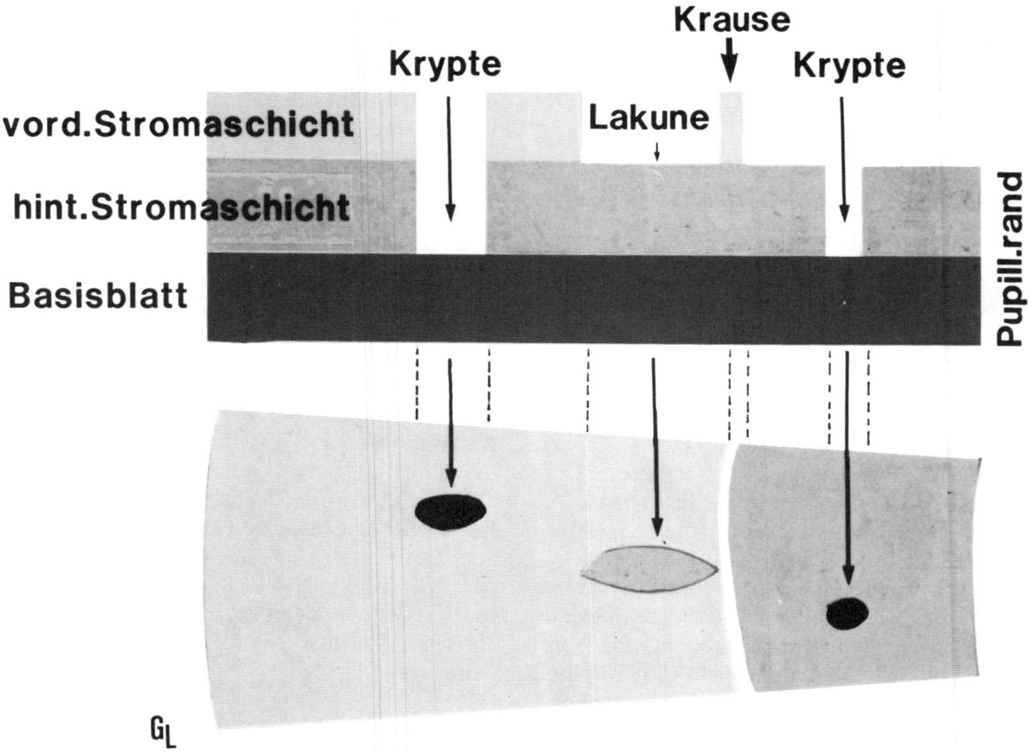

Abbildung: 4 – 6
Lage der Zeichen in den Irisschichten

druck. Je eckiger ihre Form, desto ungünstiger ist die Prognose, denn es handelt sich um eine Anlage zu Neoplasmen. Die Zeichen treten Jahre vor der Manifestation des Leidens, bevorzugt im Bauchraum unterhalb der Linie 15′ bis 45′ auf und bieten somit die Chance einer Früherkennung und -behandlung.

*Dachziegel*lakune
Sie entspricht der Leiterlakune, nur sind die einzelnen Teile oval geformt.

*Schuh*lakune (Abb.: 4–10)
Eine Lakune, die die Form eines Schuhabdrukkes darstellt, ist in erster Linie im Bereich Nieren/Blase zu finden. Sie weist auf Niereninsuffizienz mit Störungen im Wasser- und Mineralhaushalt hin.
Bei der Schuhlakune sind „Absatz und Sohle" eine Einheit, anderenfalls ist es eine Doppellakune, deren Aussage aber sehr ähnlich ist.

*Blattrippen*lakune (Abb.: 4–8)
Diese, dem Rippensystem eines Blattes ähnliche, geschlossene Lakune, zeigt, daß nicht der Träger dieses Zeichens belastet ist, wohl aber seine Nachkommen. Das Zeichen weist auf endokrine Störungen hin, es ist topalabil. Drückt eine Blattrippenlakune die Krause ein, ist eine sorgfältige Abklärung notwendig.

*Kreuzblumen*lakune (Abb.: 4–9)
Zwischen zwei eng aneinanderliegenden Lakunen (Zwillingslakunen) liegt eine dritte, größere Lakune, die die beiden anderen überragt. Das ist ein topolabiler Hinweis auf Hirntumor (SCHNABEL). Auch bei Patienten, die über Kopfschmerzen mit psychischen Problemen klagen, ist nach diesem Zeichen zu fahnden. Weiterhin muß man Neoplasmen im Bereich der endokrinen Drüsen und Lymphknoten denken.

*Halbseiten*lakunen
Bei diesen Lakunen fehlt die typische Abgrenzung auf der einen Seite. Hier handelt es sich

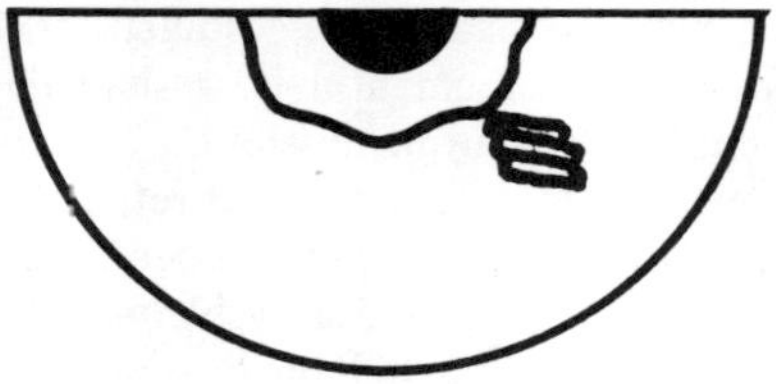

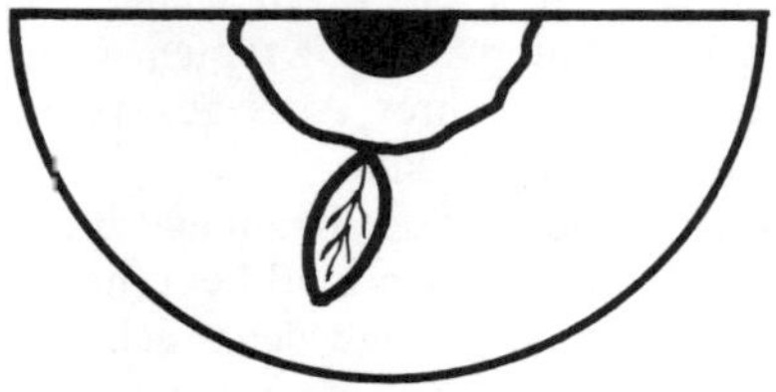

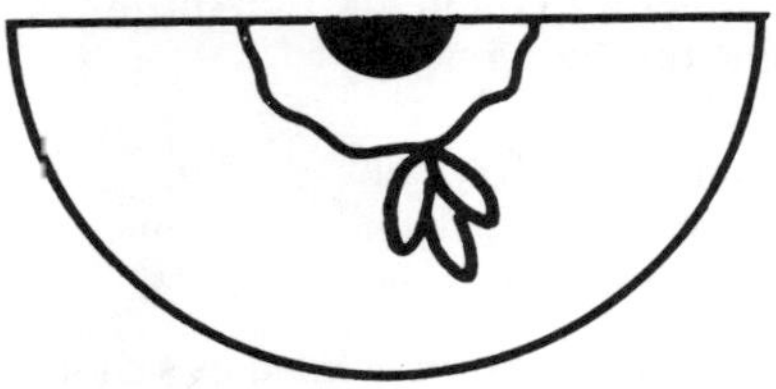

Abbildung: 4 – 7 Leiter

Abbildung: 4 – 8 Blattrippe

Abbildung: 4 – 9 Kreuzblume

nicht um organische Störungen, sondern eher um eine nervöse Belastung (siehe Herz, Kap. 21).

*Maßliebchen*iris*
Es handelt sich um eine Iris, bei der um die Krause herum große Lakunen aneinander gereiht sind. Sie reichen oft bis fast an den Irisrand heran. Diese Form weist auf eine pluriglanduläre Insuffizienz hin. Einzelne Lakunen können den Eindruck von Riesenlakunen* erwecken. (Abb.: 4–13)

Reizzeichen, Heilungszeichen
Liegt einer Lakune – offen oder geschlossen – einseitig eine sehr helle Faser an, so sprechen

*) Gänseblümchen, Bellis perennis

*) Riesenlakunen siehe Diabetes, Kap. 17

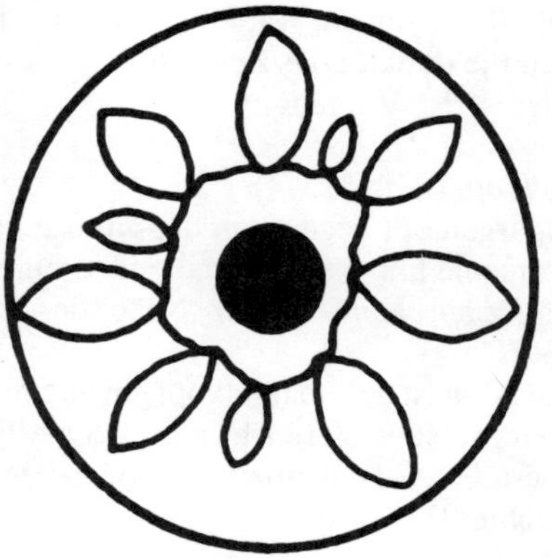

Abbildung: 4 – 13
Maßliebchen-Iris

wir von einem „perifokalen Reizzeichen“, das darauf hinweist, daß ein Heraustreten aus der Latenz möglich wird. Ähnliche Bedeutung hat der „Silberfaden“ auf dem Grund einer Lakune, der außerdem auf eine Aktualisierung hindeutet (4–14). Ist eine Lakune hell umrandet, so spricht man von einem „Heilungsring“. Man kann hieraus schließen, daß dieser Krankheitsprozeß durch Heilung abgeschlossen ist.

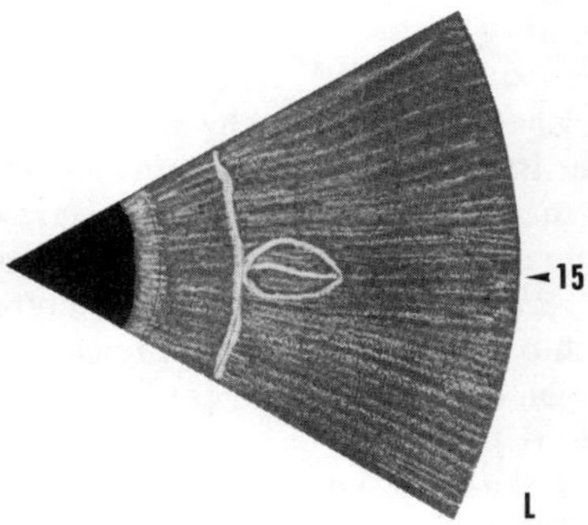

Abbildung: 4 – 14
Lakune mit Silberfaden

Verdrängungszeichen (Auflockerungszeichen)
Das einfache Verdrängungszeichen
Dieses Zeichen ist der *Beginn* eines pathologischen Geschehens. Radiären gehen an einer Stelle auseinander und dazwischen erscheint eine dunklere Stelle. Wir finden dieses Verdrängungszeichen z. B. bei Hämorroiden im Mastdarmsektor und auf dem Uterussektor bei einem

Myom. Je weiter die Radiären auseinandergehen, und je dunkler das Zeichen wird, desto relevanter ist der Vorgang.

Spargelkopf (Abb.: 25–4)
Der Spargelkopf beginnt an der Krause, ist zur Krausenzone hin geöffnet und endet mit einem *geschlossenen* Kopf in der Nähe des Ziliarrandes.
Prognostisch ist der Spargelkopf ein ungünstiges Zeichen, da stets Verdacht auf maligne Entartung besteht. Auf entsprechende Begleitzeichen ist zu achten!

*Tulpen*zeichen (Abb.: 25–4)
Dieses Zeichen entsteht ebenfalls am Krausenrand, ist aber nicht zur Krausenzone hin geöffnet. Es schließt sich im Gegensatz zum Spargelkopf nicht, sondern öffnet sich zum Ziliarrand hin in Form einer offenen Tulpenblüte. Wir finden das Zeichen vorwiegend im frontalen Sektor. Es tritt in einem sehr frohen Krankheitsstadium auf und weist auf interkranielle Veränderungen hin, auf Aneurysmen der Hirngefäße oder auf Tumore. Es kann auch topolabil auftreten und trotzdem die oben erwähnten Prozesse anzeigen. SCHNABEL allerdings sagt: „... während es in den anderen Sektoren nasal oder temporal auf ähnliche Knochenprozesse hinweisen kann“.
Keilzeichen
Keilzeichen sind kleine, schwarze Zeichen, die mit der Basis zur Iriskrause gerichtet sind. Erkennt man ein solches Zeichen im Herzsektor, so sollte man mit der Möglichkeit eines plötzlichen Herztodes rechnen. Auf den Nierensektoren sichtbar, sprechen diese Keilzeichen für das Vorliegen einer Schrumpfniere im Endstadium (KRIEGE).
Da die Lakunen im *vorderen* Stromablatt entstehen, können sie auch nur in der Ziliarzone vorkommen und niemals in der Krausenzone, in der nur das *hintere* Stromablatt zu sehen ist. So können also in der Krausenzone (erste große Zone) nur Krypten entstehen.

4.3.3 Krypten (Abb.: 4–6)

Krypten, auch Defektzeichen oder Substanzverlustzeichen genannt, bilden sich dadurch, daß außer dem *vorderen* auch das *hintere* Stromablatt gewissermaßen „durchgestanzt“ ist. Sichtbar wird nun das Pigmentblatt, weshalb das Zeichen dunkel bis schwarz aussieht.
Krypten können selbständig auftreten, sie können aber auch innerhalb eines anderen Zeichens entstehen. Sie sind grundsätzlich *topostabil.* Die Zeichen haben in jedem Fall eine gravierendere Bedeutung als eine Lakune.
Sehr kleine Krypten bezeichnet man auch als Punkte, sie sind bereits Zeichen einer „funktionellen Unordnung“. Alle Krypten werden bedeutungsvoller in ihrer Aussage, wenn ihnen Pigmente angelagert sind.
Nach der Abheilung der Krankheit bleiben die Krypten bestehen, man muß bei erneuter Diagnose auf Aktualisierungszeichen achten und sie immer wieder in die Diagnose einbeziehen.
BROY unterscheidet

- ☐ komplette Krypten, die tiefschwarz sind und ohne Innenzeichnung
- ☐ inkomplette Krypten, die grau bis grauschwarz aussehen und noch eine spärliche Zeichnung aufweisen.

Bei der ersteren Form handelt es sich um einen Gewebsumbau mit Totalverlust der Funktion, um das Endstadium einer pathogenetischen Reihe. Im zweiten Fall ist es kein Endstadium, der Prozeß ist noch nicht abgeschlossen.
Zu den Krypten gehört auch die Gruppe der Krebszeichen (Kap.: 12).

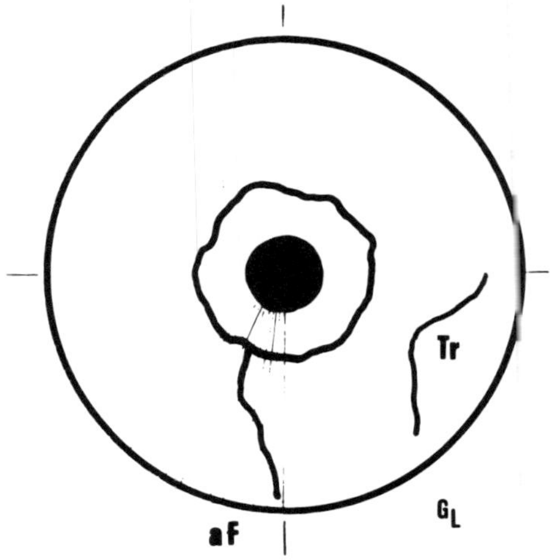

Abbildung: 4 – 15
aF = aberrate (aberrable) Faser
Tr = Transversale

4.3.4 Transversalen

Die normalen Transversalen sind feine weiße Linien, die schräg zur Irisstruktur verlaufen und *keinen* Zusammenhang mit der Iriskrause aufweisen. Sie weisen auf Verklebungen (Adhäsionen) hin, auch auf solche, die weit zurückliegen. (Abb.: 4–15 Tr)
Transversalen treten in unterschiedlichen Formen mit ebenso unterschiedlichen Bedeutungen auf. (Abbildung: 4 – 16 Farbteil)

Unterschichtige Transversale
Die zwischen der oberen und unteren Schicht quer zu den Stromafasern verlaufende Transversale nennt man unterschichtige. Sie sind entweder sektorbezogen oder quadrantengebunden. Sie weisen auf Verklebungen nach Operationen, Entzündungen (z. B. Pleuritis) und Traumen hin. Auf dem Feld der Gallenblase zeigen sie Choledyskenisien nach Cholezystitis an.

Vaskularisierte Transversale (Stauungstransversale)
Jede Vaskularisation ist ein Alarmzeichen. Hier handelt es sich um Stauungszustände in Gefäßen, um Rezidive vorangegangener Krankheiten, und es besteht die Möglichkeit einer dramatischen Verschlimmerung bestehender Krankheitszustände (siehe vaskularisierte Herztransversale, Seite 158).

Dachtransversale
Eine Dachtransversale beginnt am Irisrand und geht im spitzen Winkel auf diesen zurück, dadurch entsteht die Form eines Daches. Das Zeichen ist *topolabil* lokalisiert. Es lenkt unsere Aufmerksamkeit in Richtung auf Arthritis, besonders im Bereich der Knie- und Hüftgelenke.

Wurzeltransversale
Diese, einer Wurzel ähnliche, vom Irisrand ausgehende, also kopfstehende Transversale, ist bei Vaskularisation ein Hinweiszeichen auf eine Krebs-Disposition. Solche Form findet man häufig im Uterusbereich, und auch ohne Vaskularisation ist sie ein Warnzeichen. Im Brust-Lungen-Sektor hingegen zeigt sie eine Stauungsbronchitis an.

Geweihtransversale
Sie ist ein Stauungszeichen mit Fernwirkung auf andere Organe.
Faßt man die verschiedenen Formen der Transversalen und ihre Funktionen für die Befunderhebung zusammen, dann sind sie in ihrer Gesamtheit von symptomatischer Relevanz.

Aberrable Fasern* (Abb.: 4–15 aF)
Unter normalen Verhältnissen ist der Verlauf der Irisfasern streng radial ausgerichtet. Weichen einzelne Fasern von dieser Richtung ab, so spricht man von aberrablen Fasern. Diese Fasern stehen, im Gegensatz zu den Transversalen in jedem Fall mit der Krause in Verbindung, denn sie gehen von ihr aus.
LILJEQUIST brachte als erster diese Erscheinung mit traumatischen Vorgängen in Zusammenhang. Es sind aber nicht die Verletzungen als solche, die sich zeigen, sondern deren Folgen. Sektorbezogen kann es sich dabei z. B. um eine Nephroptose als Unfallfolge handeln.

*) Diese in der Literatur gebräuchliche Bezeichnung ist nicht korrekt. Sie muß richtig lauten aberrat, denn sie leitet sich von lat. aberratio, Abweichung, ab. Gemeint ist hier die Abweichung vom normalen Stromaverlauf.

4.4 Skleralzeichen

Die Sklera, auch Lederhaut genannt, ist die äußere der drei Häute des Bulbus oculi. Sie setzt sich vorwiegend aus Bindegewebsbündeln zusammen. Den Augendiagnostiker interessieren Kolorierungen und evtl. Erhöhungen oder Wellen. Hier imponiert zuerst das Gelbgrün des Ikterus, das Gelb der Fettstoffwechselstörung, der lipoide Hügel und eine Reihe von anderen Koloriten, die den Befund aus dem Auge komplettieren.**
Hier seien drei Typen von Skleralzeichen vorgestellt, die durch Form und Farbe den Anschluß an das Thema Pigmente darstellen (Abb.: 4–16).

**) ANGERER, Ophthalmotrope Phänomenologie, Band 2, Skleralfeld.

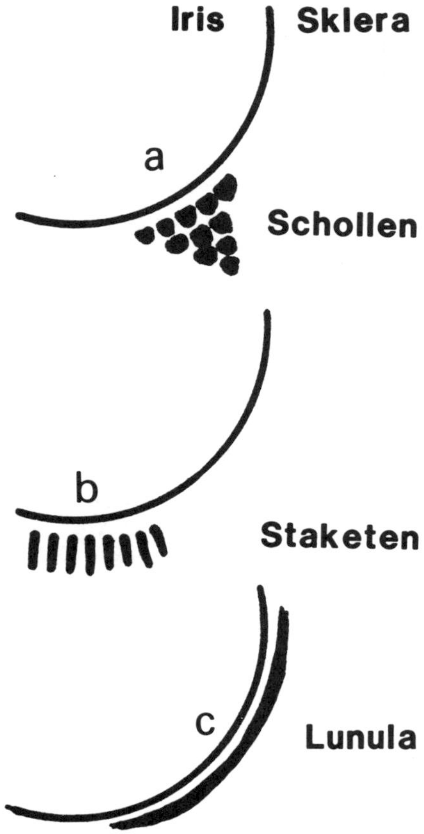

Skleralzeichen 4 – 16

- a Schollen oder Dachziegel, braun, in der Nähe des Limbus. Zeichen für HANOT'sche Zirrhose.
- b Staketen, braun, Hinweis auf Leberstörung, degenerative Erkrankung der Leber, LAENNEC'sche Zirrhose
  Staketen, weiß, Hinweis auf fermentative Störungen, Entartung der Magenflora (ANGERER), bakterielles Rheuma. Fokaltoxikose!
- c Lunula (Herzmond), hellblau, Hinweis auf Herzrhythmusstörungen. Linkes Auge Sinustachykardie und rechtes Auge Sinusbradykardie.
  Lunula pigmentiert, Hinweis auf Beeinflussung des im Sektor liegenden Organs durch die Leber. Leberstauung.

4.5 Chromatische Zeichen in der Iris

(Pathochromie der Iris)

Hier handelt es sich um ein schwieriges Thema im Rahmen der ophthalmotropen Phänomenologie, weil es um die Erkennung und um die sprachliche Darstellung von Farbqualitäten geht. Wer einen Farbstich nicht erkennt, kann ihn diagnostisch nicht verwerten. Es ist deshalb unumgänglich, sich auf wenige Farben zu konzentrieren.

Verfärbungen, Pigmentierungen, Pigmentauflagerungen

Ein Pigment (biologisch/medizinisch) ist ein in den Zellen des menschlichen, tierischen oder pflanzlichen Organismus eingelagerter, die Färbung der Gewebe bestimmender Farbstoff. Von der Malerei her betrachtet, ist das Pigment ein Farbpulver, und eine Pigmentfarbe ein undurchsichtiger Farbanstrich, während die Lasurfarbe durchscheinend ist.

Wenn wir versuchen, die verschiedenen Formulierungen auf einen Nenner zu bringen, dann sind Pigmente, wie etwa das Blumenkohl-Pigment, *Auflagerungen* in einer bestimmten Farbe (und Struktur), und als solche sind sie auch im Irismikroskop deutlich zu erkennen. Das strohgelbe Nierenpigment aber ist in seiner Zartheit eine *Verfärbung* (Lasurfarbe, durchscheinend), folglich dürfte man es eigentlich nicht als „Pigment" bezeichnen. Gleiche Überlegungen müssen wir bei der zentralen Heterochromie anstellen, wo wir teilweise von einer zentralen Verfärbung sprechen sollten und erst bei entsprechenden Auflagerungen von einer Pigmentierung. Beide Zustände stellen von der Verfärbung beginnend eine pathogenetische Reihe mit Anfang und Ende dar.

Man kann sagen, je zarter die Verfärbung, desto mehr befindet sich ein Zustand im Anfangsstadium.

Bei allen weiteren Überlegungen muß man davon ausgehen, daß Pigmente primär *topolabil* sind und nur in wenigen Fällen topostabil, was bedeutet, daß man in erster Linie von der Beurteilung von Farbe und Struktur der Pigmente ausgehen muß. Von der Farbe her schließen wir auf die Herkunft, von der Form her auf die Bedeutung. Finden wir beispielsweise ein Leberpigment auf dem Herzsektor, dann ist damit ein Zusammenhang zwischen Leber und Herz gegeben (hepato-kardial). Liegt aber ein Pigment auf

einem Herkunftsorgan, dann ist das pathologisch eine gravierende Aussage.
Grundsätzlich sind Pigmente der Ausdruck einer Stoffwechselstörung und damit ein Hinweis auf eine Toxinausschüttung, deren Folge eine laufend zunehmende Mesenchymbelastung ist. Hier liegt eine Tendenz zur Chronizität und zur Malignität vor.

4.6 Zur Chemie der Pigmente

Melanin

Melanin entsteht in der Polymerisationsreaktion aus Umwandlungsprodukten des Dihydroxyphenylalanins. Seine Bildung erfolgt in den Melanozyten, die in der Haut und im Auge (Iris) vorhanden sind. Die Biosynthese geht vom Tyrosin aus. (Abb.: 4–17)

Stoffwechselwege des Tyrosins

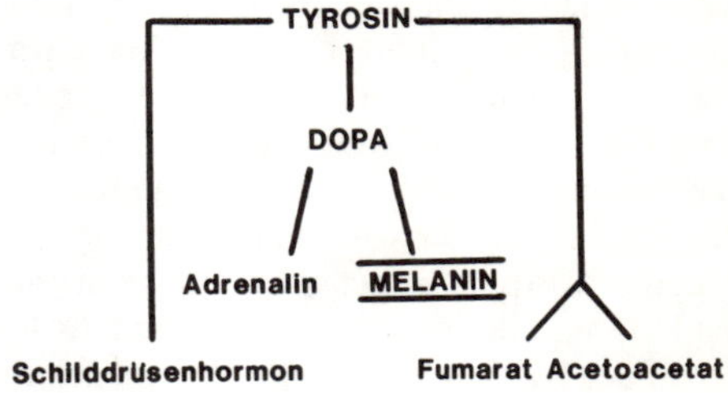

MELANIN-Biosynthese

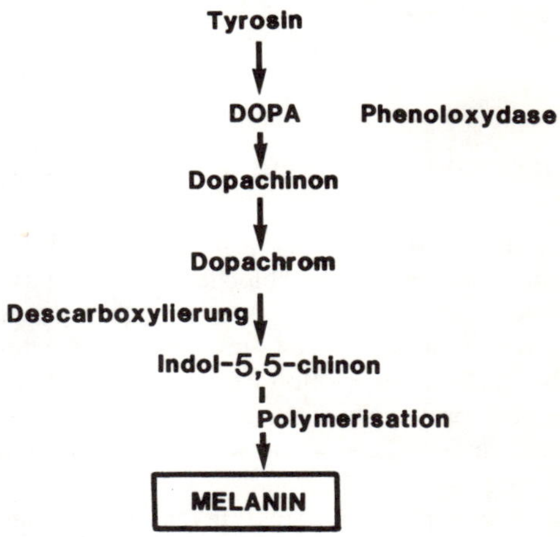

Abbildung: 4 – 17

Durch seine chinoide Struktur kann Melanin in oxidierter Form als *schwarzes,* oder in reduzierter Form als *braunes* Pigment vorliegen.
Das Dopachinon kann aber auch HS-Gruppen des Cysteins addieren, und in der Reaktionsfolge entsteht Phänomelanin, das eine gelbe Farbe zeigt (KARLSON et. al.).
Die Melaninbildung ist auch einer hormonalen Steuerung unterworfen. Die Hypophyse enthält ein melanozytotropes Hormon (MTH), das stimulierende Wirkung besitzt, während die Hormone der NNR und des NNM den Pigmentierungsvorgang zu hemmen scheinen.
Das Melanin neigt zur Wanderung im Körper. Diese erfolgt wegen der schweren Löslichkeit als Substanz durch Zellen des retikulo-endothelialen Systems, die Melanophoren. Diese Zellen nehmen das Melanin durch Phagozytose auf und schleppen es dorthin, wo es einen Zweck erfüllen soll.
In erster Linie finden wir das Melanin dann in der Umgebung von Entzündungen wieder, demzufolge auch bei Hauterkrankungen, deren Begleitumstände entzündliche Prozesse sind. In der Umgebung von Geschwülsten und im Inneren mancher Geschwulsterkrankungen kommt es zu einer Pigmentwanderung, z. B. bei Melanosarkom. Man denke hier auch an die ulzerösen Prozesse an den Unterschenkeln, wo das eingewanderte Melanin in großen Flächen auftreten kann.
Zu erwähnen wäre an dieser Stelle, daß im Körper Melanin als normaler Bestandteil in den Haaren, der Haut und in den hinteren Schichten der Iris vorkommt.
In der Haut wird es als Schutz vor den UV-Strahlen der Sonne bei Bedarf angelagert. Melanin schützt die Haut vor der karzinogenen Wirkung dieser Strahlen.
Finden wir Melanin in der Iris als „Pigment" abgelagert, so ist mit Sicherheit eine erhebliche Stoffwechsel-Entgleisung vorhanden. Man kann je nach Begleitzeichen in der Iris von einem präkanzerösen Zustand sprechen, der zur Kanzerose führen kann.

Hämosiderin

Das eisenhaltige Pigment Hämosiderin (Haemofuszin) ist im Anfang von rötlicher Farbe, welche sich aber bis dunkelbraun verändern kann, wie der Farbwechsel bei einem rostenden Stück Eisen. Bei Zerfall größerer Mengen von roten Blutkörperchen wird Hämosiderin im Gewebe des Körpers abgelagert. Es kann auch nach inneren oder stummen Blutungen als Pigment in der Iris auftreten. Dies ist kein Zeichen für eine Blutungs*neigung*, sondern nur der Hinweis auf einen größeren Zerfall von roten Blutkörperchen, bei dem das Eisen aus dem körpereigenen Zustand (Fe^{II}) in körperfremdes Eisen (Fe^{III}) umgewandelt und abgelagert wird.

Lipofuszin

Lipofuszin stammt aus vernetzten Lipid-Protein-Komplexen. Die biochemische Struktur dieser Stoffwechselprodukte ist noch nicht geklärt. Sie lagert sich mit zunehmendem Alter, aber auch unter Einfluß bestimmter Noxen, in den zerebralen Neuronen ab. Enthält eine Zelle mehr als 30 % Lipofuszin, so bedeutet das ihren Untergang.
Das Pigment sieht gelb bis dunkelbraun aus, niemals schwarz, ein Rotanteil entfällt grundsätzlich.
Lipofuszin kommt bereits in den Zellen kleiner Kinder vor. Es ist dort ein physiologischer Bestandteil, der die Aufgabe hat, schädliche Stoffwechselschlacken, welche von den Nervenzellen nicht aufgespalten oder eliminiert werden können, aufzufangen. Wenn dieser Mechanismus defekt ist, sterben die Zellen ab. Es kommt zu Dysfunktionen des ZNS., die zu schweren neurologischen Krankheitsbildern führen.
Im Herzmuskel tritt Lipofuszin bereits im Jugendalter auf, nimmt mit der Zeit zu und kann schließlich den ganzen Herzmuskel durchsetzen (braune Atrophie). Manches spricht dafür, daß es sich dabei nicht lediglich um ein Abnutzungspigment handelt, sondern um einen Stoff, der bei der Zellatmung und beim Vitaminstoffwechsel eine Rolle spielt (WATZKA). Diese Ablagerung von Lipofuszin im Myokard wird als „Altersatrophie" bezeichnet.
Die Ansicht, daß Lipofuszin *allein* ein Alterspigment ist, wird heute bestritten (MEIER-RUGE).

Lipochrome

Es handelt sich um Isoprenabkömmlinge. Sie sind meist leuchtend rot oder gelb-, resp. orangerot. Sie stellen die pankreotropen Pigmente dar. Da bei diesem Geschehen wohl stets die Leber beteiligt ist, ist mit Farbmischungen zu rechnen. Es geht also um die Erkennung des Rotstichs in der Pigmentfarbe.

4.7 Die Standardfarben der Irispigmente (Abb.: 4 – 18 Farbteil)

Zu Beginn dieses Kapitels wurde schon gesagt, daß man sich auf wenige, gut abgrenzbare Farben beschränken soll, um im Rahmen der überschaubaren Möglichkeiten zu bleiben. Im folgenden wird eine Farbskala vorgestellt, die ausreicht, um zu einer Deutung der Pigmente zu kommen. Anderenfalls müssen die umfangreichen Arbeiten von SCHNABEL mit 90 Farben (aber ohne Farbtafel) und KABISCH mit 39 herangezogen werden.
Ihrer diagnostischen Aussage nach können wir die Pigmente auch nach Organen einteilen*:

- ☐ nephrotrop
- ☐ gastrotrop
- ☐ pankreotrop
- ☐ hepatotrop

Zwischen den pankreotropen und hepatotropen Farben müssen sich Mischungen ergeben, je nach Vorherrschen der einen oder der anderen Organstörung. Die braunen Farben tangieren auch den Magen, so daß die lebhaften gastrotropen Farbpigmente weitgehend gemischt werden und Lachsrot und Hellrot auf Solitärfärbungen beschränkt bleiben und nicht flächenfärbend in Erscheinung treten.
Um einer einheitlichen Farbbezeichnung in der Augendiagnose näher zu kommen, und um Farbwerte international vergleichbar und repro-

*) z. B. nach der erfreulich knappen Tafel von G. JAROSZYK

duzierbar zu machen, wurde der hier gewählten Farbbezeichnung die R.H.S.Colour Chart** zugrunde gelegt, die in ihrer Nuancierung den Anforderungen der Augendiagnostik weitgehend entgegenkommt. Ihre Werte wurden gleichzeitig auf den Standard der C.I.E.*** umgerechnet.

Braun R.H.S. 166A — C.I.E. co-ordinates

x	y	Y
374	341	8.2

Alle braunen Pigmente hängen mit Störungen im Magen-Darm-Kanal zusammen. SCHNABEL nannte sie „gärungsdyspeptische Pigmente", die gleichzeitig auch auf Fäulniszustände, besonders im gastrischen Bereich hinweisen. Ihrer Struktur nach unterscheidet man

- ☐ samtartige, begrenzte Pigmentformen, die auch einen geringen rötlichen Farbstrich aufweisen können. Diese Formen treten häufig multipel auf, vor allem unterhalb der Linie 15′ bis 45′. Hepatopathien und Obstipation sind oft Begleiterscheinungen.
- ☐ *gekörnte* Oberfläche, unscharf begrenzt, gleiche Farbnuancen. Meist chronisch hyperazide Gastritiden.

Braunrot R.H.S. 172 B — C.I.E. co-ordinates

x	y	Y
478	367	14.9

Das braunrote Pigment ist ein Hinweiszeichen mit hohem Stellenwert. Bei dieser Farbe geht es um Leber und Pankreasaffektionen. Es müssen alle Kriterien einer Leber- und/oder Pankreasstörung (exkretorisch) überprüft werden, auch dann, wenn es sich nach Ansicht des Patienten „nur um den Magen" handelt. Konjunktivalgefäße, Skleralverfärbungen, Karunkel und Arcus lipides corneae sind in diesem Zusammenhang diagnostisch auszuschöpfen.

Rostbraun R.H.S. 176 D — C.I.E. co-ordinates

x	y	Y
439	352	22.2

Pigmente dieser Färbung zeigen eine Disposition zu degenerativen Erkrankungen an, wobei es meist auf eine karzinogene Entartung hinausgeht. Der Struktur nach gehören zu dieser Farbe das Beerenstrauchpigment und der Wasserfall. (Kap.: 12)

Teerpigmente R.H.S. 200 C — C.I.E. co-ordinates

x	y	Y
393	353	6.7

Diese dunkelbraunen bis schwarzbraunen Pigmente stellen eine Disposition zu Krebs dar (stärker als Rostbraun). Teerpigmente sind in den meisten Fällen ererbt. VIDA gibt interessanterweise einen Hinweis auf Diabetes: „Diagnostisch sehr brauchbar sind die recht auffälligen, tiefbraunen, fast schwarzen Pigmentanhäufungen, die in der Nähe der Iriskrause hauptsächlich in dem Bereich unterhalb 15′ bis 45′ zu beobachten sind. Sie kommen bei Diabetikern in einem so überzeugenden Prozentsatz vor, daß man fast von einer Spezifität sprechen kann." Differentialdiagnostisch ist bei Teerpigmenten darauf zu achten, daß keine Melanome der Iris übersehen werden. Diese allerdings beginnen stets vom peripheren Irisrand aus.

Ockerfarbig R.H.S. 164 B — C.I.E. co-ordinates

x	y	Y
436	404	36.3

Es handelt sich bei dieser Pigmentierung um das stumpfockerfarbige Bilifuszin. Seine Aussage gilt für das hepatolienale Syndrom. Die Patienten geben Verschlechterung nach dem Essen, Schmerzen und Stechen linksseitig an. Ergänzende Zeichen sind: eine ausgeweitete Krause links im Bereich des colon descendens, aortallienal betont, (Abb.: 20–1B), verdunkeltes Milzdreieck. In fast allen Fällen liegt eine Kolon-Dysbakterie vor, die mit einer Colitis chronica verbunden sein kann. Aufgrund eigener Erfahrungen kommen HERGET und SCHIMMEL zur Bezeichnung hämolytisches bzw. prähepatisches Bilifuszinpigment.

**) R.H.S. = The Royal Horticultural Society, Ausgabe 1966

***) Commission Internationale de l'Eclairage

Weißgelbe, strohgelbe Pigmentformen

(Lasuren)	R.H.S.	C.I.E.		
	4–D	co-ordinates		
		x	y	Y
		336	360	87.3

Diese Lasuren sind nur in blauen Iriden erkennbar, evtl. noch schwach in hellen Mischiriden.
Man kann folgende Einteilung vornehmen:

- ☐ strohgelbe Totalverfärbung der Iris
- ☐ ringförmige, zentrale Heterochromie mit Gelbtönung und strohgelber Farbe
- ☐ schleimig-faseriges gelbes Pigment

Zu betonen ist, daß die Färbung ohne Rücksicht auf den Farbton, lasierend, also durchscheinend sein muß. Sehr wichtig ist auch, daß man diese gelben Verfärbungen ohne Mikroskop mit der Lupe besser erkennt.

Gelbe Pigmente, kompakte Formen

	R.H.S.	C.I.E.		
	15 C	co-ordinates		
		x	y	Y
		438	444	70.0

Diesen Pigmenten ist ein kompaktes, undurchsichtiges Aussehen gemeinsam, das von der Grundfarbe der Iris beeinflußt sein kann. Diese kompakten Pigmente weisen auf eine hereditäre Belastung der Leber und Galle (keine Beteiligung des Pankreas!), auf subakute Hepatopathien, Dyskenissien der Leber- und Gallenwege, wie überhaupt auf generelle Leberfunktionsstörungen hin. Es kann sich auch um die Hemmung des Abbaus von tierischem Eiweiß durch die Enterokinase handeln.
Biochemisch stellt dieses Pigment ein Bilifuszin dar. Mit den Strukturzeichen zusammen findet man eindeutige Aussagen.

Allgemein ist zu sagen, daß einzelstehende, sogenannte Solitärpigmente bei der Befunderhebung eine wichtige Rolle spielen. Dort, wo sie liegen, ist der „locus minoris resistentiae"! Kein Pigment darf als *alleiniger* Hinweis bei der Befunderhebung gewertet werden. Stets ist es nur ein *Ergänzungszeichen,* aber ein wichtiges!

Das Medorrhinum – Pigment

Seiner Farbe nach deckt sich dieses Pigment mit den Beschreibungen für Braun und Rotbraun (ohne Schwarz). Weder der Form noch der Farbe nach gibt es spezifische Eigenschaften, die es von den anderen Pigmenten abgrenzen. Nur die Vielzahl der Flecken, auch oberhalb der Linie 15′ bis 45′ und die Tatsache, daß als Unterlage stets eine mesenchymal verschlackte Iris vorhanden ist, können als Motiv für die Sonderstellung dieses Pigmentes genommen werden. Dazu kommt das Arzneimittelbild von Medorrhinum. Diese erste ausführliche Beschreibung dieses Pigmentes stammt von SCHIMMEL, der als pathologische Folgen vorstellt: Dyskrasien – Lymphbelastung – Haut- und Schleimhautleiden – Lymphatische Diathese und Allergien. Ebenso gehören in diesen Kreis die Dysbiosen, Drüsenerkrankungen und Präkanzerosen. Interessant ist, daß man dieses Pigment auch mit einer Salmonellentoxikose in Verbindung bringt. (Abbildung: 4 – 19 Farbteil)

Pigmentfarben in Beziehung zum Endokrinium

Grau-beige: Hypophyse, Nebennieren, Pankreas meist temporal links
Gelblich-beige: Thyreoidea- Pigment nach ANGERER, in beiden Iriden im Hypothalamus-Hypophysensektor

4.8 Formen der Pigmente

Die Formen der Pigmente sind sehr mannigfaltig. SCHNABEL beschrieb seinerzeit 56 verschiedene, denen er aufgrund seiner Erfahrung spezifische Bedeutung zumaß. Auch heute noch basiert ihre Differenzierung in der Iris auf Erfahrung und intensiver Beschäftigung mit diesem schwierigen Teilgebiet der Augendiagnose.

Blumenkohl-Pigment

Als Blumenkohl-Pigment bezeichnet man jene Form, deren Oberfläche an die eines winzigen

Blumenkohls erinnert, mit seinen charakteristischen Erhöhungen, seiner Kompaktheit und der meist rundlichen Form. Die Farbe dieses Pigments ist dunkelbraun, aber nicht braunschwarz. Fast immer wird die Frage nach Krebs in der Familie bejaht. Leber- und Magenkrebs stehen hier im Vordergrund (s. Kap. 12).

Schwarzes Härchen-Pigment

Es liegt eine große Ähnlichkeit zum Blumenkohl-Pigment vor. An seiner Oberfläche sind feine, deutlich sichtbare Härchen zu erkennen, daher der Name. Es ist häufiger in der linken als in der rechten Iris zu finden (SCHNABEL).
Der Erfahrung nach steht es in Zusammenhang mit kanzeröser Entartung drüsiger Organe, wie Ovarien und Mammae.

Schwarzes Hepar-Pigment

Dieses Pigment unterscheidet sich wesentlich von dem vorhergehenden. Es ist weniger kompakt und zusammenhängend in seinem Aufbau, aber größer und liegt mehr im peripheren Ziliarbereich.
Die Aussage dieses Pigments ist im Namen festgelegt: Dysfunktionen der Leber, Stoffwechselstörungen im Zuckerhaushalt.

Beerenstrauch-Pigment

Das Pigment erinnert mit seiner fasrigen Struktur an einen winzigen blätterlosen Strauch, an dessen Ästchen kleine Pigmentverdickungen zu sehen sind. Zwei Arten werden unterschieden, deren Größenunterschied deutlich sichtbar wird: das großbeerige und das kleinbeerige.

Großbeeriges Beerenstrauch-Pigment

Diese Form kommt vorwiegend bei Frauen vor. Es ist ein Zeichen für hereditär begründete Neigung zu Uterus-Ca. Ein Hinweis, der sehr ernst zu nehmen ist.

Kleinbeeriges Beerenstrauchpigment

Dieses Pigment weist zwar auch auf Ca-Geschehen hin, jedoch mehr auf den Bereich Blase und Niere, als auf den Uterus. Es soll häufiger bei Männern vorkommen.

Pfefferkorn-Pigmente

Diese rundkörnig eingestreuten Pigmente kommen vorzugsweise im Magen-Darm-Sektor vor als Ausdruck chronischer Prozesse mit Neigung zu degenerativen Entartungen, die einer braunen Athrophie eines chronisch gestörten oder senilen Organs entsprechen.
Die „Pfefferkörner" stehen in ihrer Größe im Gegensatz zum Schnupftabakpigment, das meist in kleinen Häufchen außerhalb der Krause auftritt. Sie sind gut zu sehen in blauen, nur schwer in braunen und Mischiriden. Man nimmt an, daß diese Pigmente mit dem Hämosiderin identisch sind.

Schnupftabak-Pigment

Diese Pigmente nehmen unter den Körner-Pigmenten einen bevorzugten Platz ein. Sie erhielten ihren Namen von der feinpulvrigen Form und der Farbe des Schnupftabaks. Es handelt sich um kleine körnige Pigmentpartikel, die unter dem Mikroskop deutlich als solche zu erkennen sind. Ihre Größe ist nicht gleichmäßig.

Insulares Schnupftabak-Pigment

Dieses Pigment gehört zu den sogenannten zirkulären Formen. (Abb. 4–20).
Der Name besagt schon, daß das Pigment nur in kleinen, einzeln stehenden „Inseln" auf der Iris angesiedelt ist. Diese Inseln können in der Vielzahl, dann fast immer bilateral, vorkommen, oder nur vereinzelt und dann oft unilateral. Die Farbe ist rötlichbraun, oft dunkelbraun.

Der Lokalisation nach unterscheiden wir vier Formen:

- ☐ Ansiedlung auf den *spitzen Protuberanzen* der Krause. Hinweise ergeben sich für Diabetes, Adipositas, Arthrose, also auf Stoffwechselstörungen.
- ☐ Ansiedlung in den *Buchten der Krause* auf der Ziliarzone. Hier handelt es sich um intestinale Belastungen, die auf Fermentstörungen beruhen, die vom Endokrinium ausgehen können. Gestörter Zuckerstoffwechsel kann vorliegen.

- ☐ Ansiedlung in oft regelmäßigen Abständen auf dem Übergang von der zweiten zur dritten großen Zone. Auch hier liegen Zuckerstoffwechselstörungen vor, in vielen Fällen renale Intoxikationen mit darauf beruhender Hypertension, Urämie, Arthrose und Gicht.
- ☐ Ansiedlung dicht am Ziliarrand. Pankreasstörung und zephalogene Belastung haben hier ihre Zeichen gesetzt.

Wie aus diesen Angaben hervorgeht, scheint bei den insularen Schnupftabak-Pigmenten das Pankreassystem vorrangig beteiligt zu sein.
Ob es bei den unterschiedlichen Lokalisationen des Schnupftabak-Pigments einen Zusammenhang mit den Strömungen des Kammerwassers gibt, ist noch nicht geklärt.
Interessant sind die Hinweise von SCHIMMEL* auf die Schnupftabakpigmente im Zusammenhang mit der Salmonellentoxikose. In der Iris finden wir mit ca. 90‰iger Sicherheit die Schnupftabakpigmente im Bereich der Krause. Auch auf Tophi und Placques sind sie angesiedelt. Das Pigment ist für die Diagnose einer Salmonellenintoxikation praktisch ausschlaggebend.

Igel – Pigment

Das Pigment gleicht einem zusammengerollten Igel. Es erhebt sich plastisch halbrund über die Irisschicht.
Die Farbschattierungen wechseln von hellen schmutzigen, bräunlichgelben bis zu bräunlichroten und schwarzbraunen Nuancen.
Das Igel-Pigmet stellt eine komplexe Störung des Endokriniums dar.

Wasserfall

Ein plastisches Zeichen, das stets am Pupillensaum beginnt und sektoral am Krausenrand endet. Es kann auch geringfügig darüber hinausgehen. Diese Pigmentform ist symptomatisch für eine hereditär nachweisbare Disposition zum Rektum-Ca. Bei Frauen sind es oft die Unterleibsorgane, die belastet sind. (Abbildung: 4 – 21 Farbteil)

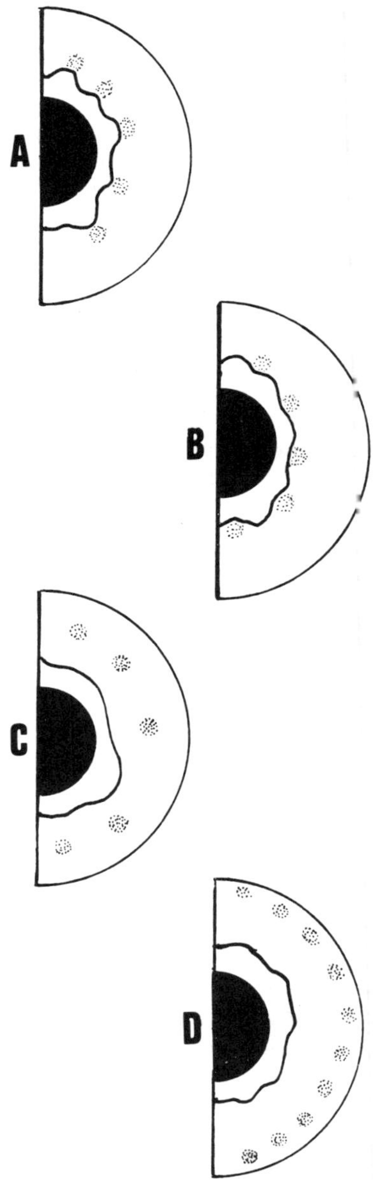

Abbildung: 4 – 20
A Pigmenthäufchen auf den *Spitzen* der Protuberanzen der Krause (auf der Ziliarzone)
B Pigmenthäufchen in den *Buchten* der Krause
C Pigmenthäufchen auf der Grenze zwischen der 2. und 3. großen Zone
D Pigmenthäufchen in unmittelbarer Nähe des Ziliarrandes

Doppelpigment

Hierbei handelt es sich um zwei Pigmente, die dicht beieinander liegen, sich teilweise überschneiden. Ein Pigment ist heller als das andere. Es herrschen die gelblichbraunen bis dunkelbraunen Töne vor. Auch ein Rotstich kann auftreten. Hinweis auf gestörte Drüsenfunktion und diabetische Angiopathien (Vergleich mit Konjunktivalgefäßen!).

4.9 Heterochromie

Diese auffallende Erscheinung ist seit mehr als hundert Jahren Gegenstand der Forschung. WAARDENBURG sagte: „Eine Aufhebung der bilateralen Symmetrie heißt Heterochromie.*"
Bei der echten Heterochromie der Iris handelt es sich um eine Hemmung der Pigmententwicklung in der Iris *eines* Auges (Heterochromia simplex). Sie gehört zu den degenerativen Erkrankungen des Auges. **Das befallene Auge ist heller!**
Vorliegende Aufstellungen aus dem ophthalmologischen Schrifttum der letzten acht Jahrzehnte zeigen, daß hier eine Manifestation der gekreuzten Vererbung der Irispigmentierung vorliegt. Obwohl also die Heterochromia simplex vererbbar ist, ist sie nicht von Geburt an sichtbar, sondern erst dann, wenn die Irispigmentation etwa ab dem zweiten Lebensjahr abgeschlossen ist.
Die Veterinärmedizin hat sich dieser bei Tieren häufigen Erscheinung angenommen und bezeichnet die Aufhellung der Irispigmentation nicht als Determination, sondern als Erbdefekt und Erkrankungsdisposition. Hieraus ergeben sich folgende Hinweise: Störungen im ZNS, Auge, Ohr und gestörte Haematopoese. Zur Frage der pathologischen Beteiligung des Auges und des inneren Ohres wäre noch zu sagen, daß diffuse oder regionale Pigmentaufhellungen hier meist durch die Abwesenheit oder anormale Verteilung von Melanozyten bedingt sind. Da die Melanozyten der Neuralleiste entstammen, werden durch diese Fehlentwicklungen oft in gleicher Weise auch andere Strukturen betroffen, welche hier, also in der Neuralleiste, ihren Ursprung haben. Darin liegt die Ursache für die Koppelung dieser Aufhellungen mit zentralnervösen Ausfallerscheinungen bzw. neuralen Defekten. Außerdem hat die Veterinärmedizin Übereinstimmung von Irisaufhellungen mit Fruchtbarkeitsstörungen beobachtet.
Auf die Augendiagnose bezogen teilt man die Heterochromie ein in

- ☐ eine *totale* Verschiedenfarbigkeit des Irispaares eines Individuums (die eine Iris blau, die andere braun): Heterochromia iridum, bilaterale Heterochromie. Diese asymmetrische Färbung kommt bei Tieren häufiger vor als bei Menschen. Die Ophthalmologie bezeichnet sie als „belanglose persönliche Note", unterscheidet aber davon die pathologischen Formen, zu denen die Heterochromie-Iridozyklitis FUCHS', jede einseitige Iritis u. a. gehören,

*) Aristoteles nannte diese Erscheinung Heteroglaucós und wir erfahren aus der Geschichte, daß sowohl Anastanios I., der Dicorus genannt wurde, wie auch Alexander der Große verschiedenfarbige Iriden hatten.

Zu den Tabellen auf Seite 60 und 61:

Die Häufigkeit des Vorkommens von Pigmentflecken in den Projektionsfeldern der Organe

Die beiden Tabellen* befassen sich mit dem Vorkommen von Pigmentflecken auf der Iris. Tabelle 1 vergleicht Gesunde und Kranke, und Tabelle 2 bezieht sich auf das Lebensalter der Pigmentträger. Die statistischen Angaben über die Aussagekraft stimmen weitgehend mit den Erfahrungen deutscher Augendiagnostiker überein. Bei den Nieren, Tabelle 2, VIII, ergibt sich die Tatsache, daß bei Nierenerkrankungen den strukturellen Zeichen ein höherer Stellenwert zukommt, als den chromatischen Zeichen. Vergleichbare Arbeiten anderer Autoren sind bisher nicht bekannt.

*) ROMASHOV und VELIKHOVER (1973) Eksperimental chir. anaesteziologia (UdSSR). Referiert in Methodik & Grenzen, 1975, S. 14–16

Häufigkeit des Vorkommens von Pigmentflecken in den Projektionszonen der Regenbogenhaut bei Kranken mit verschiedenartigen Erkrankungen und bei gesunden Personen

Erkrankung	Zahl der Kranken	Zahl der Gesunden	Zu untersuchende Projektionszonen der Regenbogenhaut	Häufigkeit des Vorkommens von Pigmentflecken (in %)		P*
				Kranke	Gesunde	
Rheumatische Herzfehler	50	50	Herz	26 ± 6,3	2 ∓ 1,9	0,001
Angeborener Herzfehler	25	50	Herz	16 ± 7,3	2 ± 1,9	unsicher
Stenokardie	47	50	Herz	87 ± 7,0	2 ± 1,9	< 0,001
Pleuropneumonie	60	50	Lungen	95 ± 3,3	24 ± 6,0	< 0,001
Bronchiektasie	19	50	Lungen	37 ± 11,0	24 ± 6,0	unsicher
Appendizitis	300	400	Appendix	45 ± 2,8	7,5 ± 1,9	< 0,001
Magengeschwür	104	153	Magen	70 ± 4,5	19 ± 3,4	< 0,001
Gallenblasenentzündung	63	50	Gallenblase	84 ± 4,6	12 ± 4,6	< 0,001
Pankreatitis	26	50	Bauchspeicheldrüse	92 ± 5,3	16 ± 5,2	< 0,001
Diabetes mellitus (zuckriger Diabetes)	22	50	desgleichen	77 ± 8,9	16 ± 5,2	< 0,001
Endemischer Kropf	315	400	Schilddrüse	31 ± 2,6	6,5 ± 1,7	< 0,001

(P aus Students t-Test (Irrtumswahrscheinlichkeit). [Anmerkung der Übersetzerin]

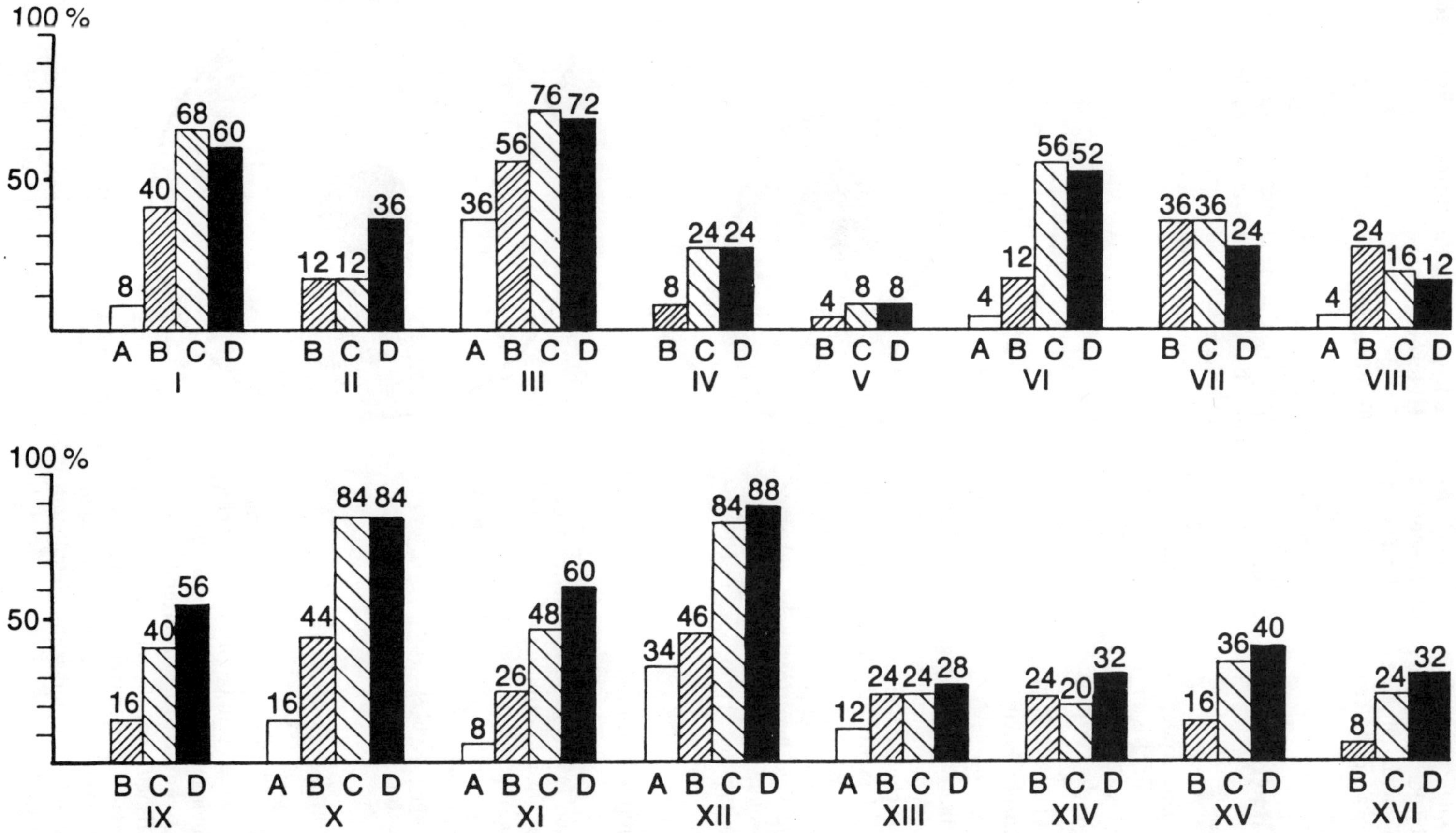

Abb. 1 Häufigkeit des Vorkommens von Pigmentflecken in den Projektionszonen der Regenbogenhaut bei Kranken verschiedenen Alters. I – Hypothalamusstamm-Abschnitt; II – Hirn-Hemisphären; III – Lungen; IV – Herz; V – Schilddrüse; VI – Bauchspeicheldrüse; VII – Nebenniere; VIII – Nieren; IX – Speiseröhre; X – Magen; XI – Duodenum; XII – Darm; XIII – Appendix; XIV – Leber; XV – Gallenblase; XVI – Mastdarm. A – Kindesalter; B – Jugendalter; C – mittleres Alter; D – fortgeschrittenes Alter.

- ☐ die *sektorale* Zweifarbigkeit meist nur *einer* Iris: Iris bicolor. Sie tritt gewöhnlich spontan und sporadisch einseitig auf, dominanter Erbgang kommt vor (APPLE/NAUMANN).

Sektorale Heterochromie (Abbildung: 4 – 21)

Hierbei weichen ein oder mehrere Sektoren von der Grundfarbe der Iris ab:

- ☐ hypertrophische Form
- ☐ hypotrophische Form

Hypertrophische Form

Die hypertrophische Form zeigt Sektoren in unterschiedlichen Farbnuancen und in unterschiedlicher Dichte, von einer Färbung bis zum dichten Belag. Die Breite der Sektoren ist unterschiedlich.

Wir unterscheiden zwei Unterformen

- ☐ die *vollständige* hypertrophische sektorale Heterochromie
- ☐ die *unvollständige* Form dieser Heterochromie.

Die vollständige Form (Abb.: 4 – 22)

Sie beginnt am *Pupillenrand* und erstreckt sich in homogener Dichte, Struktur und mit beidseitig deutlicher Abgrenzung über die Krause hinweg bis zum Ziliarrand. Sie wird als „neurologisch bedeutungsvoll" angesehen. Die neurologische Belastung bezieht sich auf die Organe im bedeckten Sektor.

Die unvollständige Form

Sie beginnt *an der Krause,* läßt aber die Krausenzone frei. Diese Form betrifft nur die Zentren und Bahnen der M.dilatator pupillae. Diese unvollständige Form tritt vorweigend in der temporalen Irishälfte auf. Sie zeigt nervös beeinflußte Funktionsstörungen von drüsigen Einheiten des Organismus an. Farbnuancen lassen Rückschlüsse auf Entstehung und Beteiligung von Regelkreisen zu.

Die hypotrophische (atrophische) sektorale Heterochromie

Die vollständige Form (Abb.: 4 – 23 Farbteil)

Sie beginnt – wie die hypertrophische Form – am Pupillenrand und verläuft auch bis zum Ziliarrand. Bei den *blauen* Iriden sieht der atrophische Sektor *dunkler* aus als die übrige Irisfläche, da das Basisblatt mehr durchscheint.

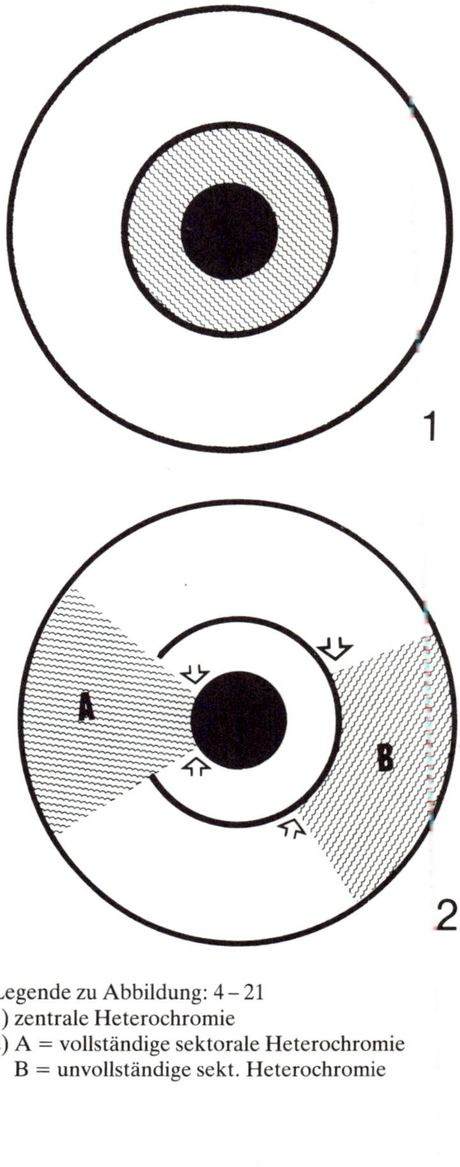

Legende zu Abbildung: 4 – 21
1) zentrale Heterochromie
2) A = vollständige sektorale Heterochromie
B = unvollständige sekt. Heterochromie

Die unvollständige Form (4 – 24)

Besonders in dunklen Iriden imponiert diese Form durch den mehr oder weniger großen hellblauen Sektor in der Iris.
Es liegen wohl in allen Fällen durch den Sympathikus bedingte trophische Störungen vor.

Darüber hinaus gibt es (allerdings nur in der Augendiagnose) die Bezeichnungen

- ☐ **zentrale Heterochromie** (Abb.: 4 – 25 Farbteil)
- ☐ **ringförmige Heterochromie**

Diese in der ophthalmotropen Phänomenologie üblichen Bezeichnungen haben im Grunde genommen mit der klassischen Heterochromie nichts gemeinsam. Sie sind aber, wie so manche ungenauen termini technici, allgemein üblich geworden, so daß man sie nicht mehr ersetzen kann.
Es handelt sich um eine Verfärbung der Magen-Darmzone, der ersten großen Zone (Nutritionszone), die auf toxischer Imprägnation (Autointoxikation) beruht. Man nennt diese Form auch die „volle homogene hypertrophische braune oder zentrale Heterochromie". Ihre Aussage ist eindeutig. Das Blut wird mit Stoffwechselprodukten der Darmfäulnis, wie Skatol, Indol usw. überschüttet und wenn dazu noch eine geschwächte Leberentgiftung vorliegt, kann es auch noch zu einer erheblichen Nierenbelastung kommen. Man sollte in diesem Zusammenhang auch das Gefäßsystem überprüfen (Konjunktivalgefäße!).
Die diagnostische Auswertung dieser Heterochromieformen wird in den entsprechenden Organabschnitten Magen-Darm (Kap. 11) und Iriskrause-Krausenzone (Kap. 13) dargestellt.

„Auch die Konstitution eines Menschen ist im biologischen Rahmen wandelbar und dies durch innere und äußere Einwirkungen"
TANDLER

5 Die Konstitutionen der Iris

Konstitution ist die angeborene *und* erworbene Verfassung eines Menschen, und zwar geistig-seelisch und körperlich. Sie ist erkennbar am Körperbau, an der seelischen Grundstimmung und an der *Reaktionsweise* auf innere und äußere Belastung. In bezug auf die Irisdiagnose ist die Farbe und Struktur der Iris von Bedeutung. Man spricht dann von *Iris-Konstitution.*
Die ererbte Anlage ist zwar an sich relativ stabil, sie ist aber auch plastisch formbar durch Umwelteinflüsse. Schon im intrauterinen Leben sind diese Einflüsse vorhanden. Aber auch spätere – vorwiegend exogene Einflüsse – verändern die Reaktionsweise des Menschen.
HAHNEMANN hat wohl als erster auf Veränderungen auch einer robusten Konstitution durch *chronische* Krankheiten hingewiesen.
Aus den verschiedenen Möglichkeiten zum Krankwerden, die in der Konstitution begründet sind, entwickeln sich *Disposition* und *Diathese.*

Diathese ist die angeborene oder erworbene Organschwäche und Systemminderwertigkeit, die zur Krankheitsbereitschaft und zu bestimmten Prozessen des Krankheitsverlaufes führt (nach DORCSI).
SIEBECK und HAAG drücken das etwas anders aus, indem sie sagen, die Konstitution des Menschen ist schlechthin die *Reaktionsart* dieser Person, und: Die Konstitutionslehre ist die Lehre von der Einheitlichkeit der Reaktionsweisen! Die Art und Weise, wie ein Individuum, ein „Unteilbares", auf das Eindringen eines Krankheitserregers oder auf einen Reiz irgendwelcher Art reagiert, diese individuelle Art der Reizbeantwortung ist das Wesen der Konstitution (HAUSWIRTH).
Eine Konstitution nennt man *genotypisch,* soweit sie durch die *Erbmasse* bedingt ist. Diese genotypische Anlage wird aber andererseits vom ersten Moment des intrauterinen Lebens an mitbestimmt durch Umwelteinflüsse, zuerst na-

türlich auf dem Wege der Ernährung durch das Blut der Mutter. Die Summe der genetischen und umweltbedingten Einflüsse ergibt den *Phänotyp,* der uns später in der Praxis gegenübersitzt.
JAENSCH und SCHULZ definieren die Konstitution als ein Gefüge körperlich-seelischer Art, wodurch Art und Ablauf der Funktionen und Reaktionen bestimmt werden. So gesehen, erscheint die Konstitution als etwas im Augenblick gegebenes, im ganzen aber veränderliches Gefüge auf dem Boden der an sich unveränderlichen Erbanlagen entstanden.

Angesichts der Tatsache, sagt BROY, daß die Person ein einmaliges Ereignis darstellt, muß man ernsthaft die Frage nach Sinn und Notwendigkeit von Konstitutionslehren aufwerfen.
Da niemand auf ein ordnendes System verzichten kann, um nicht ohne Halt in einer scheinbaren Unordnung zu stehen, ist eine Konstitutionsschematik notwendig und vertretbar. Nur muß man die vorhandenen Schemata, die meist mit anderer Zielsetzung aufgebaut sind, sorgfältig prüfen, wieweit sie für unsere *ophthalmotrope Phänomenologie* brauchbar sind. Für den Augendiagnostiker müssen die Phänomene des Auges und ihrer Adnexe an *erster Stelle* stehen, denn sie werden der Erkennung ontogenetischer Voraussetzungen in besonderer Weise gerecht.
In einer Konstitutionslehre werden die anthropologischen Normen mit der Ganzheit der individuellen Existenz der Person verglichen. Und doch werden Typologien irgendwie Kompromisse bleiben.
Oft stehen sich noch zwei Denkmodelle gegenüber: Die Überbetonung des genetischen Einflusses und die gleiche Überbetonung des Milieu-Effekts. Den Erfahrungen der Praxis entspricht nur eine ausgewogene Einbeziehung beider zu einer neuen Betrachtungsweise. Man muß sich nur vor einem grundlegenden Irrtum bewahren, daß man nämlich die Konstitution als etwas unveränderliches ansieht.
Immer haben wir die Gesamtverfassung eines Organismus vor uns, wie sie in der Erbanlage begründet und unter Einbeziehung der Umwelt verwirklicht wird, wobei sich die verschiedenen individuellen Gegebenheiten in der Aufgliederung zu verschiedenen *Partialkonstitutionen* in Raum und Zeit abwandeln. Je nach den verschiedenen inneren und äußeren Möglichkeiten oder Notwendigkeiten nehmen sie bei den verschiedenen Personen unterschiedliche Gestalt an (SALLER).
Nach ZIEGELMAYER ist das *Irisbild* als eine Partialkonstitution im Rahmen der verschiedenen Gesamtkonstitutionen zu betrachten mit all den Schwierigkeiten, welche bei solchen Partialkonstitutionen in ihrer relativen Selbständigkeit und doch zugleich in der absoluten Abhängigkeit ihrer Bildung von der Gesamtkonstitution liegen.

Die sichtbare Konstitution

Das Bild der Iris setzt sich zusammen aus *Farbe* und *Struktur.* Beide zusammen ergeben die *Iriskonstitution.*
Bei den Iriden zeichnen sich grundsätzlich *zwei* Gruppen mit unterschiedlicher *mesodermaler Reaktionsfähigkeit* ab.* Es sind dies die *blauen* und die *braunen* Iriden. Die Reaktionsfähigkeit ihrer Träger deckt sich in etwa mit der der LAMPERTSCHEN Typen A und B, wobei A der blauen und B der braunen Iris zugehört. Die individuelle Reizbeantwortung (Reaktion) ist – wie schon gesagt – das Wesen der Konstitution. Konstitutionstypen und Reaktionstypen entsprechen sich.
Die Frage nach der Konstitution ist für uns keine akademische, sondern eine praktische in bezug auf den Erfolg unserer Therapie. Und hier ist die Reaktionsart und Reaktionsgeschwindigkeit die physiologische Einteilungsmöglichkeit.
Langjährige Erfahrungen, so HAUSWIRTH, haben mich zu der Erkennntnis gebracht, daß durch die Therapie, die die individuelle vegetative Konstitution des Patienten berücksichtigt, die aus dem Gleichgewicht gebrachten Lebenskräfte von Grund auf normalisiert werden können.
Die Einteilung nach *Körperbautypen* ist für den Irisdiagnostiker ohne praktischen Bezug. Wohl findet man die blaue Iris bevorzugt bei den Asthenikern und die braune Iris bei einem Pykniker, aber ebenso häufig auch umgekehrt.
Mit einer eindeutigen Unterteilung in Blau und Braun muß eine Darstellung der Übergangsfor-

*) siehe SALLER, LAMPERT, KLARE

men verbunden werden. BROY bringt in seinem Buch* 20 Konstitutionsbilder und 3 Diathesen. Diese im ersten Moment verwirrend erscheinende Vielfalt entspricht sehr wohl der Praxis aus der Sicht des Humoralpathologen und bietet dem fortgeschrittenen Augendiagnostiker eine breite und sichere Palette für die Beurteilung des Patienten, vor allem in bezug auf die große Zahl der Mischiriden. Man erkennt sofort den pathogenetischen Weg.

DECK hat folgende Einteilung als Arbeitsgrundlage entwickelt:

1. Lymphatische Konstitution
   a) rein lymphatischer Typ
   b) Hydrogenoider Typ
) Harnsaure Diathese**
) Lipämische Diathese (Cholesterosis)
   c) Bindegewebsschwäche-Typ
   d) Neurogener Typ
2. Haematogene Konstitution
   a) rein hämatogener (dyskratischer) Typ
   b) larviert-tetanischer Typ
3. Mischkonstitution (Biläre K.)
   Ferrum-Chromatose (Hämochromatose)

Die Humoralpathologen stellten die verschiedenen Körpersäfte in den Vordergrund ihrer Betrachtungen. Zwei Körpersäfte stehen dabei an erster Stelle, das Blut und die Lymphe. Je nach dem Überwiegen des Blutes oder der Lymphe als Träger des Reaktionsmilieus der wichtigsten Stoffwechselabläufe außerhalb der Zellen im Organismus des Individuums spricht man von einer „Blutkonstitution“ oder aber von einer „Lymphkonstitution“. Man bezeichnet sie als eine „Misch-Konstitution“, wenn beide Säfte in Hinsicht auf die Stoffwechselfunktion als gemischt erscheinen (KRACK).

Blut und Lymphe, das sei noch einmal betont, entstammen beide dem mittleren Keimblatt, dem Mesoderm, wie das Iris-Stroma.

*) BROY, J. Die Konstitutionen, humorale Diagnostik und Therapie

**) Diathesen, nach PFAUNDLER, sind vererbbare Konstitutionsanomalien, die den Betroffenen zu bestimmten Ausdrucksformen der Gesundheitsstörung disponieren.
H. E. WOLF: „Liegt die Konstitution so an der Grenze des Krankhaften, daß schon Krankheitsbereitschaft vorliegt, spricht man von Diathese.“

5.1 Bedeutung der Grundfarben der Iris

5.1.1 Die blaue Iris

Diese Farbe ist der Ausdruck der *lymphatischen* Konstitution: Neigung zu Vergrößerungen der Tonsillen, der Lymphknoten und der Milz. Akute und chronische (besonders diese!!) Appendizitis.

BAUMHAUER ergänzt diese Angaben: „Eine Fortdauer dieser Lymphatischen Konstitution über die Kindheit hinaus führt zu gewissen lymphatisch-torpiden Erkrankungen im Wachstumsalter und in der Pubertät. Adenoide Vegetationen und Polypen in der Nase, große Tonsillen, geschwollene Lymphdrüsen am Hals.“ Darüber hinaus sind bei dieser Konstitution Dispositionen vorhanden für Leiden des Respirationstraktes, Harnsäureablagerungen und damit zusammenhängende Beschwerden rheumatischer Art; Herz und Nieren sind anfällig.

Das Urbild dieser Konstitution liegt im kindlichen Lebensalter. Wir finden diesen Typ gelegentlich auch noch in späteren Jahren recht ausgeprägt (Kindchen- oder Puppengesicht) mit allen Eigenschaften einer unausgereiften Persönlichkeit.

Haben wir eine feinstrukturierte blaue Iris vor uns (siehe Stufen- oder Wertungsregel, Seite 66), dann geht sie in Richtung neurogener Typ. Finden wir Tophi und/oder Wolken und Wische, so geht es auf eine hydrogenoide Konstitution hinaus.

Die hydrogenoide Iris-Konstitution ist der Ausdruck unphysiologisch-azidotischer Veränderungen im kollagenen Bindegewebe. Es wird zuviel Säure produziert und zurückgehalten.

Diese Iris-Konstitution ist keine grundsätzlich rheumatische. Nur das auffällig gehäufte Auftreten *heller* Flocken in einer lymphatischen Iris weist auf eine rheumatische Disposition hin, wohingegen *einzelne* helle Tophi meist nicht mit rheumatisch bedingten Beschwerden in Verbindung stehen müßten.

Abschließend muß noch gesagt werden, daß zwar die blaue Iris grundsätzlich eine lymphatische Iris ist, daß aber nicht in jedem Fall bei dem Träger Krankheiten dieser Gruppe auftreten *müssen*.

Störungen im *lymphovasalen Blocksystem* können *bei allen* Konstitutionen vorkommen. Nur bei den blauen Iriden mit ihren Untertypen (siehe BROY und DECK) und ihren Mischformen läßt sich wegen der meist guten Stromazeichnung jede pathologische Veränderung besser beobachten als bei den braunen, hämatogenen Iriden.*

5.1.2 Die braune Iris

Eine rein hämatogene Iris zeigt ein sattbraunes, strukturarmes Bild. Durch den dichten Chromatophorenteppich sind Organzeichen oft schwer zu erkennen. Sind viele Kontraktionsfurchen zu sehen, was häufig vorkommt, dann liegt ein *larviert/tetanischer* Typ vor (DECK). Die hämatogenen Konstitutionstypen neigen zu Dyskrasien, Leukopenie und Lymphopenie, zu Leber- und Gallenstörungen, Kreislauferkrankungen mit varikösem Symptomenkomplex. Hauterkrankungen aufgrund dieser Dyskrasien, wie Furunkulose und pustulöse Erscheinungen treten auf. Auch Lymphknotenschwellungen mit Neigung zu maligner Entartung kommen verhältnismäßig häufig vor (Abb.: 10 – 4 Farbteil).
LANG sagt: „Die extremen Begriffe ‚lymphatische' und ‚hämatogene' Iriskonstitution sind schlechte Definitionen. Sie kennzeichnen keine Konstitution im klinischen Sinne, sondern anatomisch begründete Unterschiede in der Sichtbarkeit des Stromas." Deshalb – und das ist sehr wichtig – müssen wir in jedem Fall von der *Iris-Konstitution* sprechen und nicht von einer Konstitution schlechthin.

5.1.3 Die Mischiris

Diese „Mischiris" entsteht, wenn beide Säfte im Hinblick auf ihre Stoffwechselfunktion „gemsicht" auftreten, d. h. wenn die Stoffwechselvorgänge gleichermaßen gestört ablaufen.
Alte und immer wieder neu gemachte Beobachtungen weisen darauf hin, sagt KRACK, daß die hämatogene Iriskonstitution aus der lymphatischen und aus diesen beiden dann die gemischte Konstitution hervorgehen kann. Die Iriskonstitution ist also wandelbar.
Die *Mischiris* zeigt eine gelblich-braune, oft auch als grünlich bezeichnete Farbe, bei der je nach Dominanz auch Braun vorherrschen kann. Der Homöopath denkt bei einer Mischiris zuerst an die Psora HAHNEMANNS, der 7/10 aller chronischen Krankheiten zur Psora rechnet. Der humoralpathologisch denkende Augendiagnostiker kann dies nur bestätigen.

*) SCHMITZ–PETRI, W. Das lymphatische Fließsystem in ANGERER, Band IV, S. 525 ff.

6. Die Stufen- oder Wertungsregel

Die Struktur der Iris hat einen hohen konstitutionellen Aussagewert, besonders hinsichtlich der Prognose. Unter diesem Aspekt ist die Iris zuerst zu betrachten und die Irisphänomene müssen unter diesem Gesichtswinkel gewertet werden (BROY).
In seinem Buch „Die Konstitution" geht BROY ausführlich auf diese Wertung ein. Er sagt dort (Seite 60): „LILJEQUIST hat das Verdienst, als erster eine diesbezügliche Einteilung in 6 Klassen vorgenommen zu haben (1896). FELKE übernahm seine Konstitutionsgrade und hielt – wie ZÄHRES berichtet – diese Gesamtbeurteilung für den wichtigsten Teil der Augendiagnose. Später wurde die Stufenregel nicht immer einheitlich gehandhabt, sowohl bezüglich der jeweiligen Abstufung als auch der Zahl der Wertungen, die von 4–6 schwankten. Selbstverständlich erfuhr sie auch mannigfache Ergänzungen, wie bei einer neuen, in der Entwicklung befindlichen Methode nicht anders zu erwarten. Generell gilt die Regel, daß die individuelle Lebenskraft um so größer ist, je dichter und gleichmäßiger der Stroma-Aufbau der Iris ist, und je

weniger Fremdfärbungen vorhanden sind. Dagegen ist die absteigende Reihe der konstitutionellen Wertung gekennzeichnet durch Stroma-Auflockerung, Defekte, Abdunklungen und Pigmentierungen. Nicht selten findet man links und rechts abweichende Wertungen; nach einer alten Regel manifestieren sich ererbte (genotypische) Allgemeinzustände vorzugsweise in der rechten, erworbene dispositionelle Faktoren mehr in der linken Iris."

Die Abbildungen stellen praxistypische Iriden dar, die im Einzelfalle mehr oder wenier ausgeprägt sein können; sie sind als schematische Hilfen anzusehen, die dem Praktiker die Einordnung erleichtern sollen. (Abb.: 6 – 1 – 6 – 6)
Die Wertungsregel ist ein Teil der „Diagnose auf den ersten Blick".

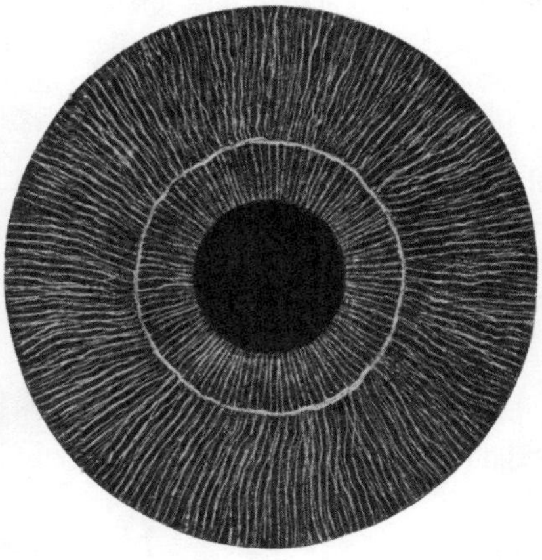

Abbildung: 6 – 1

Wertung 1:
Die sogenannte Ideal-Iris in Farbe, Dichte und Struktur, gleichmäßig gebaut, gerade Stromafasern ohne Lücken, keine Fremdfärbungen oder Pigmente. Man trifft sie selten an.

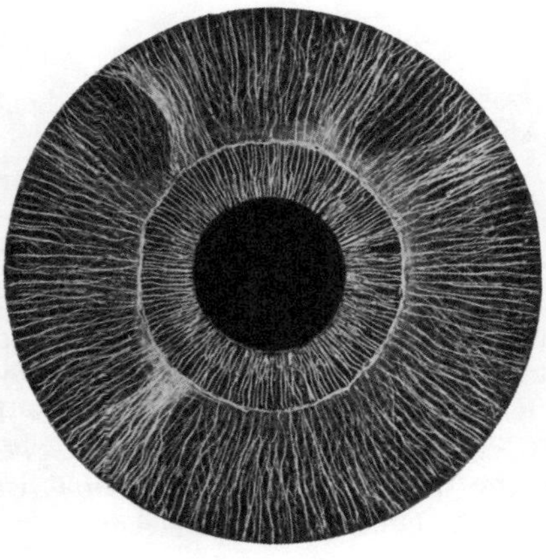

Abbildung: 6 – 2

Wertung 2:
Mittlerer Dichtigkeitsgrad bei reiner Farbe, Irisfasern gelegentlich leicht verformt, Unterreizungs- und Überreizungszeichen, jedoch keine Lakune oder Krypten. Diese Wertung ist nicht sehr häufig; sie zeigt eine gute Konstitution an. Geringe Krankheitsneigung, gute Resistenz. Erst im Alter Neigung zu allgemeiner Schwäche, Stoffwechselstörungen und Schleimhauterkrankungen.

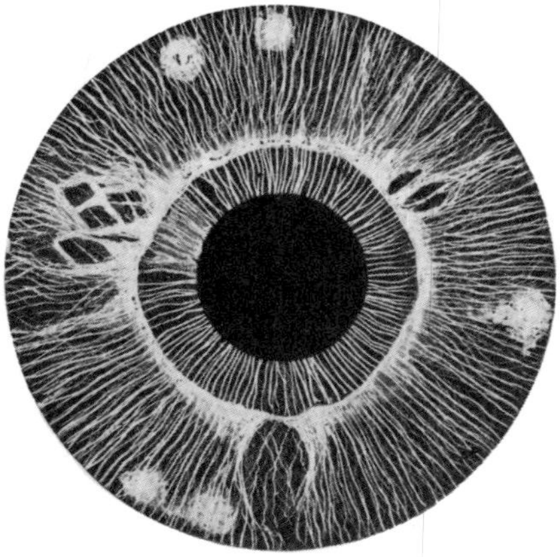

Abbildung: 6 – 3

Wertung 3:
Aufgelockerte Iris, einige Lakunen, Krypten, einzelne Flocken, Rhomben, Fremdfärbungen etc. Bereits geschwächte Konstitution mit verschiedenen Krankheitsdispositionen.

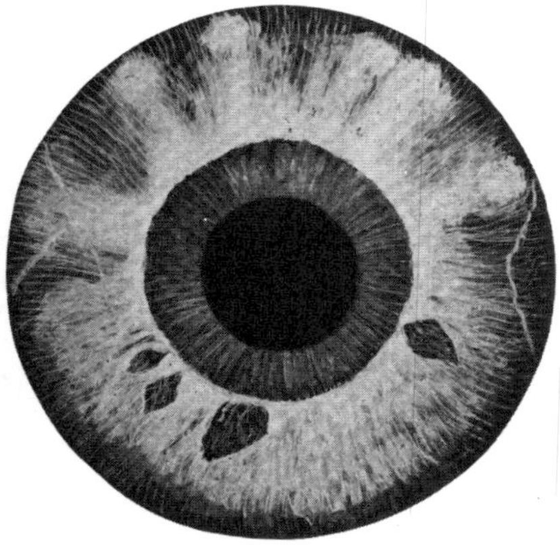

Abbildung: 6 – 4

Wertung 4:
Irisbild verwischt, von unreiner Farbe. Flocken, einzelne Pigmente, Transversalen. Fehlerhafte Säftemischung, Anhäufung von Stoffwechselschlacken, harnsaure Diathese.

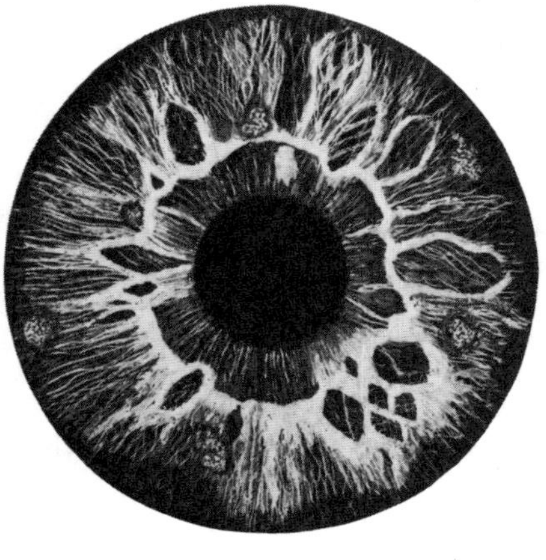

Abbildung: 6 – 5

Wertung 5:
Sehr lockere Irisstruktur mit Fremdfärbungen und verschiedenen Pigmenten. Viele Lakunen, Krypten, Leitern, Waben und andere „Trocknungszeichen". Astheniefurchen und Störungen der Krausenrandstruktur, abgedunkelter Irisrand. Nervenbelastung, Muskel- und Gewebeschwäche. Insuffizienz verschiedener Organe. Achtung auf Leber, Nieren, Lungen.

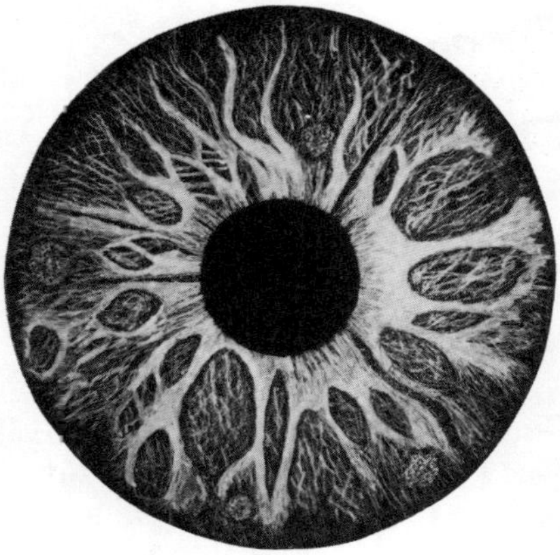

Abbildung: 6 – 6

Wertung 6:
Iris mit radiären Lücken, von Krausenzone bis Ziliarrand reichend: sog. „Belastungsausläufer“; „Maßliebcheniris“. „Nierenbrücken“. Schwund und Zerstörung des oberen Irisblattes. Störungen des Stoffwechsels, mesenchymale und endokrine Insuffizienz. Versagen sensibler und irritabler Nerven.

Die Abbildungen 6 – 1 bis 6 – 6 mit freundlicher Genehmigung des Verfassers aus: „Die Konstitution“ von J. BROY

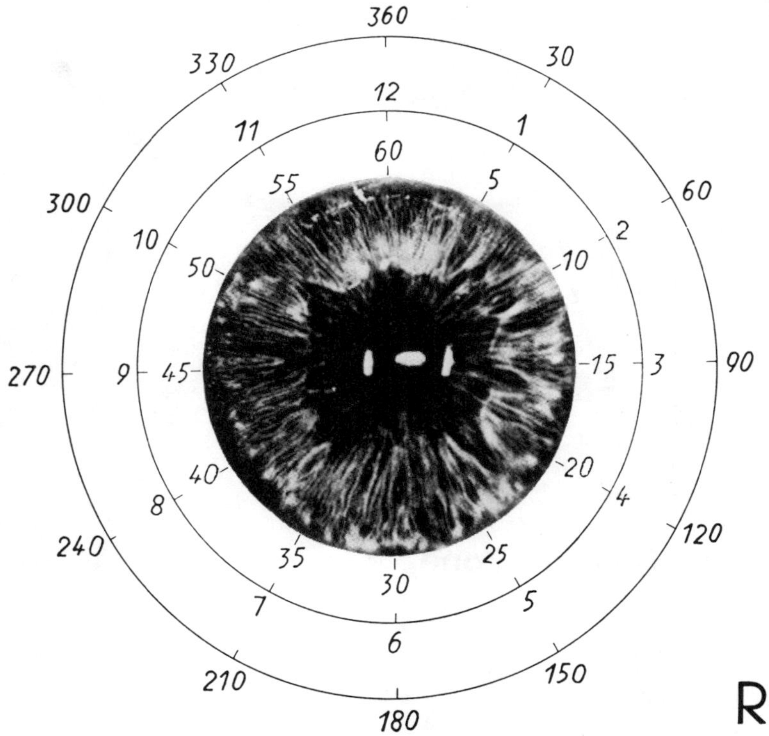

Abbildung: 7 – 1 Die *radiäre* Einteilung der Iris nach Graten, Stunden und Minuten

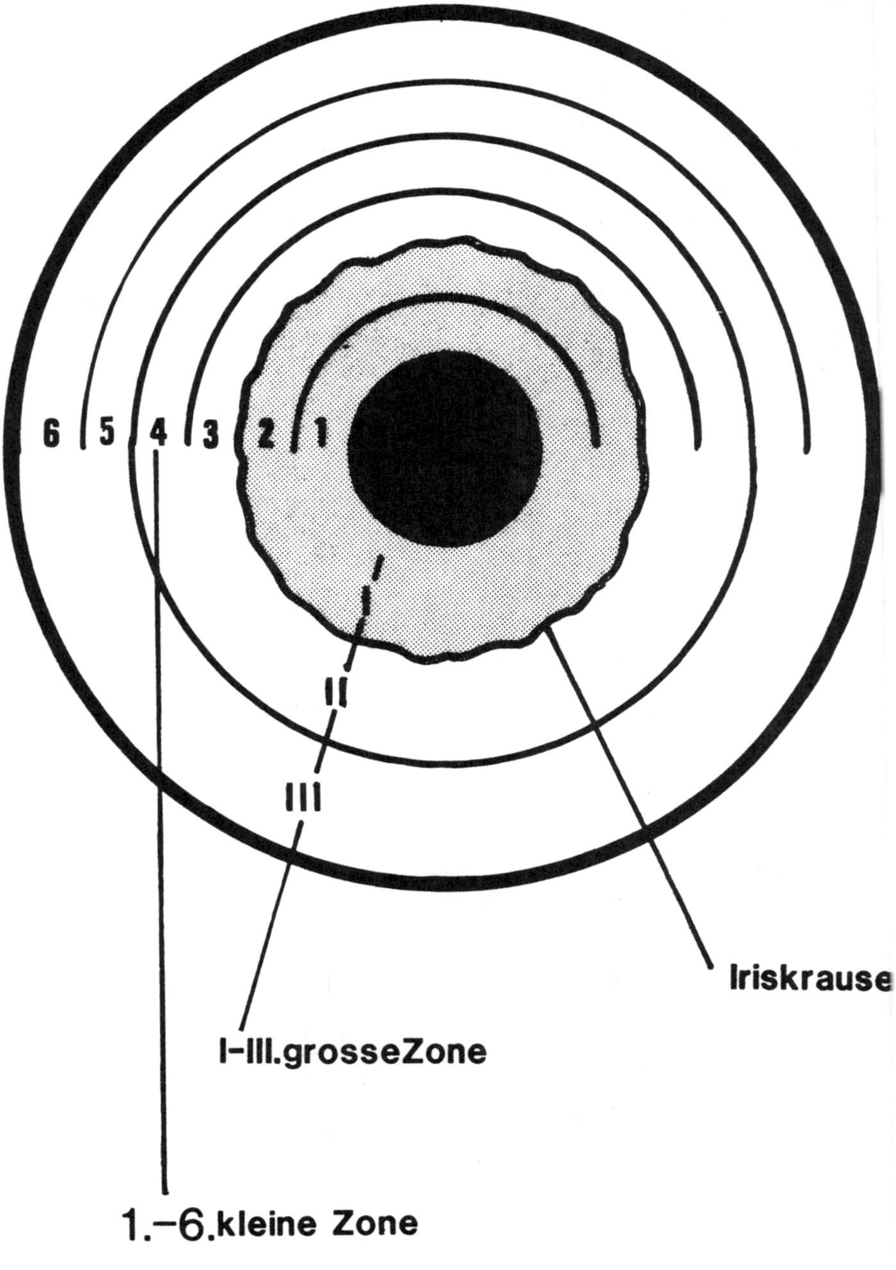

Abbildung: 7 – 2 Die *zirkuläre* Einteilung der Iris in 3 große und 6 kleine Zonen

7. Die Einteilung der Irisfläche und die Topographie der Organe (somatische Topographie)

7.1 Die Einteilung der Irisfläche

Zur sprachlichen und schriftlichen Kommunikation ist eine Einteilung der Irisfläche unerläßlich.
Grundsätzlich geht es zuerst um die *radiäre* und *zirkuläre* Einteilung der Irisfläche.

Radiäre Einteilung (Abb.: 7 – 1)

(Die Einteilung nach Graden, Stunden und Minuten)
Für die Einteilung nach Graden ist der Kreisumfang der lebenden Iris zu klein, um eine präzise Aussage über die Lokalisation eines Organs machen zu können.
Die Einteilung nach Stunden, jedem geläufig vom Zifferblatt der Uhr, ist in vielen Fällen noch zu grob. Es bleibt also nur die Einteilung nach *Minuten* übrig, die KRIEGE von Anfang an für richtig hielt und konsequent anwendete. In diesem Sinne haben sich auch HARDT (1953) und JAROSZYK (1971) und ANGERER (1983) ausgesprochen.

Zirkuläre Einteilung (Abb.: 7 – 2)

Zum Verständnis der zirkulären (zonalen) Einteilung der Irisfläche kann man auf den phylogenetischen Aufbau eines Parenchymwurms zurückgreifen, dessen Querschnitt auf den Aufbau der Iristopographie hinweist.
Die entodermalen Strukturen (wozu auch noch die Iriskrause gehört) werden durch die erste und zweite kleine Zone dargestellt, die mesenchymalen liegen in der dritten bis fünften kleinen Zone und die sechste kleine Zone endlich stellt die ektodermalen Strukturen dar. In das Mesenchym, als das „dazwischen Gegossene", werden die Organe eingebettet.
Vom Pupillenrand ausgehend bis zur Irisperipherie (Iriswurzel) zieht sich die topographisch nutzbare Fläche. Diese stellt eine große *Zone** dar, denn jede Fläche zwischen zwei Kreisen mit gemeinsamem Mittelpunkt nennt man *Zone*. Wird diese Zone sehr schmal, nennt man sie wohl auch Ring (z. B. Eng- und Weitringe nach THIEL).
Zieht man vom Mittelpunkt zur Peripherie eines Kreises zwei Radien, so erhält man zwischen diesen beiden Linien ein *Segment* (auch *Sektor*), einen Ausschnitt. (Abb.: 7 – 3)

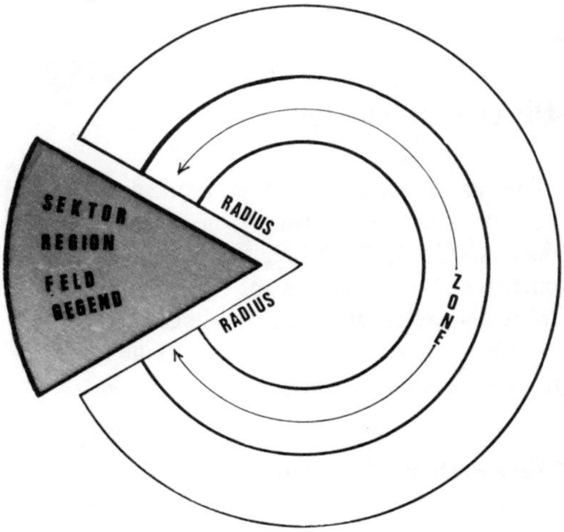

Abbildung: 7 – 3
Zone = Zonula=Gürtel
Sektor = secare-schneiden-das Herausgeschnittene
Region = Ausschnitt, Abschnitt
Feld = z. B. Nierenfeld
Gegend = z. B. Herzgegend

*) zonula = Gürtel

Anatomisch teilt man die Irisfläche in die *Pupillar*zone und in die *Ziliar*zone auf (Abb.: 7 – 4), topographisch jedoch in drei große Zonen, bzw. sechs kleine Zonen, wobei sich die Grenze der ersten großen Zone mit der Grenze der Pupillarzone, der Iriskrause, deckt. Die Grenzen zwischen der zweiten und dritten großen Zone sind gedachte Linien. Wie wichtig diese zirkuläre Einteilung ist, erfahren wir später bei der Platzlehre der Organe. Die Zoneneinteilung muß man bei der Betrachtung der Iris gut im Gedächtnis haben. (Abb.: 7 – 5)

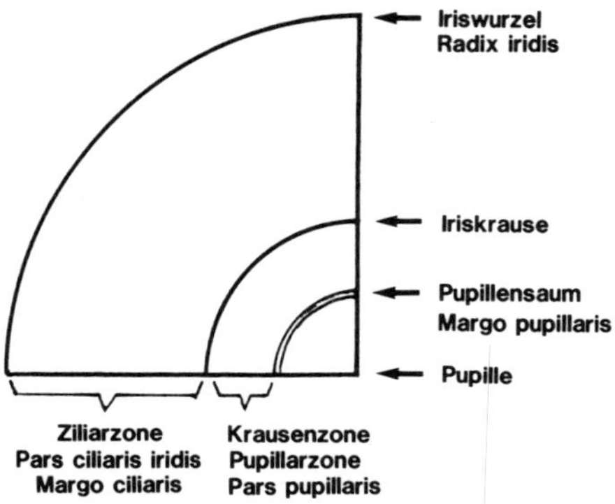

Abbildung: 7 – 4
Die Nomenklatur der Irisfläche

Die erste große Zone

Diese Zone enthält die Organe für die Stoffaufbereitung und Resorption (die Nutritionszone nach ANGERER), hier läuft die erste Phase des nutritiven Stoffwechsels ab.
In dieser ersten großen Zone liegen a) die Magenzone (erste kleine Zone) und b) die Darmzone (zweite kleine Zone).

Die zweite große Zone

Die zweite große Zone enthält die Organe für den Stofftransport und für die Stoffverwertung (humoraler Substratfluß). Hier haben Herz, Nieren, Pankreas und Gallenblase ihren Platz.
In dieser Zone liegen a) die dritte kleine Zone, Blut- und Lymphgefäße, sowie b) die vierte kleine Zone, Muskelzone.

Die dritte große Zone

Diese Zone umfaßt die Organe für die Körperstütze, für die Entgiftung und Ausscheidung. Hier liegen die Entgiftungsorgane Leber und Milz, die Ausscheidungsorgane Nase/Mund, Harnröhre, After, Haut.
In dieser dritten großen Zone liegen a) die fünfte kleine Zone: Knochensystem und b) die sechste kleine Zone: Haut. Unter Haut ist hier zu verstehen die Oberhaut und das dazugehörige Unterhautzellgewebe. Am Übergang von der fünften zur sechsten kleinen Zone befindet sich die Zone der aktiven Schleimhäute (siehe auch Tophi, S. 42 und Mesenchym S. 184).
Diagnostischer Hinweis
Man geht bei der Suche nach einem Organ immer davon aus, zu welcher Zone dieses Organ gehört. So gehört zum Beispiel die Blase als Muskelorgan in die Muskelzone, und ein Zeichen muß sich dort finden lassen. Das Herz gehört als Blutverteiler nicht zu den Muskeln, sondern zur Blutzone.
Diese zirkuläre Einteilung ist schon aus dem Grunde wichtig, weil sie ein zweidimensionale punktuelle und großräumige Verknüpfung (radiär/zirkulär) ermöglicht.

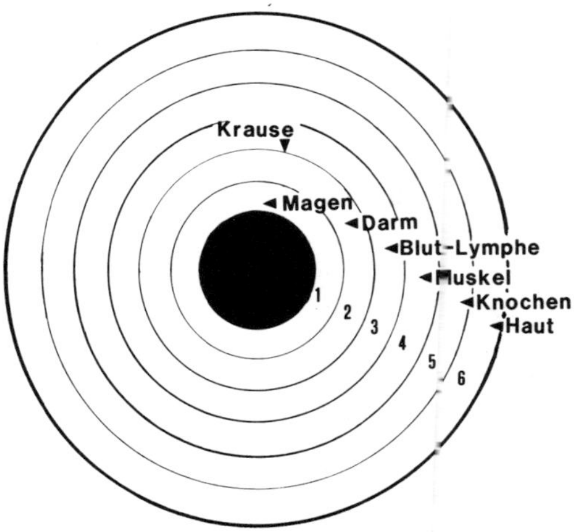

Abbildung: 7 – 5
Die 6 kleinen Zonen, die Organ-Funktions-Zonen

Sektoreneinteilung

Neben der Einteilung in Zonen ist es erforderlich, die genaue Lage der Organe innerhalb der Zonen festzulegen. Zu diesem Zweck teilen wir die Iris durch Linien, die vom Irisrand zur Pupillenmitte gezogen werden, in *Sektoren* ein. (Abb.: 7 – 6) Wenn wir diese Linien über den Mittelpunkt hinaus bis zum gegenüberliegenden Irisrand verlängern, erhalten wir die sogenannten Teilungslinien. Jede Teilung ergibt eine *vordere* und *hintere* Ansicht des Körpers; sie stellt wiederum durch das, was sich diametral gegenüberliegt, die Verbindung zu dem her, was zusammengehört und damit funktionelle Beziehungen zueinander hat.

Wenn wir diese Abbildung betrachten, so liegen zusammengehörige Körperteile nicht nebeneinander, sondern sich diametral gegenüber.
In den Iriden liegen also Gesicht und Hals im *oberen nasalen* Quadranten, Brust und Bauch im *unteren temporalen* Quadranten und Hinterkopf und Schlüsselbein im *oberen temporalen.* Der Rücken liegt im *unteren nasalen,* die HWS im *oberen temporalen* Quadranten.
Man kann auch mit anderen Worten sagen: Unter Umschaltung versteht man, daß die *Vorderansicht* des Körpers in der oberen Hälfte der Iris *nasalwärts* liegt, in der unteren Hälfte *temporalwärts.* Entsprechend liegt die *Hinteransicht* des Körpers in der *oberen* Hälfte *temporalwärts* und in der *unteren* Hälfte *nasalwärts.*

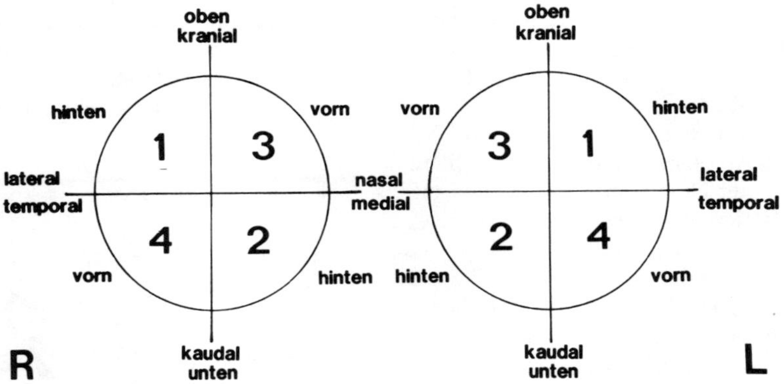

Abbildung: 7 – 6
Die Quadranteneinteilung der Irisfläche
Davon sind die Quadranten 1 und 2 jeder Iris die Hinteransicht des Körpers und die Quadranten 3 und 4 die Vorderansicht.

DIE IRIS ZEIGT:

1. REIZSITUATION

Über- und Unterreizung

2. ENERGIEFLUSS

Schwäche- und Belastungszeichen

3. HUMORALE ZUSTÄNDE

Verfärbungen/Ablagerungen

(J.BROY)

7.2 Topographie der Organe
(Somatische Topographie)

> „Die Augendiagnose nach Dr. Ignaz von Péczely besteht in einer Beurteilung des körperlichen Zustandes des Menschen nach dem Befunde des äußeren Anblickes der Iris. Diese Beurteilung ist völlig neu, sie ist Sache einer genauen topographischen Kenntnis der Iris, einer Kenntnis der Bedeutung ihrer Färbungszustände, ferner ist sie Sache einer langwierigen Beobachtung und Übung, damit einer Kunst."
> (Emil SCHLEGEL, 1887)

Den Anfang machte Ignatz von Péczely mit seiner Topographie*, die nur aus Zahlen bestand, die in den die Iris darstellenden Kreis eingezeichnet waren. (Abb.: 2 – 7) Die Übersetzung *in* Klarschrift durch ZOEPPRITZ 1886 war dann schon einfacher zu verstehen. (Abb.: 2 – 8) LILJEQUIST ging bereits zur abstrakten Darstellung über. An den Rand der Lächerlichkeit gerieten später die Darstellungen, bei denen die Organe in natürlicher Gestalt eingezeichnet wurden. Eine Methode, die bei Gegnern und Laien immer wieder den Eindruck erweckte, als sähen die Irisdiagnostiker dem Patienten bis auf die Organe in den Leib, oder – anders ausgedrückt – als bilde sich das Organ in seiner natürlichen Form auf der Iris ab. Eine derartige Darstellung muß abgelehnt werden.

Die Zahl der bis heute bekannten Topographien beträgt mehr als 30! Diese allerdings haben in der Mehrzahl nur noch historisches Interesse und keine Bedeutung für die Praxis.

Die Vielzahl der Topographien in der Frühzeit der Augendiagnose hatte zwei Gründe: Einmal gab es noch nicht die Möglichkeiten der kollegialen fachlichen Kommunikation durch Vorträge, Tagungen, Bücher, wie es sie heute gibt. Zum anderen wurde immer wieder etwas neues gefunden, was eine ältere Topographie erweiterte. So entstanden Einzelstücke ohne Vergleich und sachliche Überprüfung.** Der Begriff ‚Topographie' ist für die Gegner ein Reizwort geblieben bis heute. Sehr zu Unrecht übrigens, denn es hat sich mit der Zeit sehr viel zum Positiven verändert.

*) topos = Ort, graphein = schreiben, beschreiben

In den sechziger Jahren dieses Jahrhunderts waren die Arbeiten soweit abgeschlossen, daß es praktisch nur noch drei sachlich richtige Topographien gibt, die so unwesentliche Unterschiede zeigen, daß es nicht zu abweichenden Diagnosen kommen kann.*** Dazu gibt es heute noch die neue Topographie von ANGERER (1983), die in ihrer Darstellung auf die Denk- und Arbeitsweise dieses bedeutenden Diagnostikers abgestimmt ist, ohne sachlich von den anderen abzuweichen.

Diesem Buch liegt die Topographie zugrunde, die sich aus der Arbeit von MADAUS–FLINK–KRIEGE entwickelt hat.**** Sie ist nach dem Tode KRIEGES (1971) den neuen Erkenntnissen entsprechend korrigiert worden. Der Lernende ist damit in der Lage, die oben erwähnten anderen Topographien zu verstehen und mit ihnen zu arbeiten, was insofern wichtig ist, als gerade DECK und ANGERER wesentliche und weiterführende Werke geschrieben haben.

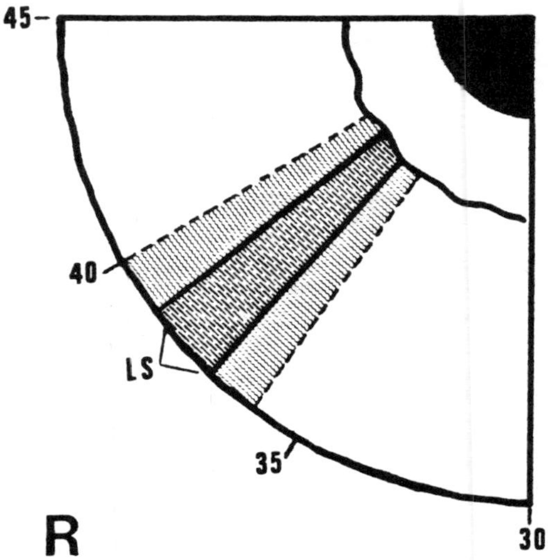

Abbildung: 7 – 7
LS bedeutet die mittlere Breite des Lebersektors, wie sie aus 26 Topographien herausgefiltert wurde. Damit hat sich ergeben, daß die angeblichen Differenzen unwesentlich sind. (nach BROY)

**) Leider entstehen auch heute noch solche Elaborate!

***) Wenn es zu abweichenden Resultaten kommt, muß es dann an der Topographie liegen??

****) Auch die Topographie von G. JAROSCYK kommt aus dieser Richtung

Einen Beitrag zu der leidigen Frage nach Übereinstimmung oder Divergenz der Topographien hat J. BROY* geliefert. Auch G. LINDEMANN hat zu dieser Frage eingehend Stellung bezogen.**
BROY hat mit Hilfe eines Computers 26 ältere und neuere Topographien überprüft und ist zu dem Ergebnis gekommen, daß die immer wieder zitierten Unterschiede in Wirklichkeit nur eine geringe Bedeutung gehabt haben. (Abb.: 7 – 7)
Zum Verständnis der topographischen Situation schreibt BROY etwas sehr Wichtiges: „Zur Auffindung und Bestimmung wurden ja grundsätzlich klinisch fixierbare Krankheiten herangezogen. (Das widerspricht beispielsweise der These von der ‚Konstruktion' der Sektoren.) Dauer und Schweregrad der Erkrankung sind bekanntlich auf die Größe der Phänomene nicht ohne Einfluß. Darum ist es besser, den *wichtigsten* Sektor, der gleichzeitig seine eigene Mitte darstellt, als solchen topographisch zu bestimmen. Es ist nämlich durchaus eine Ermessensfrage, ob man z. B. die Perihepatitis zu den Lebererkrankungen oder zu den Entzündungen des Bauchfells zählt. Im ersteren Falle wird die Breite des Sektors zwangsläufig größer angesehen. Schwierig und subjektiv wird die Situation, wenn sich die proliferativen Veränderungen der GLISSON-Kapsel bis ins Innere des Organs ausbreiten (Fibrose).
Wie leicht zu erkennen ist, liegt das Problem nicht so sehr bei der Augendiagnose als vielmehr an der derzeit gültigen klinischen Modellvorstellung von Organen und ihren Erkrankungen."

*) Methodik und Grenzen, 9/1979, S. 259–269
**) LINDEMANN, Vortrag Colloquim Wetzlar 1970 und M & G, 1/71, S. 4ff.

Um eine sichere Befunderhebung aus der Iris, aus dem Auge und seinen Adnexen vornehmen zu können, muß man nicht nur die Topographie der Organe und die Bedeutung der Zeichen nach Form und Farbe beherrschen, sondern als unabdingbare Forderung auch über

> Grundlegende Kenntnisse in Anatomie, Histologie und normaler und pathologischer Physiologie

verfügen.

Aus der Summe dieser Kenntnisse heraus wird erst aus dem Befund eine Diagnose.

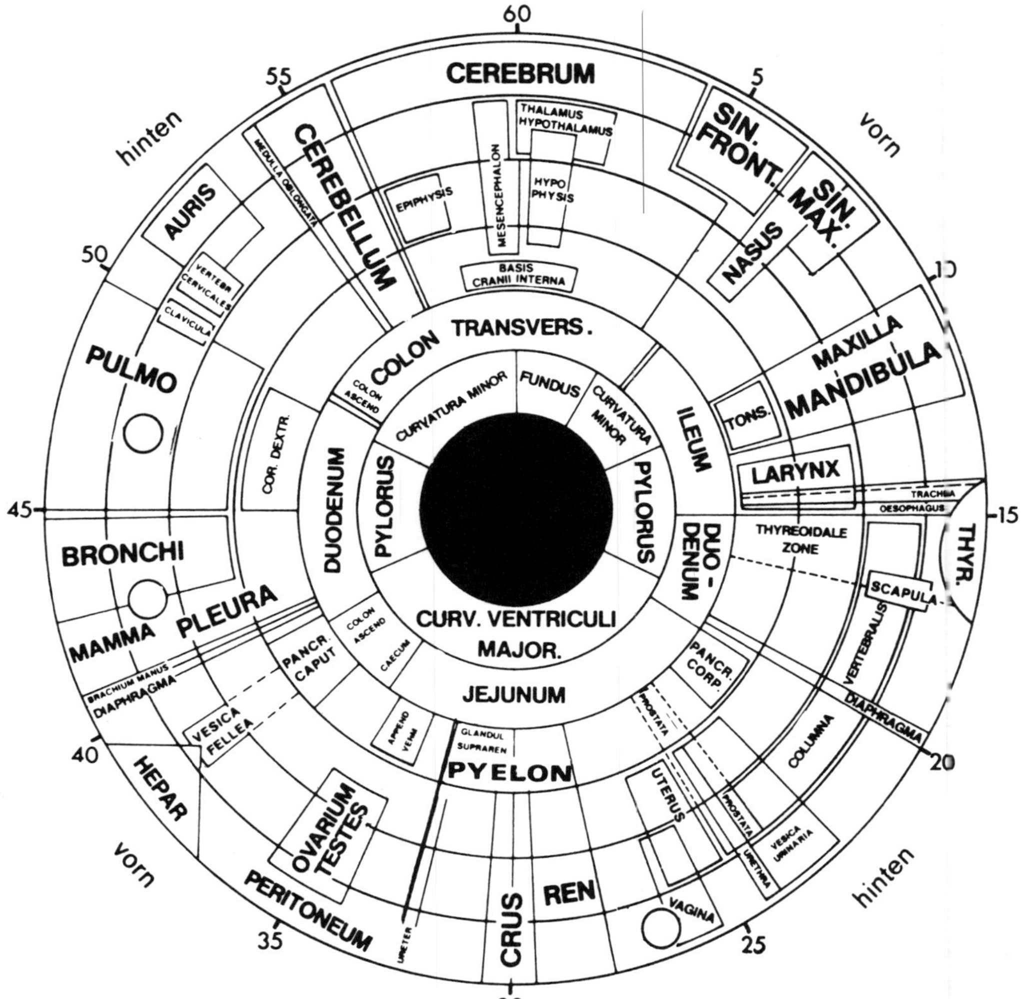

Rechte Iris

Abbildung: 7 – 8
Topographie der Iris

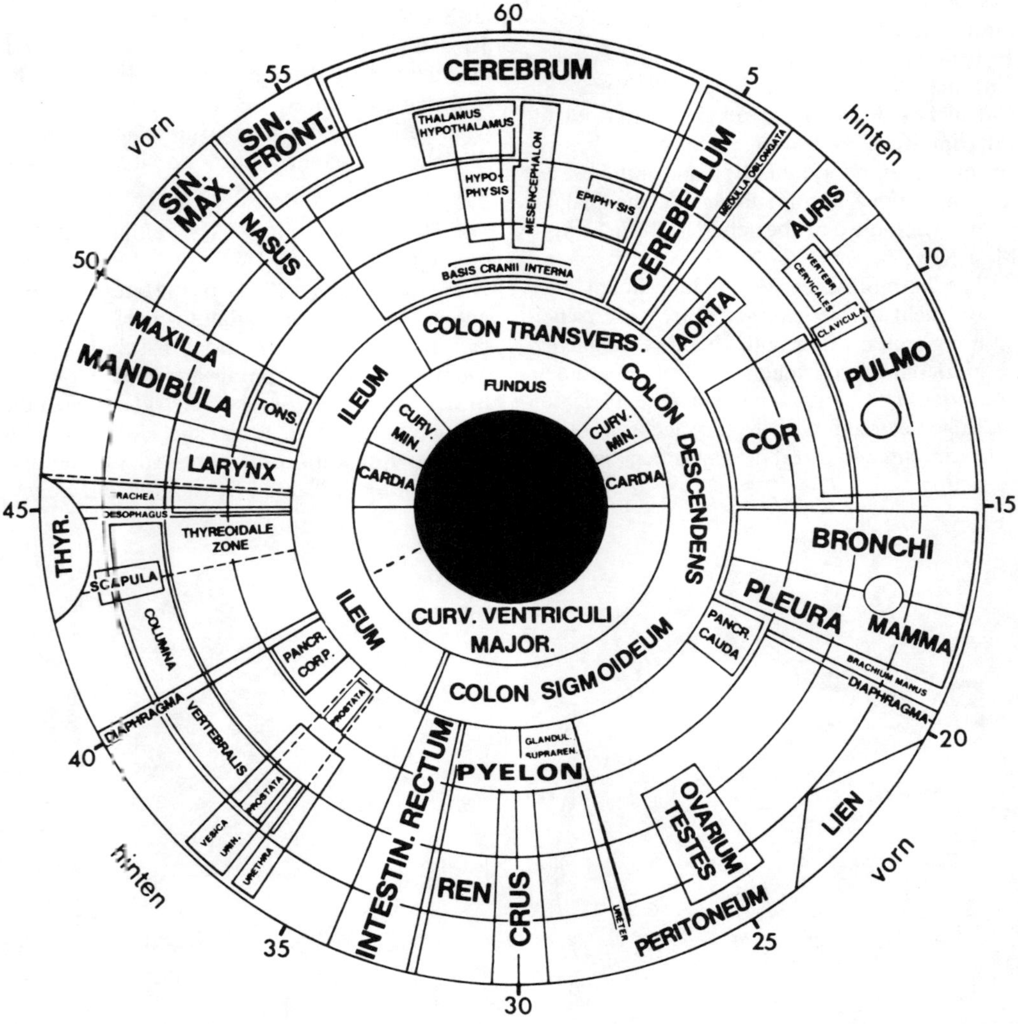
60
5
10
15
20
25
30
35
40
45
50
55
vorn
hinten
hinten
vorn
CEREBRUM
SIN. FRONT.
SIN. MAX.
NASUS
THALAMUS HYPOTHALAMUS
HYPOPHYSIS
MESENCEPHALON
EPIPHYSIS
BASIS CRANII INTERNA
CEREBELLUM
MEDULLA OBLONGATA
AURIS
VERTEBR. CERVICALES
CLAVICULA
PULMO
AORTA
COR
BRONCHI
PLEURA
MAMMA
BRACHIUM MANUS
DIAPHRAGMA
LIEN
OVARIUM TESTES
PERITONEUM
URETER
GLANDUL. SUPRAREN.
PYELON
REN
CRUS
INTESTIN. RECTUM
COLON SIGMOIDEUM
PANCR. CAUDA
PANCR. CORP.
PROSTATA
VESICA URIN.
URETHRA
VERTEBRALIS
DIAPHRAGMA
COLUMNA
SCAPULA
THYR.
THYREOIDALE ZONE
OESOPHAGUS
TRACHEA
LARYNX
TONS.
MANDIBULA
MAXILLA
ILEUM
ILEUM
COLON TRANSVERS.
COLON DESCENDENS
FUNDUS
CURV. MIN.
CURV. MIN.
CARDIA
CARDIA
CURV. VENTRICULI MAJOR.

Linke Iris

7.3 Harmonische Verbindungslinien

Diese Linien wurden von M. MADAUS in die Irisdiagnose eingeführt und von E. FLINK in ihrer Bedeutung weiter ausgebaut.
Es handelt sich um Verbindungslinien zwischen einzelnen korrespondierenden Organen. Sie sind nicht sichtbar, solange keine Funktionsstörung im Regelkreis vorliegt. Sind sie aber gezeichnet (hell oder dunkel), dann sind diese Linien mit ihren Zusammenhängen in die Diagnose und Therapie einzubeziehen. (Abb.: 7 – 8)
MERKE:

> Die harmonischen Verbindungslinien müssen nicht als *durchgehender* Strich in Erscheinung treten. Man muß also den möglichen Verlauf nachvollziehen und die Linie wiederfinden. Die Linien können in einem leichten Bogen verlaufen. Die Aussagekraft dieser harmonischen Verbindungslinien ist eindeutig.

Die *Scheitel-Fuß*-Linie = Gleichgewichtslinie
Diese Linie, die wir uns von 60' nach 30' durch die Mitte der Iris gezogen denken, teilt die Iris in eine innere und äußere Hälfte (nasale und temporale). Weil an ihrem oberen Ende der Scheitel, an ihrem unteren Ende der Fuß liegt, wird sie Scheitel-Fuß-Linie genannt.
Ist diese Linie durchgehend gezeichnet, durch Aufhellung oder durch Verdunklung, so leidet der Patient unter Gleichgewichtsstörungen. Man spricht aus diesem Grunde auch von der Gleichgewichtslinie. Auch an Störungen des „inneren Gleichgewichts" ist hier zu denken.

Die *Hals-Genick*-Linie, Umschaltlinie, *Disharmonie*-Linie
Diese Linie trennt die Iris in eine obere und eine untere Hälfte ein. Sie verläuft vom Halsgebiet in der Iris, das in beiden Iriden nasalwärts liegt, zum Genick, das temporalwärts liegt.
In den oberen Hälften beider Iriden liegen die Organe des Kopfes, ferner das Herz, die Lungen, der Kehlkopf, Luftröhre und Speiseröhre. In den unteren Hälften Brust, Rücken, Bauch,

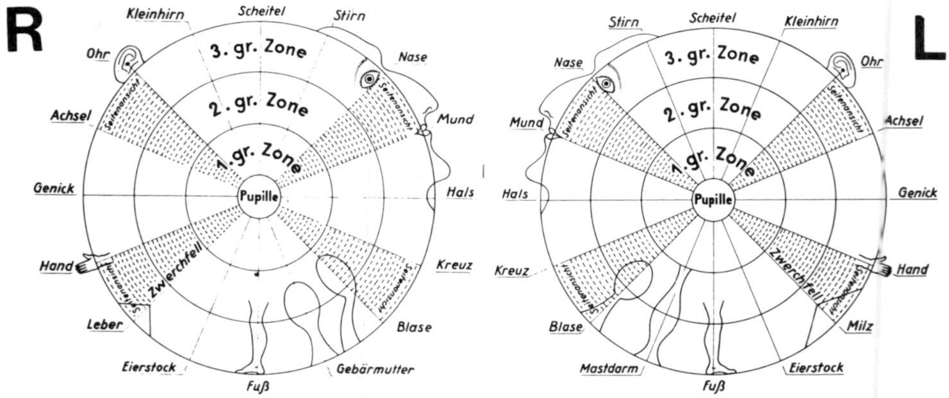

Scheitel-Fuß-Linie	=	Gleichgewichtslinie (inneres Gleichgewicht)
Hals-Genick-Linie	=	Disharmonie-Linie (Grenz- und Umschaltlinie)
Nase-Zwerchfell-Linie	=	Kolik-Linie, akute Entzündungslinie (wenn links: heimliche Fieber)
Ohr-Blasen-Linie	=	Infektionslinie, aktive Geschlechtslinie

Stirn-Eierstock-Linie	=	passive Geschlechtslinie
Mund-Hand-Linie	=	Ernährungs-Linie (will-nicht-Linie)
Gebärmutter-Kleinhirn-Linie	=	Hysterie-Linie (rechts)
Mastdarm-Kleinhirn-Linie	=	Hypochondrie-Linie (links)
Achsel-Kreuz-Linie	=	Tragkraft-Linie (kann-nicht-Linie)

Abbildung: 7 – 9
Die „Harmonischen Verbindungslinien".

Extremitäten und Geschlechtsorgane. Wenn die Linie durchgehend gezeichnet ist, so besteht eine Disharmonie zwischen Kopf und dem übrigen Körper, daher der Name „Disharmonie-Linie“.
Im archaischen Prinzip geht es um folgendes:
Stolz und Unterwerfung sind zwei gegensätzliche, aber oft aufeinanderfolgende Haltungen, und nicht selten streiten diese Gefühle heftig miteinander, bevor das eine oder das andere die Oberhand gewinnt.
Die Haltung als solche, der die geistige Auseinandersetzung mit der Situation vorausging, wird durch die Leistung der Muskelextensoren und -flexoren bewirkt.
Was können sich nun für Spannungen ergeben, vor allem im Bereich Schulter-Kopf, auch im Arm, wenn sich ein Widerstreit zwischen der stolzen aufrechten und der geduckten Demutshaltung der Unterwerfung abspielt? Dieser Widerstreit spielt sich ab, auch wenn der Mensch äußerlich unbeweglich vor uns sitzt! Ja, gerade dann ergeben sich die gefährlichen Verspannungen, die mit Medikamenten nicht zu beseitigen sind.
Das Ergebnis ist eine Disharmonie – körperlich und seelisch. Man denke hierbei auch an die gegenseitige Beeinflussung von Thyreoidea und Herz, die auf dieser Linie liegen!
Umschalt-Linie nennen wir diese Linie deshalb, weil die *nasal*wärts liegende Vorderansicht des Kopfes auf die *temporal*wärts liegende Vorderansicht des Bauches oder Unterkörpers umgeschaltet wird.

Die *Nasen-Zwerchfell*-Linie
verläuft durch die Mitte des nasalen oberen und des temporalen unteren Quadranten, also von der Nasenwurzel bis zum Galle/Leberfeld in der rechten, und von der Nasenwurzel bis zum Milzfeld in der linken Iris. Sie stellt temporal die Grenzlinie zwischen Brust- und Bauchraum dar, und da im Körper das Zwerchfell die Grenze bildet, bezeichnen wir sie als Nasen-Zwerchfell-Linie. Durchgehende weiße Zeichen in der rechten Iris lassen auf heftige Schmerzen schließen. Man bezeichnet sie deshalb auch als *Schmerz*linie. Zeichen in der linken Iris deuten auf schleichende Schmerzen, die mit Fieber verbunden sind, hin (Milzschwellung = inneres Fieber).

Die *Ohr-Blasen*-Linie,
die wir durch die Mitte des oberen temporalen und des unteren nasalen Quadranten ziehen, hat Bedeutung als *Infektionslinie.* Sie fängt oben im Ohrfeld an und durchschneidet unten das Blasenfeld. Ist diese Linie in der *rechten* Iris durchgehend gezeichnet, so bestanden bei den Vorfahren schon Blasenleiden. Als Praktiker muß man wissen: Wenn bei Kindern Ohrenleiden auftreten, dann waren die Vorfahren blasenleidend. Aus diesem Grunde wird die rechte Ohr-Blasen-Linie auch Verbindungslinie- oder Vererbungslinie genannt, weil sie eine *Verbindung* zu den Eltern und Großeltern mit ihren Belastungen herstellt. In der rechten Iris treten Blasenzeichen auf, wenn ein Blasenkatarrh nach Erkältung vorliegt. Sieht man aber in der linken Iris ein Blasenzeichen, so sollte man nach Ansicht der alten Praktiker auch an Geschlechtskrankheiten denken.

Die *Hand-Mund*-Linie
Ziehen wir jetzt durch die Mitte zwischen Nasen- und Halslinie im oberen nasalen Quadranten eine Linie bis zum äußeren Irisrand zwischen Genick- und Zwerchfell-Linie im unteren temporalen Quadranten, so haben wir eine Verbindung hergestellt zwischen dem Mundsektor im oberen nasalen Quadranten und dem Handsektor im unteren temporalen Quadranten. Diese Linie nennen wir *Mund-Hand-Linie* oder *Ernährungslinie.*
Durchgehende Zeichen in diesem Gebiet besagen, daß der Patient Ernährungsfehler begeht, er will diese Ernährungsweise auch nicht ändern. Ist diese Linie in der rechten Iris gezeichnet, so waren schon die Vorfahren magenkrank; in der linken Iris besagen die Zeichen, daß der Patient immer das ißt, was er *nicht vertragen* kann.

Die *Stirn-Eierstock*-Linie
Gehen wir von der Stirngrenze aus, im oberen nasalen Quadranten, die in der Mitte zwischen der Scheitel- und der Nasenlinie liegt, und ziehen eine Linie durch bis zum Rand des temporalen unteren Quadranten zwischen der Fuß- und Zwerchfell-Linie, so haben wir die Stirn-Eierstock-Linie. Bei durchgehenden Zeichen auf dieser Linie finden wir Störungen im Geschlechtsleben und Auswirkungen auf das Gehirn, in diesem Fall auf das Gemütsleben (Psyche). Frauen mit Eierstockszeichen und kurzen flachen Fingernägeln haben viel Kopfschmerzen!

Die *Kleinhirn-Gebärmutter*-Linie (rechte Iris)
Ziehen wir in der rechten Iris eine Linie vom Irisrand in der Mitte zwischen der Scheitel- und der Ohr-Linie durch den oberen temporalen Quadranten, so gehen wir hier vom Kleinhirn aus. Im unteren Quadranten verläuft die Linie in der Mitte zwischen der Fuß- und Blasenlinie. Hier treffen wir das Gebärmutterfeld (Uterus-Sektor).
Sind durchgehende Zeichen auf dieser Linie in der rechten Iris zu sehen, so neigen die Patienten zu Hysterie, sie reden viel und laut. Kopfschmerzen *oben* auf dem Kopf sind vorherrschend.

Die *Kleinhirn-Mastdarm*-Linie
finden wir in der linken Iris. Durchgehende Zeichen auf dieser Linie lassen auf Hypochondrie schließen (daher auch die Bezeichnung Hypochondrie-Linie).* Die Patienten sind still und sagen wenig.

Die *Achsel-Kreuz*-Linie
Diese Linie ziehen wir in der Mitte zwischen der Ohr- und der Genick-Linie durch den oberen temporalen Quadranten. Hier haben wir das Feld für die Achsel bzw. das Schlüsselbein. Im unteren nasalen Quadranten ziehen wir die Linie in der Mitte zwischen der Blasen- und Halslinie und treffen so auf das Feld für das Rückgrat (Kreuz). Diese Linie ist die Achsel-Kreuz-Linie oder die *Tragkraft-Linie*.
Patienten mit durchgehenden Zeichen auf dieser Linie sind sehr empfindlich. Sie können weder viel *tragen* noch *ertragen*.
Wenn wir uns eine reale Last von 30 kg auch vorstellen können und wissen, daß sich ein Lastträger beugt – schwerer ist es schon, sich eine seelische Last von 30 kg vorstellen zu können. Doch ist es auch so, daß sich eine imaginäre Last durch die Haltung bemerkbar machen kann. Auch gegen diese Last stemmen sich die Menschen, stemmen sie den Rücken, spielen einander widersprechende Muskelimpulse eine Rolle und, was besonders gefährlich ist, es folgt in den meisten Fällen keine Entspannung.
Die Tragkraftlinie wird auch die *Kann-nicht-Linie* genannt.

Die *Streßlinie*
Bei weiteren Arbeiten zu diesem Thema hat sich die *„Streßlinie"* ergeben, die von der Hypophyse zur Nebenniere in beiden Iriden verläuft. (Abb.: 16 – 7)
Ist diese Linie zu verfolgen, dann handelt es sich um echten Streß und nicht nur um Nervosität. Dann läuft das ab, was BRÜGGER als Streßspirale bezeichnet, die über das humoralhormonale System wirkt.

*) In den alten Kräuterbüchern waren alle „Mittel gegen die Hypochondrie" Abführmittel!

8 Zur Technik der Augenbetrachtung

8.1 Lupe oder Mikroskop?

Grundsätzlich hängt die Befunderhebung aus dem Auge vom Wissen des Diagnostikers ab und nicht allein von den Geräten. Wenn auch die alten Diagnostiker nur mit der Lupe gearbeitet haben, so müssen wir heute doch sagen, daß ein Iris-Mikroskop in der Praxis vorhanden sein sollte; wir suchen heute nach Zusammenhängen und Feinheiten, deren Erkennung mit der Lupe kaum möglich ist. Man denke dabei nur an die Konjunktivalgefäße mit gestörten Strömungsverhältnissen.

Für den Hausbesuch jedoch ist eine Lupe unerläßlich und der Anfänger sollte sich im Umgang damit üben. Lupen mit reinweißem Glas und einer Vergrößerung bis 5 x sind geeignet. Ihr Durchmesser soll nicht zu klein sein.
Geeignet sind aplanatische Lesegläser, die in bezug auf Randschärfe und Verzeichnungsfreiheit höheren Ansprüchen genügen.
Wichtig für eine sorgfältige Betrachtung der Iris ist die Beleuchtungsstärke der Lampe und die Beleuchtungsrichtung. Erstere muß einen Kom-

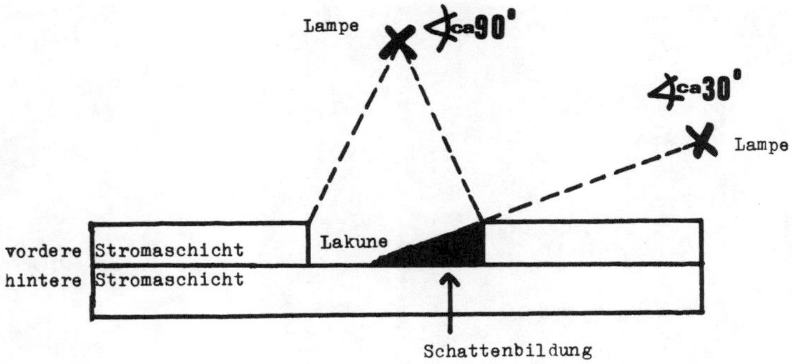

Abbildung: 8 – 1

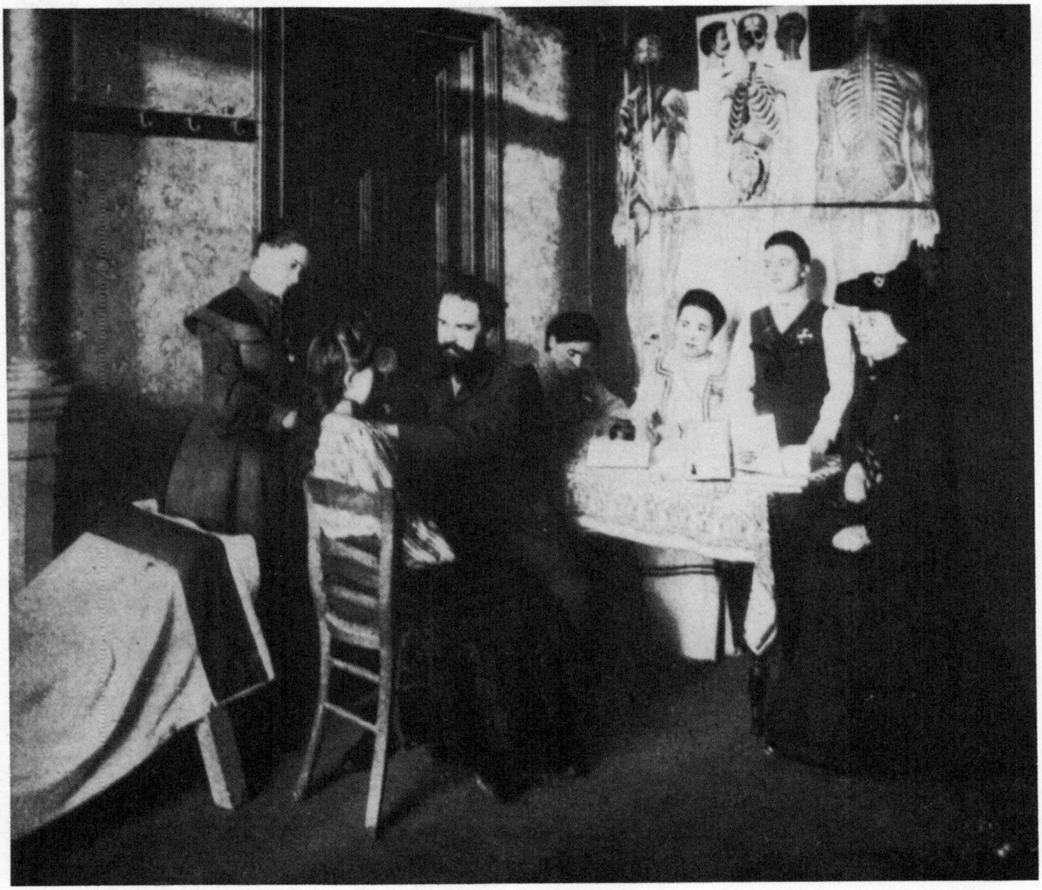

Abbildung: 8 – 2 In der Praxis bei P. J. THIEL

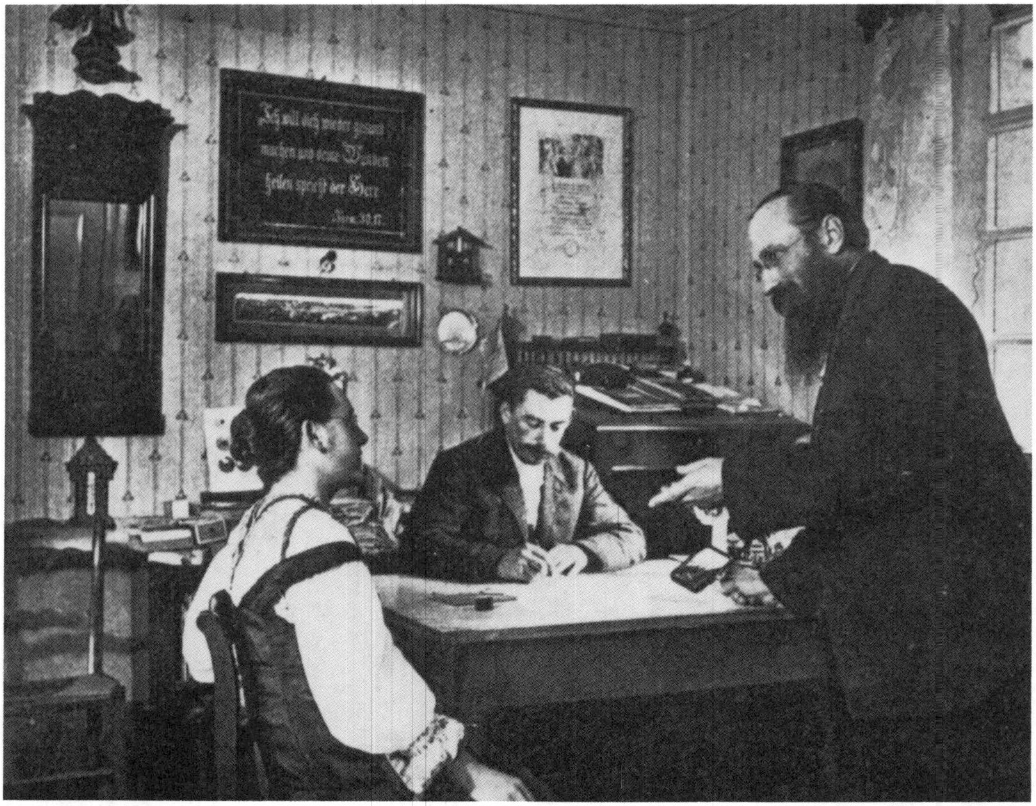

Abbildung: 8 – 3 In der Praxis bei FELKE (Foto: HP-Kurier)

promiß darstellen zwischen dem, was der Patient aushalten kann, ohne daß das Auge tränt, und der für die Betrachtung notwendigen Helligkeit. Die Richtung basiert auf der Tatsache, daß erst eine Schattenwirkung ein Relief in seiner ganzen Plastik in Erscheinung treten läßt. Die Tiefe einer Lakune und die Struktur des Irisgewebes lassen sich nur durch die Beleuchtungsführung darstellen. (Abb.: 8 – 1) Deshalb ist es zweckmäßig, Lupe und Lampe getrennt handhaben zu können. Da eine Lampe immer Wärme abstrahlt, kann man sie dann bei empfindlichen Patienten zurücknehmen, ohne daß man aus der Bildschärfe herauskommt.

8.2 Die Systematik bei der Befunderhebung

Ohne eine strenge und sinnvolle Systematik bei der Befunderhebung aus dem Auge kann man nicht zu einer sicheren diagnostischen Aussage kommen.

Man beginnt mit einem *Gesamtüberblick.* Hier ist entscheidend, welchen Primäreindruck man von *Farbe* und *Struktur* bekommt. Bei der Farbe gehen wir auf die *Konstitution* ein (Kap. 5) und bei der Struktur auf die *Wertungsregel* (Kap. 6) Diesen Eindruck sollte man sich noch ohne Lupe oder Mikroskop verschaffen. Beim Mikroskop ist auf jeden Fall die geringste Vergrößerung einzuschalten, damit man die Iris total sieht.

Grundregel:

Erst total, dann Sektor!
und
Erst rechts, dann links!

Da die Topographie zonal (ringförmig) aufgebaut ist und alle funktionellen Vorgänge im Körper zentrifugal verlaufen, muß man auch eine Iris vom Mittelpunkt – d. h. von der Pupille aus – bis zur Peripherie, dem Irisrand, betrachten. Man folgt damit dem Säftestrom im Körper.

Also zuerst den Pupillen*rand* (auch Pupillensaum genannt), dann die Pupillen*form*, ob rund oder entrundet, total oder partiell. (Kap.: 9) Von hier aus geht es dann systematisch durch die einzelnen Zonen. Aus diesem Vorgehen ergibt sich eine Betrachtungsspirale. Diese „Spirale der Übersicht“ ist deshalb so wichtig, weil man ohne diese strenge Ordnung zu leicht an einem auffallenden Zeichen hängen bleibt (der Anfänger freut sich, etwas gefunden zu haben) und dabei andere wichtige Zeichen übersieht oder den Zusammenhang nicht findet. Nun erst geht man auf die Einzelheiten ein.

Bei den paarigen Organen ist es besonders wichtig, von der rechten zur linken Iris zu wechseln, um Zusammenhänge zu finden. Gleiches gilt z. B. für Organverbindungen wie Leber-Niere, Leber-Gehirn, Leber-Niere-Herz, Niere-Lunge und andere wichtige Funktionszusammenhänge. Gerade im Überblick zeigt sich die Stärke der Irisdiagnose.

Nach der Iris geht der Blick auf die Konjunktiva mit der Karunkel und Pinguekula, dann folgen Unterlidrand, die Form der Augenlider (Oedeme), Xanthelasmen, Herzkappe!

Augenbrauen, Wimpern und das Gesicht im ganzen soll man im Rahmen der Semiotik betrachten.*

*) MARKGRAF, Bildatlas der visuellen Diagnostik, 1984

B
Krankheitszeichen der Organe und Funktionskreise

„Der Pupillenzustand ist für die Beurteilung der sympathischen und parasympathischen Leistungen von großer Wichtigkeit."
(SACHSENWEGER)

9. Die Pupillenphänomene

Zahlreiche neurologische Erkrankungen sind durch Pupillenreaktionen gekennzeichnet, die nicht selten das Leitsymptom dieser Krankheiten darstellen. Sie gehören in das Fachgebiet Neurologie und Ophthalmologie.
Da die Pupille erst durch das Vorhandensein der sie umgebenden Iris in Form und Bewegung zur Darstellung kommt, betrachtet man gewissermaßen ein optisches Vakuum. Ein Pupillenrandphänomen ist also im Grunde genommen ein „Iris-Innenrand-Phänomen". Die Iris allein ist das bewegte Teil. SCHNABEL sagt: „Da das Verhalten der Iris ... deutlich an ihrem negativen Teil, Pupille oder Sehloch genannt, beobachtet werden kann, und deshalb auch zweckmäßig daran kontrolliert wird, nennt man diese Erscheinungen gewöhnlich Pupillenrandreaktionen."
Bevor in diesem Zusammenhang die beiden Hauptabschnitte „Psychische Phänomene" und „Darstellung der Funktionsstörungen der Wirbelsäule" (Kap. 26) behandelt werden, sind einige allgemeine Kriterien zu erwähnen, deren Kenntnis Voraussetzung für eine sichere Diagnose ist.
Zahlreiche Funktionen des Auges, wie z. B. die Pupillenweite, werden fast ausschließlich über das vegetative Nervensystem reguliert.
Die dichte Innervation des M.sphincter pupillae und des M.dilatator pupillae mit sympathischen Fasern, die dem Ganglion cervicale superior entstammen und über die Nn. ciliares breves und longi in die glattmuskuläre Effektorzelle einströmen, gewährleisten eine potentielle Freisetzung von Noradrenalin an den sympathischen Nervenendigungen.

9.1 Die Weite der Pupille

Erweiterungen und Verengungen der Pupille stellen die Pupillenmotorik dar. Zwei Muskeln gehören bekanntlich zur Iris: M.sphincter pupillae und M.dilatator pupillae. Beide arbeiten antagonistisch und bestimmen die Pupillenweite (Pupillengröße). Noradrenalin führt über die Erregung postsynaptischer α_1-Adrenorezeptoren zu einer glattmuskulären *Kontraktion,* über die ß-Adrenorezeptoren zu einer glattmuskulären *Erschlaffung* (PALM).
Das Regelniveau dieser beiden in negativer Abhängigkeit stehenden Muskeln stellt das Gleichgewicht und damit die *normale* Pupillenweite her (Abb.: 9–1). Diese Weite kann bei maxima-

Abbildung: 9 – 1

Regelkreis der Pupillenregulation

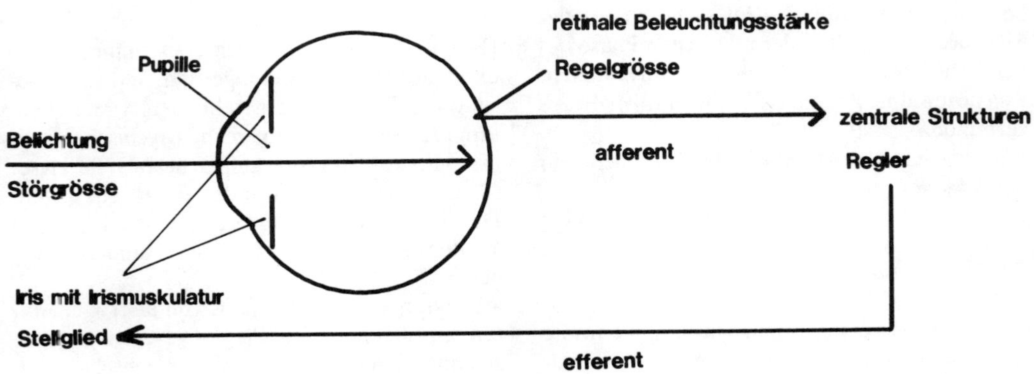

ler Dilatation 7.5 bis 8 mm und bei maximaler Kontraktion 1.5 bis 2mm betragen.
Die Pupille des Neugeborenen ist eng (2 mm), beim Jugendlichen ist sie weiter (3 mm), und mit zunehmendem Alter wird sie wieder enger. Die Pupillenweite beider Augen ist gleich, wobei man Schwankungen unter 0,5 mm nicht berücksichtigen sollte. Bei etwa 17% der Menschen tritt eine Anisokorie auf, die aber wiederum nur bei 4% auffallend stark ist (ALEXANDRIDIS).
Hier sei noch einmal daran erinnert, daß die Reaktionen des Sphinkters vom Parasympathikus und die des Dilatators vom Sympathikus gesteuert werden. Nach heutigen Erkenntnissen erhalten aber sowohl der Sphinkter als auch der Dilatator zusätzliche sympathische und parasympathische Informationen.

Veränderungen der Pupillenweite Mydriasis

Man versteht darunter eine über die normale Weite hinausgehende Erweiterung der Pupille. Wenn der Tonus des Sphinkters nachläßt, erfolgt eine *passive* Erweiterung, eine *aktive* Erweiterung erfolgt auf Schmerz, sensorische und psychische Reize. Außerdem kann eine Mydriasis durch die Einnahme von Arzneimitteln entstehen.
Die *beidseitige* Mydriasis ist ein Hinweis auf eine andauernde Sympathikotonie, und diese kann bei M.Basedow, bei Alkoholismus (hier auch auf Achsenverschiebungen achten!) und nach Gehirnerschütterungen auftreten. Andererseits besteht die Möglichkeit, daß die beidseitige Mydriasis ein Hinweis auf eine *vorübergehende* Sympathikotonie ist, die ihrerseits auf Drogenkonsum beruht (BOURDIOL). Diese Form der Mydriasis soll auch in der manischen Phase des manisch-depressiven Irreseins vorkommen. Psychosen und Phobien sind oft mit Mydriasis verbunden.
Einseitig legt die Mydriasis den Verdacht auf Optikus-Neuritis nahe

Miosis

Unter Miosis versteht man eine Pupillenweite von 3 mm und weniger. Sie ist im Gegensatz zur Mydriasis der Ausdruck einer überwiegend parasympathischen Tonuslage.
Eine Reihe von Fakten bewirken diesen Zustand:

- □ Konstitution; pigmentierte Iriden zeigen z. B. oft eine engere Pupille als blaue, fibrilläre Iriden
- □ Alter
- □ lichtmotorische Reflexe
- □ Konvergenzreaktion bei Nahsicht
- □ vagotoner Reflex, z. B. Ermüdung, Verdauung. Es handelt sich häufig um Ernährungstypen mit psychischer Sprunghaftigkeit.

Beidseitige Miosis
Sie gibt Hinweise auf die Möglichkeit einer Vergiftung, einer zentralen Hämorrhagie und auf Psychosen (siehe Abflachungen, S. 94).

Einseitige Miosis
Diese Form läßt an das Horner-Syndrom denken, an zentrale Syndrome, an das Sinus-cavernosus-Syndrom und an Affekte im Halsbereich. Dies sind Erkrankungen, deren exakte Diagnose in den Bereich des Facharztes gehören.

Anisokorie

Anisokorie liegt vor, wenn beide Pupillen *verschiedene* Größen aufweisen. Eine geringe Seitendifferenz ist als Ausdruck einer leichten Seitenverschiedenheit des vegetativen Tonus nicht selten. Wenn die Pupillenmotorik stimmt, ist eine Anisokorie ohne Bedeutung, da sie auch Tagesschwankungen unterworfen ist.

Hippus

Darunter versteht man eine spontane, periodisch auftretende Verengerung und Erweiterung der Pupille. Sie ist abhängig von Belichtung, Lidschluß, sensiblen und psychischen Reizen. Hippus kann vorkommen bei MS, Paralyse, Myastenia gravis und anderen Erkrankungen. Die Bedeutung dieser starken rhythmischen Weitenveränderungen ist bisher klinisch nicht geklärt.
Abzugrenzen ist der Hippus von der sogenannten „springenden Pupille“. Diese ist gekennzeichnet durch einen *schnellen* Wechsel der Pu-

pillendifferenz. Abwechselnd tritt links und rechts eine nicht besonders ausgeprägte Mydriasis auf. Beobachtet hat man diese Form bei M. Basedow, bei Neurasthenie und Hysterie.

Pupillotonie

Unter diesem ophthalmologischen Begriff versteht man eine einseitige *tonische Verzögerung* aller Reaktionen. Der Endwert der Verengerung wird oft erst nach Minuten erreicht, desgleichen die Rückkehr zum Ausgangswert. Fehlen gleichzeitig die Patellarsehnenreflexe, dann liegt ein ADIE-Syndrom vor.*

*) ADIE, William, 1886–1935, englischer Neurologe, 1931 A.-S. zuerst beschrieben.

9.2 Die Pupillarmembran als Lumenphänomen

Die Entstehung der *Lumenphänomene,* die wir mit der Membrana pupillaris in Verbindung bringen können, hängt mit der unvollständigen Auflösung dieser Membran im fetalen Leben zusammen. Zurückbleiben kann in seltenen Fällen eine Membrana pupillaris persistens, die dann eine deutliche Verminderung des Sehvermögens darstellt.
Die Phänomene, die den Irisdiagnostiker interessieren, sind:

- ☐ das flottierende Seil (Abb.: 9–2B + 9–3/3)
- ☐ die Brücke (flottierende Brücke) mit oder ohne Reiter (9–2A und 9–3/1+2

Beide Erscheinungen sind ein Hinweis auf tuberkulotoische Belastung oder auf Tuberkulose (KOCH). Beim flottierenden Seil soll es sich in erster Linie um eine tuberkulotoxische Lymphbelastung handeln.
ANGERER weist in diesem Zusammenhang noch auf starke Kopfsymptome im Sinne einer Meningitis hin. Bei der *Brücke* betrifft die tuberkulöse Belastung das Abdomen.
Beim *flottierenden Seil* ergibt sich der Hinweis auf tuberkulöse Herde im Gehirn und damit zusammenhängende nervöse Ausfallerscheinungen.

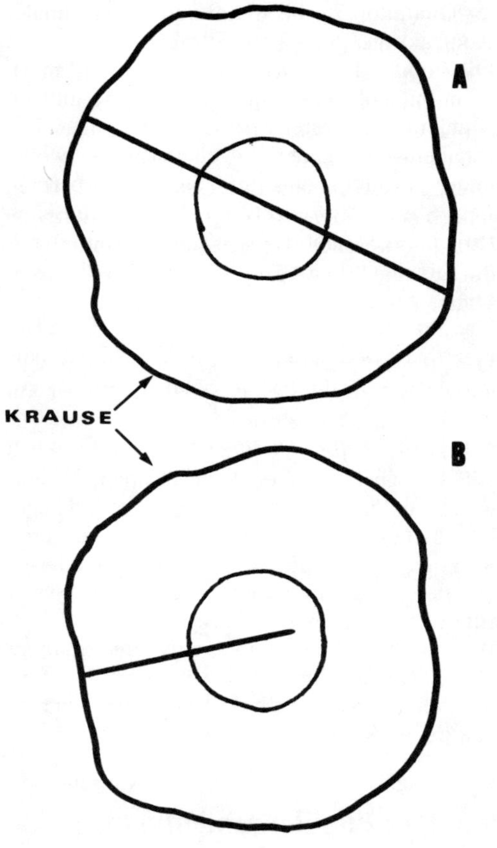

Abbildung: 9 – 2

- ☐ der *flottierende Bogen* mit oder ohne Reiter. (9–3/2)

Über diesen Bogen schreibt: BOURDIOL:
„. . . mit Reiter stellt er ein Zeichen der Diathese dar. Nicht die Farbe, sondern die Lokalisation des flottierenden Bogens ist maßgebend für die Bedeutung dieser Erscheinung:
- oberer Sektor: Neigung zu Neuropathie oder Gehirnmißbildungen;
- oberer temporaler Sektor: Dysthyreosen;
- temporaler Sektor

Herz- und Lungenanfälligkeit;
- unterer temporaler Sektor: besonders Diabetesdispostion;
- unterer Sektor: Nieren- und Dickdarmmißbildung (Megakolon);

- nasaler Sektor:
  Fußdeformationen;
- unterer nasaler Sektor:
  Impotenz und Frigidität;
- oberer nasaler Sektor:
  Neigung zu Migräne.

Diese Aussagen sind interessant, sie bedürfen jedoch noch einer sorgfältigen Nachprüfung.
Der „flottierende Bogen" unterscheidet sich durch seine Ausweitung wesentlich vom „Torbogen" (s. S. 114).

Die „Reiter", die einzeln, selten auch doppelt, auftreten, können nach P. SCHMIDT auch von verschiedener Farbe sein.
Der *Drüsenballon* (ANGERER), eine gelblich gefärbte Kugel an einem Gewebsfaden, der entweder am Pupillen- oder am Krausenrand angeheftet ist und mit der Strömung in der vorderen Kammer schwimmt, ist ein Hinweis auf Drüsentuberkulose, besonders der lymphatischen Einheiten des Mesenteriums.
Wichtig ist, daß diese Lumenphänomene *an der Krause beginnen* und – mit Ausnahme des „flottierenden Seils" – auch dort enden. Sie schweben frei im Raum vor der Pupille.

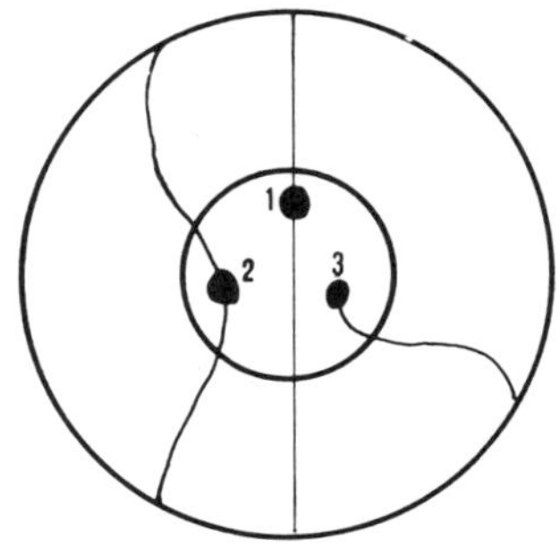

Abbildung: 9 – 3
1 = flottierende Brücke mit Reiter
2 = flottierender Bogen mit Reiter
3 = gerissene Brücke

9.3 Der Pupillenrand und die Pupillenrandphänomene

Die Grundlage für die Gestaltung des Pupillenrandes bilden die drei Komponenten Stroma, Sphinkter und Basisblatt (Uvea).
Die Uvea ist phylo- und ontogenetisch aus der Netzhaut entwickelt und steht in enger Beziehung zum Zentralnervensystem. Der Pupillensaum, der äußerlich sichtbare Rand der Uvea, ist die einzige Stelle, an der sich eine „Sehverbindung" zum Gehirn herstellen läßt. Der Pupillenrand ist nach Struktur und Farbe ein wertvolles Beobachtungsobjekt im Rahmen der Augendiagnose.

Der normale Pupillenrand

Der normale Pupillenrand (Pupillensaum)*, Pars iridica retinae, ist ein Relief von Höhen und Tiefen unterschiedlicher Länge, welches stets einen leicht unregelmäßigen oder schwach gezähnten Eindruck macht, ohne auffallend zu sein. Er sieht braun bis braunrot, in Extremfällen fast rot aus. Individuelle Unterschiede können vorhanden sein. Bei starker Miosis muß sich der sichtbare Teil zusammenfalten, weil der verfügbare Platz eingeengt ist.
Die Erscheinungen am Pupillenrand werden zentralnervösen Reaktionen zugeordnet. Phylo- und ontogenetische Entwicklung bestätigt diese Ansicht.
Pathologische Abwandlungen des Pupillenrandes faßt man unter dem Begriff „Pupillenrand-Phänomene" zusammen. Diese Phänomene sollen – trotz ihrer Aussagekraft – nicht als isolierte Zeichen betrachtet und gewertet werden, denn sie gehören zur Summation der Iris- und Konjunktivalphänomene.
Wie bei den Entformungen (Abflachungen) der Pupille, ordnet man auch die Erscheinungen am Pupillenrand den Funktionssegmenten zu. (Abb.: 9–4) Außer den segmentalen, weitgreifenden Veränderungen gibt es partielle und damit enger begrenzte Veränderungen, wobei die Verbreiterung des Pupillenrandes eine Überempfindlichkeit, eine Verschmälerung aber eine erniedrigte Sensibilität – bezogen auf den Sektor – andeutet. Es ist notwendig, darauf hinzuweisen, daß sich diese Erscheinungen *nur* auf den Pupillen*rand* beziehen, niemals aber auf die Magenzone.

*) Pupillenrand und Pupillensaum wechseln in der Literatur als Bezeichnungen für die gleiche Stelle.

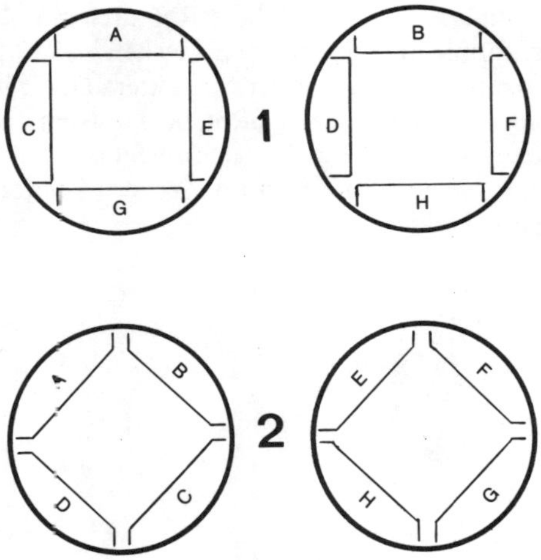

Abbildung: 9 – 4
1 A und B Zentralnervöses Segment
1 G und H Segment der unteren Extremitäten
1 C und F thorakal-pulmonales Segment
1 E und D thorakal-gastrisches Segment
2 A und F zervikales Segment
2 B und E epigastrisches Segment
2 D und G lumbal-sakrales Segment
2 C und H Urogenitaltrakt

Neurasthenikerring oder Asthenikerring

Eine auffallende Erscheinung ist dieser zarte, schmale, korallenrote Ring. Hier finden wir den empfindlichen Menschen mit geringer Lebenskraft, vorzeitiger Ermüdung, Anfälligkeit für Krankheiten, da unterschiedliche Organinsuffizienzen vorliegen.

Greisen-Pupillendrand oder Nachtwächterrand

Die Pigmentdestruktion des Pupillenraumes vergegenwärtigt uns in besonders anschaulicher Weise die präsenile und senile Degeneration, die hier, wie an anderen Organen, den normalen Abschluß des Zellebens und damit den physiologischen Tod des Gesamtorganismus einleitet. Unbekannt bleibt uns allerdings der Zeitfaktor, in dem das Geschehen abläuft. Bei diesem Pupillenrand finden wir eine weißlich-hellgraue Verfärbung des Uvealblattes.*

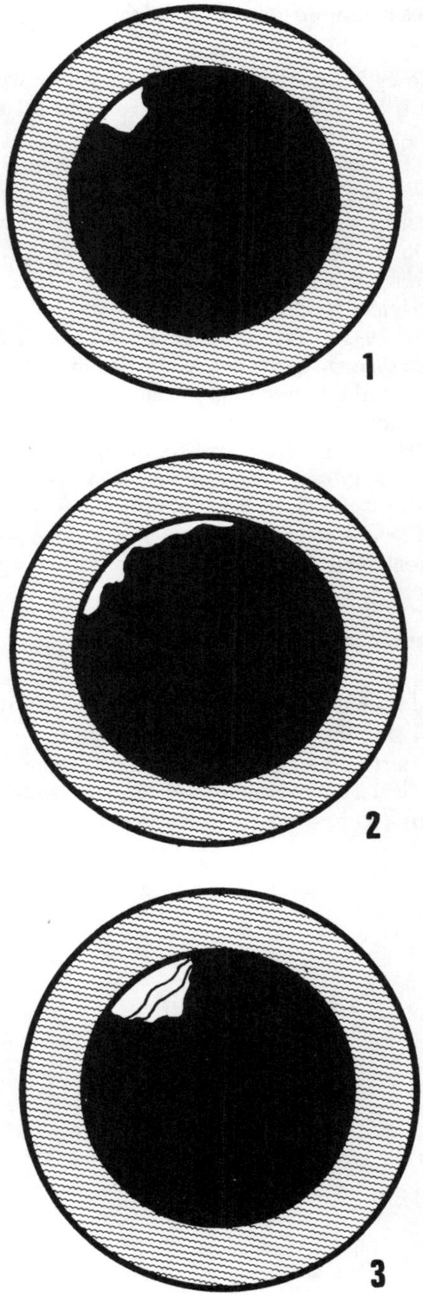

Abbildung: 9 – 5 Neurolappen

*) Weitere Aufzählungen von Pupillensaum-Phänomenen bei ANGERER.

Neurolappen

Dieses Phänomen wurde zuerst von SCHNABEL beschrieben, er sprach von einem Ektropium der Uvea.
Mehr oder weniger auffallende Lappen der Uvea quellen unter dem Irisgewebe hervor und reichen wie eine Wolke in das Lumen hinein.
Von den verschiedenen Möglichkeiten des sehr variablen Erscheinungsbildes seien hier drei Beispiele vorgestellt:
Abb.: 9–5/1 Vereinzelte Lappen dieser Ektropien ragen in den freien Raum hinein und zeigen eine starke Labilität im psychosensorischen und psychomotorischen Bereich.
Abb.: 9–5/2 Ketten von Neurolappen verraten einen nervösen, sehr komplizierten Typ.
Abb.: 9–5/3 Diese schuppenförmig angeordneten Neurolappen deuten schon auf einen ausgesprochenen Neuropathen hin.

Radiärspalten im Pupillenrand

Die Radiärspalten (Rupturen) lassen sich deutlich erkennen als keilförmige, schwarze Einrisse, deren Spitzen in das Stromablatt zeigen. Die Keile liegen zwischen zwei **Pupillenrand-Hökkern.** (Abb.: 9–6)

Zu unterscheiden sind diese Rupturen von den keilförmigen, dunkelgrauen Zeichen in der Magenzone, die nur auf der Sphinkterzone liegen und den Pupillenrand nicht beeinflussen. Bei diesen Zeichen handelt es sich um Störungen der neurovegetativen Versorgung des Magen-Darm-Traktes.

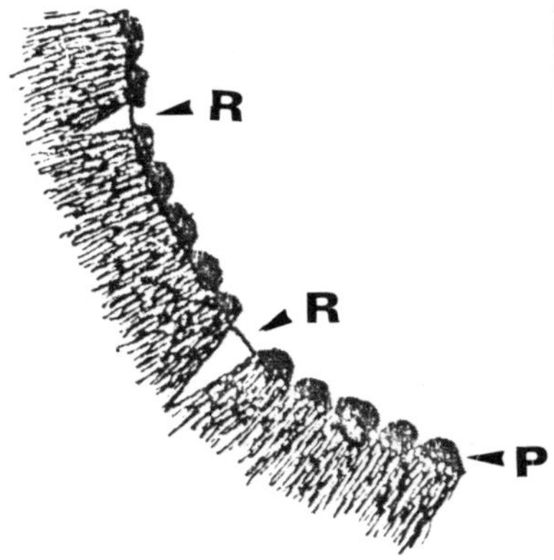

Abbildung: 9 – 6
R = Radiärspalt
P = Pupillensaum

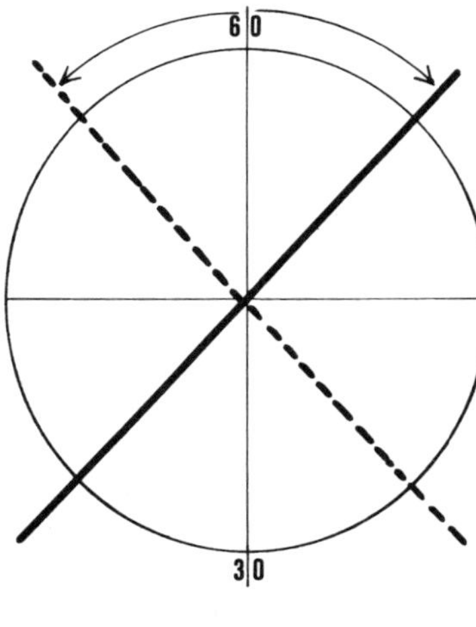

Abbildung: 9 – 8
Normalerweise stehen Horizontal- und Vertikalachse der Pupille, auch der Ovalpupille, im Winkel von 90° zueinander. Neigt sich die Vertikalachse nach der einen oder der anderen Seite, dann entstehen die sogenannten Achsenverschiebungen.

9.4 Die Pupillenphänomene als Aussage über psychische und somatische Dysregulationen

Bei diesem Thema muß man auf THIEL*, SCHNABEL und ANGERER Bezug nehmen, die sich mit den Pupillenphänomenen grundlegend und ausführlich befaßt haben.

9.4.1 Die Entformungen
9.4.2 Totale Entformungen

Hierunter versteht man die Bildung von *Ovalpupillen* und im Zusammenhang damit die *Achsenverschiebungen* (Kap. 3, S. 35).
Die Aussage der totalen Entformungen
Stehende Ovalpupillen (Abb.: 9–7/1)
Gefahr einer tödlichen Apoplexie durch Ganzlähmung
Liegende Ovalpupille (Abb.: 9–7/2)
Gefahr motorischer Störungen der unteren Extremitäten auf der Basis erhöhten Liquordrukkes. Tritt diese Form nur *links* auf, muß man mit Selbstmordpsychosen rechnen.

9.4.3 Achsenverschiebungen (Abb.: 9–8)

Nach *rechts* geneigte Ovalpupillen** 9–7/3
Warnung vor rechtsseitiger Lähmung, Schwindel, Übelkeit, Polyurie und Blasenschwäche.
Nach *links* geneigte Ovalpupillen (9–7/4)
Zeichen für herannahende linksseitige Lähmung
Nach *oben* divergierende Ovalpupillen (9–7/5)
Disposition zu einer sofort tödlich verlaufenden Apoplexis.
Nach *unten* divergierende Ovalpupillen (9–7/6)
Warnung vor Lähmung der unteren Extremitäten

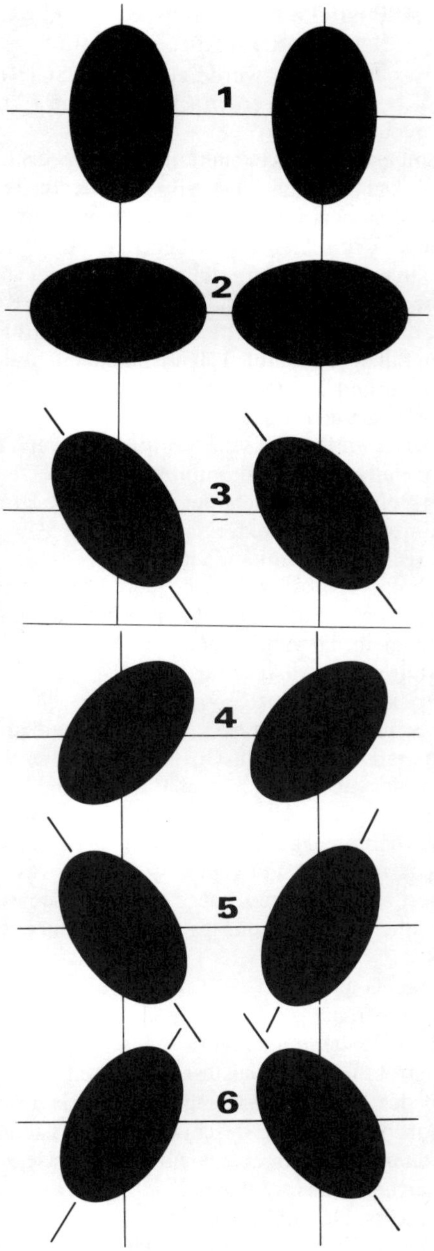

Abbildung: 9 – 7
Entformungen und Achsenverschiebungen

*) THIEL: „Ich bin unter den Forschern der Augendiagnose der erste gewesen, der die Pupillendiagnose eingeführt hat." (Die Augendiagnose, 1925, Seite 126).

**) Gemeint ist damit, daß sich die Ovalpupillen des Patienten nach rechts neigen. Die Zeichnung wird vom Betrachter gesehen, und die Neigung muß deshalb nach links neigen.

9.4.4 **Partielle Entformungen** (Pupillenabflachungen) (Abb. 9–9 und 9–10 Farbteil)

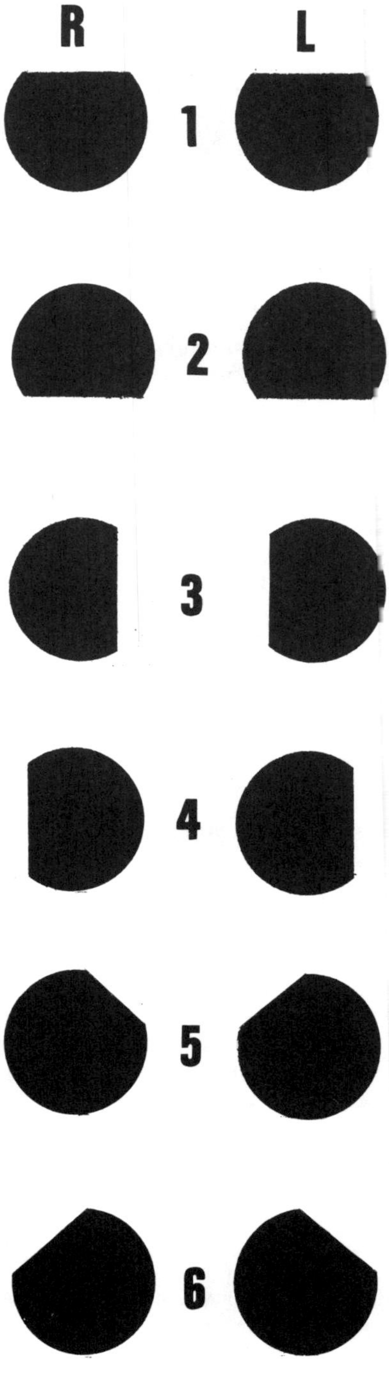

1 rechts:
Gemütsaffekte, Gedankenjagd, Grübelsucht, Eifersucht und Schwarzseherei, Melancholie, Depressionen (echte), bis zu depressivem Irresein.
1 links:
Jähzorn, ein Menschentyp, der mit dem Kopf durch die Wand geht, politische Eiferer. Im Extremfall kann es zu Tobsuchtanfällen und zu Verbrechen kommen.
2 rechts und links:
Sensible und motorische Störungen der unteren Extremitäten. Hierzu gehören alle Schmerzen in den Beinen und Gelenken. Es kann eine Disposition zu Arthritis vorliegen.
3 rechts: Hysteroide Zustände,
links: Hypochondrie, bei stärkerer Ausprägung Herzsensationen auf nervöser Grundlage.
Allgemein: Hemmung der Atemtätigkeit, Minderung der Vitalkapazität.
4 rechts und links:
Beziehungen zur Lunge, zu Interkostalneuralgien und zum Zwerchfell.
5 rechts und links:
Hier weist ANGERER darauf hin, daß die Wahrnehmung gehemmt ist in bezug auf die Registrierung und Verwendung dessen, was das Auge aufgenommen hat. (Zu links: seelische Blindheit.) Verfolgungspsychosen können auftreten.
6 rechts und links:
Im Gegensatz zu 5 liegt hier eine akustische Steuerungshemmung vor: seelische Taubheit, Zerstreutheit und Geistesabwesenheit. Im Ablauf des Lebens merkt man eine merkwürdige Unordnung. Simple Beschränktheit und geniale Gedanken können ebenso abwechseln wie Sektierertum und Hochstapelei.
7 rechts: Der mißmutige Leberkranke.
links: Der angsterfüllte (Herz!) Apoplektiker
Bewegungsstörungen der oberen Extremitäten mit neuralgischen Schmerzattacken, Schreibkrampf, nerval fehlgeleitete Impulse.
8 Lumbal-, Sakral- und Sexualplexus
9 Größenwahn, Paranoia
10 Schwere neuropathische Erscheinungen (luetische Grundlage?)

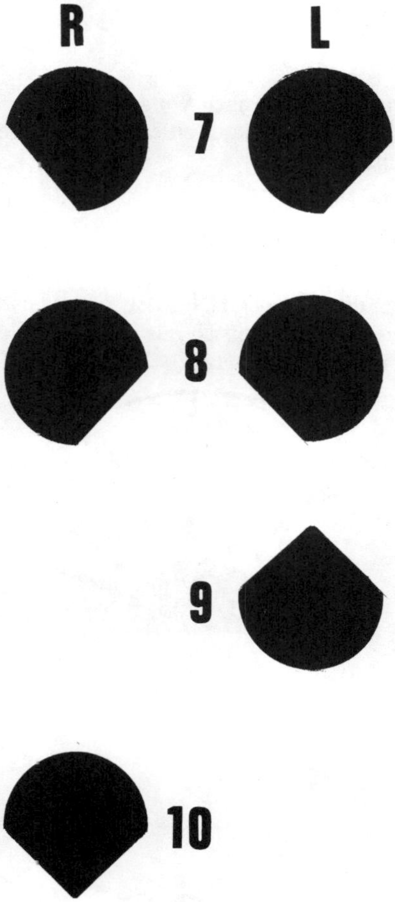

Abbildung: 9 – 9 Pupillenabflachungen

Zu allen Abflachungenm ist zu sagen, daß die Zustände um so stärker oder bedrohlicher auftreten, je auffallender die Abflachungen zu sehen sind. Aber auch die geringsten Andeutungen sollen bereits in die Diagnose einbezogen werden.

Im Kap. 26 (Knochensystem/Wirbelsäule) werden wir uns mit dem Problem auseinandersetzen müssen, daß auch die *gestörten Funktionen* der Wirbelsäule ihren Ausdruck in den Deformationen der Pupille finden. Diese von ANGERER seit Jahren vertretene Ansicht ist umfassend bewiesen worden.

9.5 Pupillenexzentritäten

Bei diesen Erscheinungen ist darauf zu achten, daß eine leichte nasal/unten verschobene Pupille physiologisch ist. Auffallende Exzentritäten sind verhältnismäßig selten.

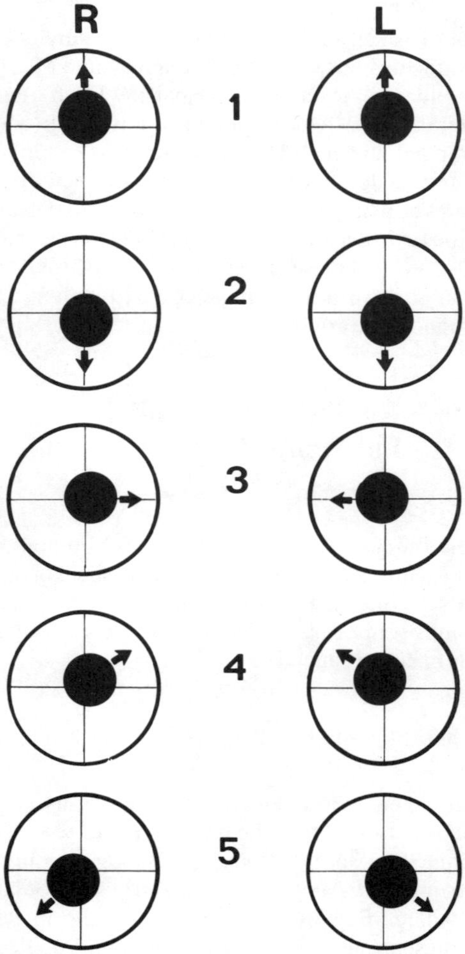

Abbildung: 9 – 10 Pupillenexzentritäten

Abb.: 9–10

1 rechts: Enzephalomalazie
links: Oligophrenie

2 rechts: Verdacht auf Tumor im Gehirn
links: Enzephalitis (auch überstandene)

3 rechts: Neigung zu Lungenerkrankungen (auch überstandene)
links: Herz-Lungen-Erkrankungen

4 rechts: Tendenz zu Leber- und Gallenerkrankungen
links: Milz, Aerophagie, Hiatushernie

5 rechts und links: Nephritis, auch chronische und Übergang zu Nephrosen, Orchitis, Salpingitis.

10. Faltenbildung in der Iris

Die Iris soll im Normalfall, bedingt durch den Antagonismus von M. sph. pupillae und M. dil. pupillae, eine faltenlos gespannte Fläche darstellen. Jede Abweichung davon ist mehr oder weniger anormal. Das Auftreten von Faltenbildung in der Iris ist deshalb als Zeichen einer Funktionsstörung anzusehen, es handelt sich um eine funktionelle Dysharmonie beider Muskeln. Der Verlauf dieser Falten kann *zirkulär* und *radiär* sein, woraus sich zugleich die Einteilung der Phänomene ergibt.

10.1 Radiärfurchen, radiale Furchenbildung (Abb.: 10 – 1)

Die Furchen verlaufen radiär vom Mittelpunkt in Richtung auf den Ziliarrand. Sie sind von unterschiedlicher Länge und Stärke, sie kommen häufiger in der braunen oder der Mischiris vor, als in einer blauen Iris.

Einfache Radiärfurchen, Astheniefurchen

Meist gehen diese Furchen von der Krause aus, sie sind kurz (bis in die dritte oder vierte kleine Zone) und wesentlich kräftiger ausgeprägt, breiter und tiefer und damit dunkler als die Solarstrahlen. Beginnt das Zeichen bereits in der Krausenzone, jedoch nicht direkt am Pupillenrand, und durchbricht es die Krause, so ist es aussagekräftiger.
Unter Asthenie muß man in diesem Zusammenhang auch die neurozirkulatorische Form der Asthenie verstehen.
JENSEN bringt die dunklen Radiärfurchen, besonders im Hirnsektor, mit der Belastung der Hirndurchblutung als Folge einer Störung im Intestinaltrakt mit Dyspepsie, Dysfermentie und Dysbakterie zusammen.

Kurze Radiärfurchen

Wenn diese kurzen Radiärfurchen an der Krause beginnen und verhältnismäßig breit erscheinen, nennt man sie auch *Kongestionsfurchen.* Im frontalen Sektor deuten sie auf Drucksteigerungen im Kopf hin.

Gestaffelte Radiärfurchen

Liegen diese von SCHNABEL zuerst beschriebenen Zeichen, die sich aus mehreren kleinen Furchen zusammensetzen, welche in gestaffelter

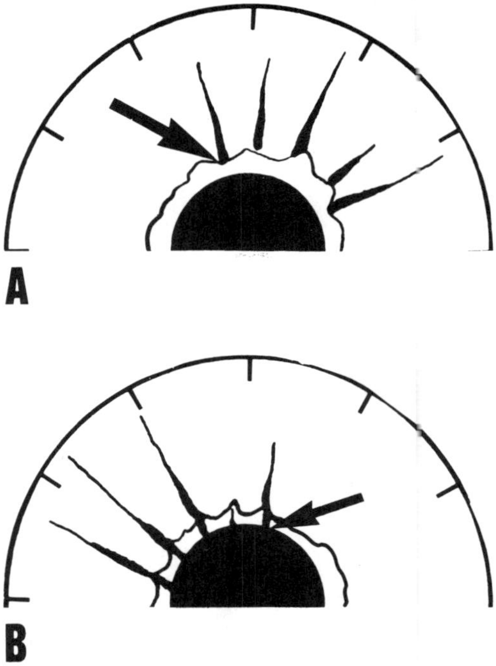

Abbildung: 10 – 1
A Radialfurchen
Sie beginnen am Krausenrand, sie sind meist kürzer als Solarstrahlen, sind aber breiter und tiefer. Sie werden auch Kongestionsfurchen genannt. Es kann eine Toxämie vorliegen, die ihren Ursprung im Intestinaltrakt hat. Hinweise auf Durchblutungsstörungen, wenn diese Zeichen im Hirnsektor auftreten.
B Solarstrahlen
Sie beginnen am Pupillenrand, zumindest aber in der ersten kleinen Zone. Ursächlicher Zusammenhang mit Schwächezuständen. Gesteigerte vegetativ-nervöse Symptomatik. Ihre Form ist feiner als die der Radialfurchen.

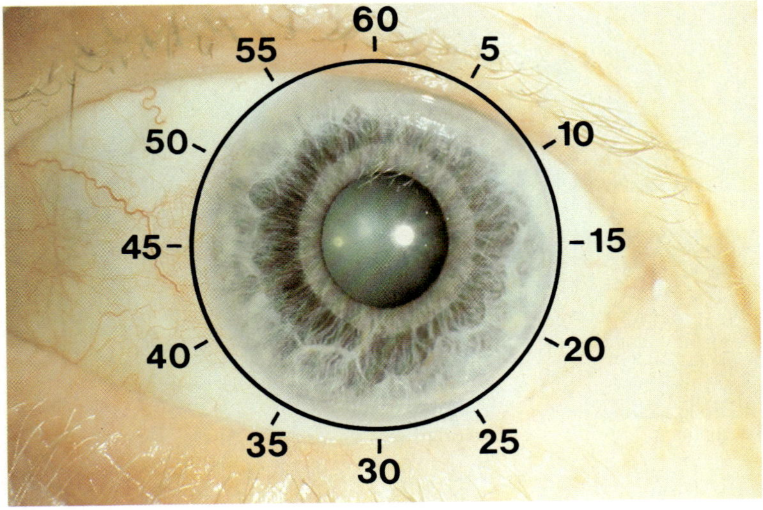

Abbildung: 3 – 18
Stark ausgeweitete Iriskrause, hier hervorgerufen durch das Zurückweichen des vorderen Stromablattes im Alter (Abb.: 3 – 16, 3 – 17)
Deutlich ausgeprägte, zu helle Magenzone

Die Bildnummern weisen auf die entsprechenden Kapitel hin, denen die Bilder zugeordnet sind

Abbildung: 4 – 1
Bei 25′ am Irisrand beginnt eine Transversale, die bis 14′ am Herzfeld aufsteigt.

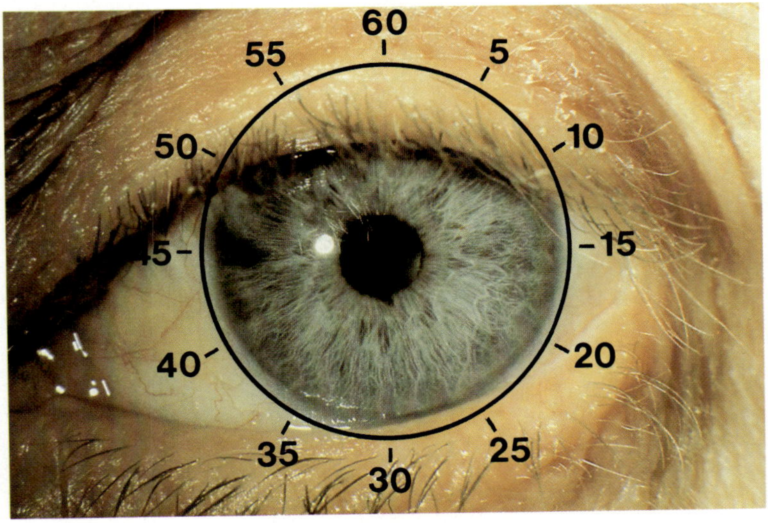

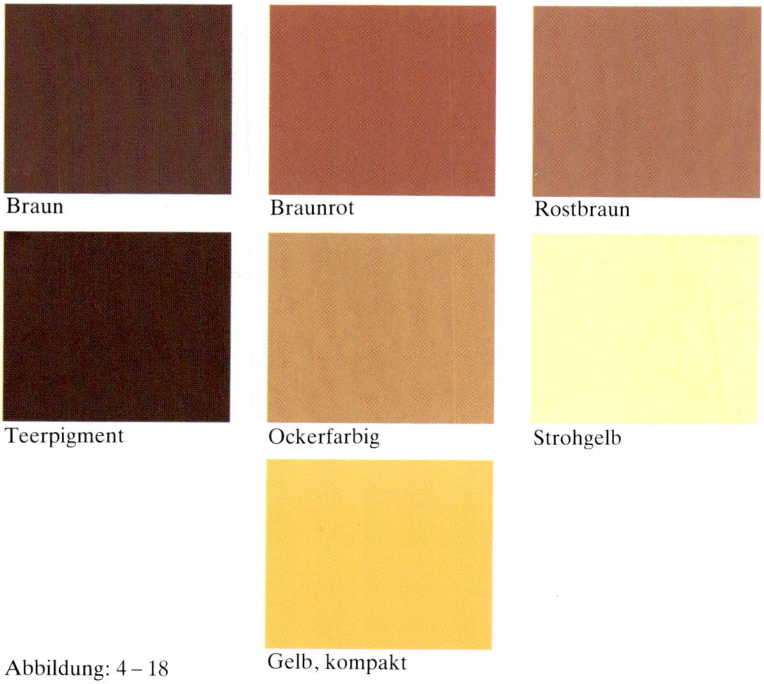

Abbildung: 4 – 18
(zu Seite 54)
Die hier abgebildeten Farbtöne stellen – vom Standpunkt der Augendiagnostik aus betrachtet – statistische Mittelwerte dar. Die Farben in (eigentlich auf) der Iris sind Variationen unterworfen, die nicht zuletzt in der Eigenfarbe der Iris begründet sind. Außerdem ist der Eindruck des lebenden Auges im Mikroskop ein anderer als der einer gedruckten Farbtafel. Es geht nicht allein um die Farbbezeichnung, sondern um den Farbcharakter.

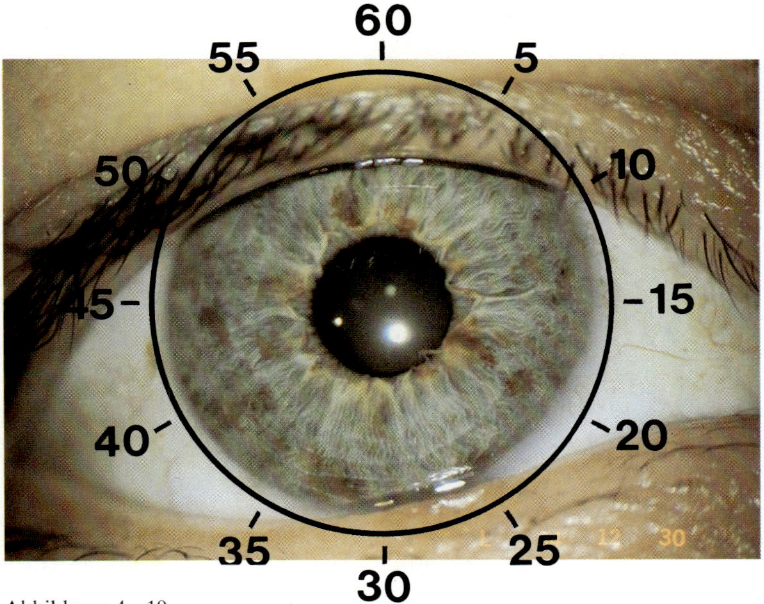

Abbildung: 4 – 19
Medorrhinum-Pigment. Vielzahl von Pigmentanhäufungen auf der gesamten Iris verteilt. Mesenchymal belastet. Zone der aktiven Schleimhäute als Reaktionsfeld mit Tophi besetzt. Stark eingeengte Krause. Gesamteindruck (einschließlich Unterlidrand): Vergiftung durch verminderte Leberfunktion

Abbildung: 4 – 21
Wasserfall, beginnend am Pupillenrand, verschmiertes Aussehen als wichtiger Hinweis. Ca-Disposition

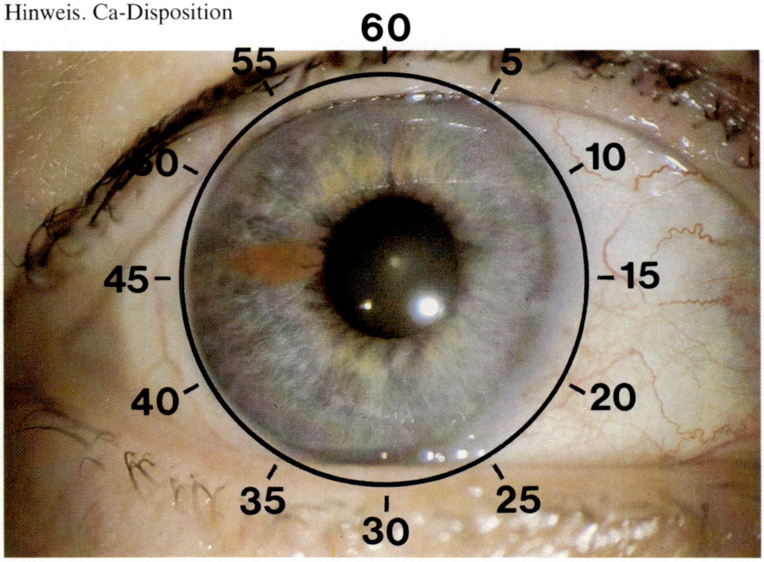

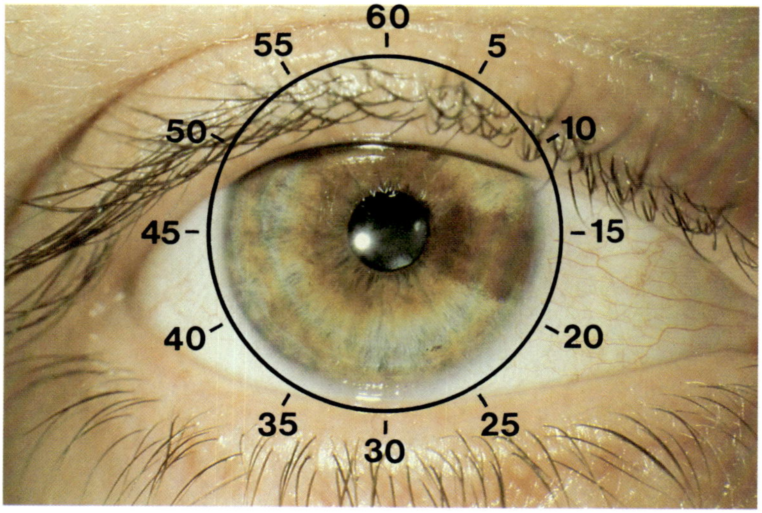

Abbildung: 4 – 22
Die vollständige hypertrophische sektorale Form der Heterochromie. Diese Form beginnt am Pupillenrand und dehnt sich in homogener Dichte über die Krause hinweg bis zum Ziliarrand aus. Sie ist neurologisch bedeutungsvoll. Deutlich ist die unterschiedliche Färbung der Pigmentmassen zu erkennen, die sich aus dem Zustand des Untergrundes, Pupillarzone und Zone der aktiven Schleimhäute, ergibt.

Abbildung: 4 – 23
Die vollständige Form der atrophischen sektoralen Heterochromie. Sie beginnt am Pupillenrand und reicht bis zum Ziliarrand. Ihre Ränder sind scharf begrenzt. Wichtig ist, daß man in dem nicht atrophischen Teil (braun in der Abb.) die Struktur erkennt. Trophische Störungen auf Grundlage des Sympathikus im atrophischen Sektor.

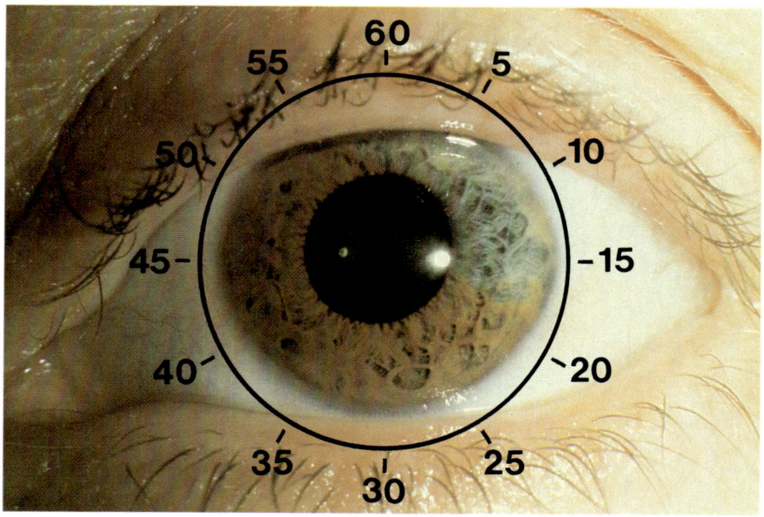

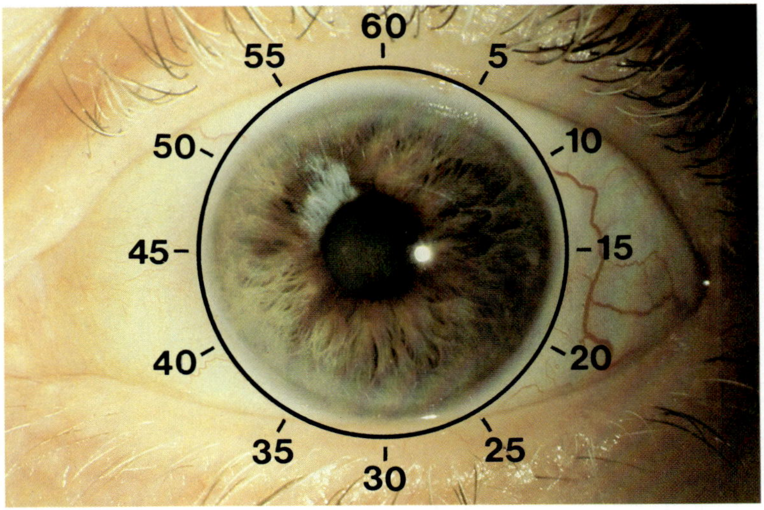

Abbildung: 4 – 24
Sektorale atrophische Heterochromie. Hier liegt eine unvollständige, pupillenrandständige Form vor. Ihre Ursache und Auswirkung sind in den trophischen Funktionen des Nervensystems zu suchen. Der Patient ist 70 Jahre alt, er leidet seit vielen Jahren an chronischer Sinusitis mit betont linksseitigen Beschwerden. Er ist stark wetterfühlig, nervlich sehr labil, wenig belastbar.

Abbildung: 4 – 25
Zentrale Heterochromie, belastete 3. kleine Zone (Blut-/Lymphe) und Schleimhautbelastung (Tophi auf der Zone der aktiven Schleimhäute). Braunschwarze Pigmente auf 20′ und 40′ als Hinweise auf Leber-Pankreas-Beteiligung.

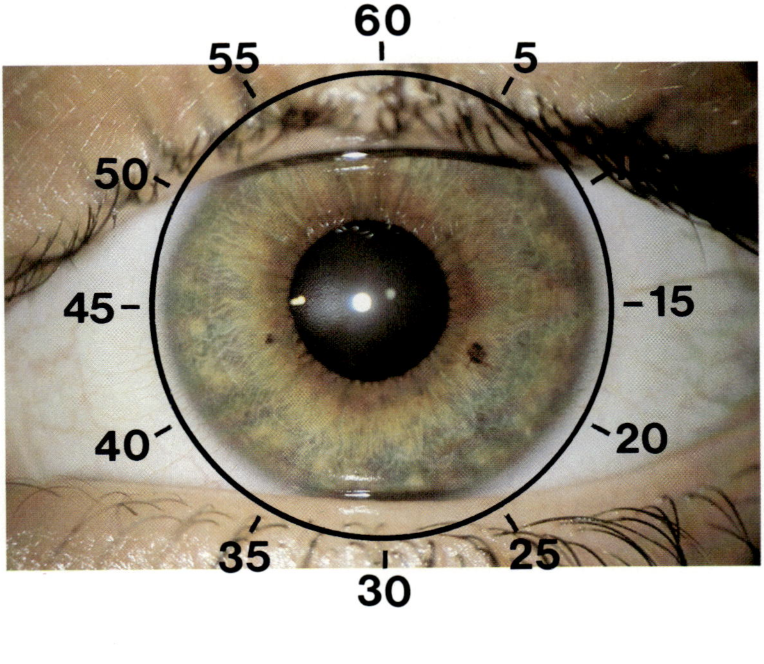

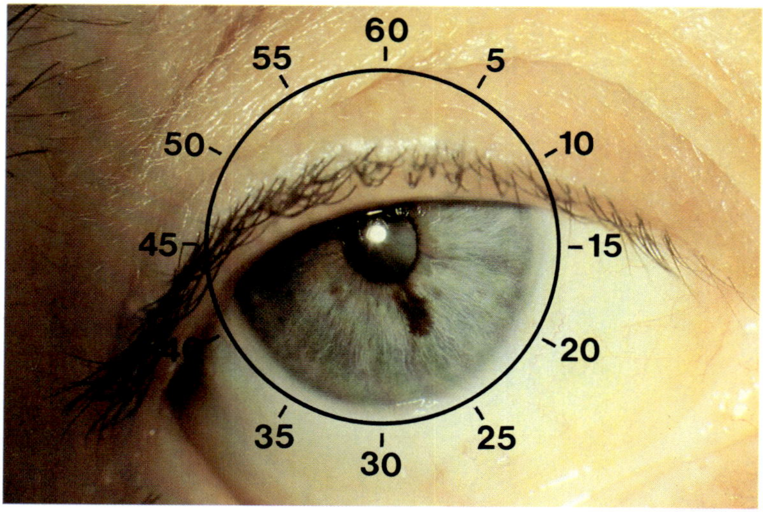

Abbildung: 4 – 26
Haemorrhagisches Schollenpigment, rotbraun bis dunkelbraun, oft fast Schwarzbraun. Krebsdisposition. Der Form nach Kaskade, aber nicht verschmiert.

Abbildung: 9 – 10
Pupillenabflachung 60′ bis 10′, siehe Kap. 9 – 9, Pos. 5. Zahlreiche Solarstrahlen im frontalen Bereich.

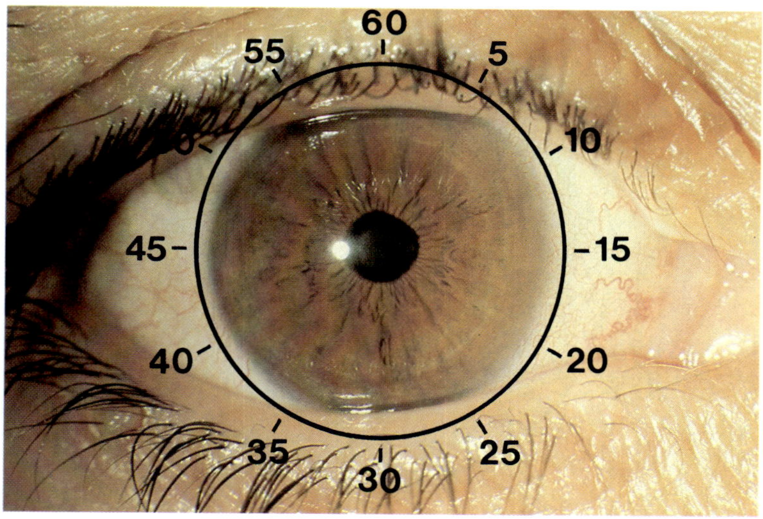

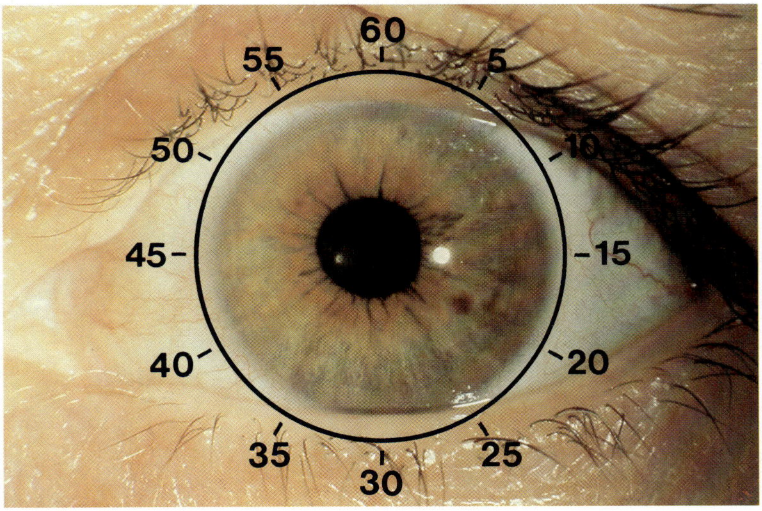

Abbildung: 10 – 3
Mischiris, verschmierte Krausenrandzone, Radiärfurchen, beginnend am Pupillenrand, besonders bei 1′ und 57′. Beginnende Zirkulärfurchen nasal, dunkle Zirkulärfurchen temporal. Solitärpigment (Melanin) auf 20′

Abbildung: 10 – 4
Solarstrahlen und Radiärfurchen. Hier handelt es sich um eine Wallkrause bei abdomineller Plethora, außerdem ist eine Trichterkrause vorhanden.

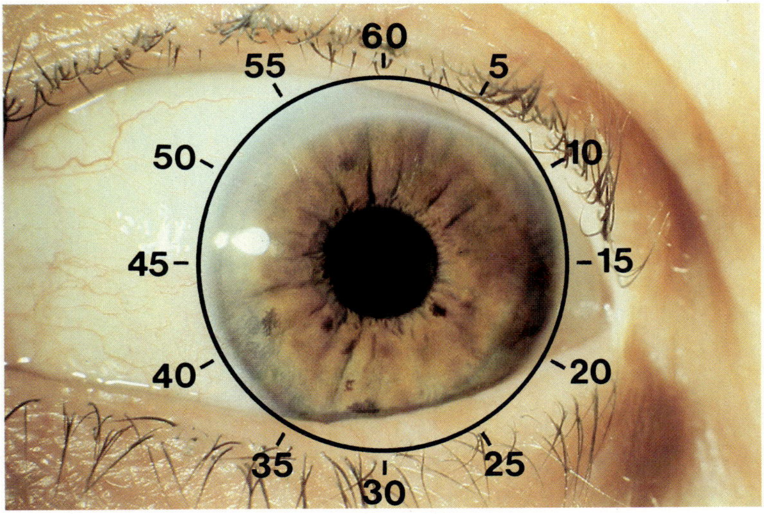

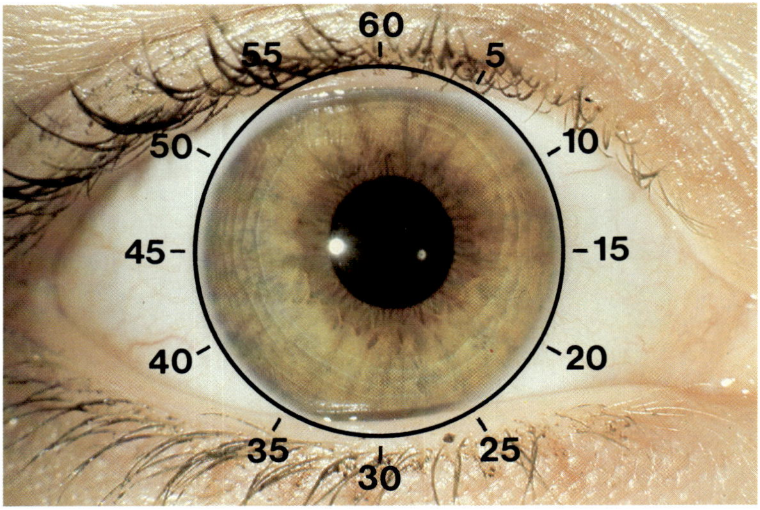

Abbildung: 10 – 5
Exzentrische Kontraktionsfurchen und eine exzentrische, nach nasal-oben verschobene Pupille.

Abbildung: 11 – 4
Begleitschatten
Ungleiche Verteilung des Schattens, hier verbreitert in Richtung Pylorus (häufigste Form), Übergangsgebiet Antrum-Pylorus!

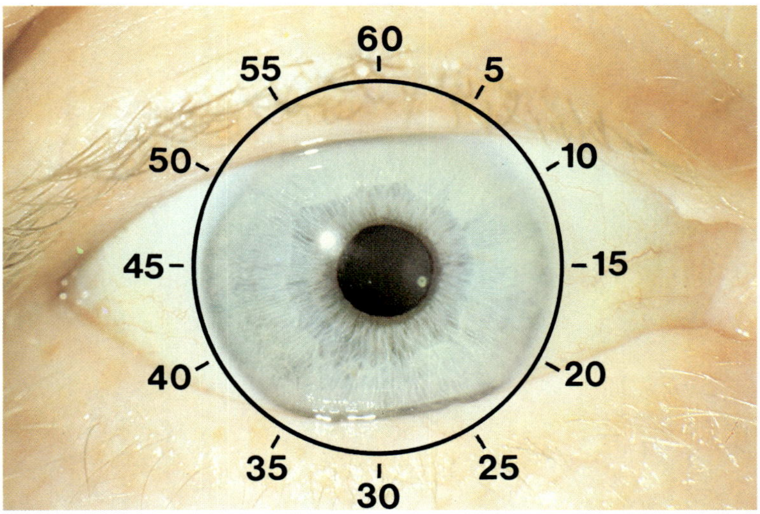

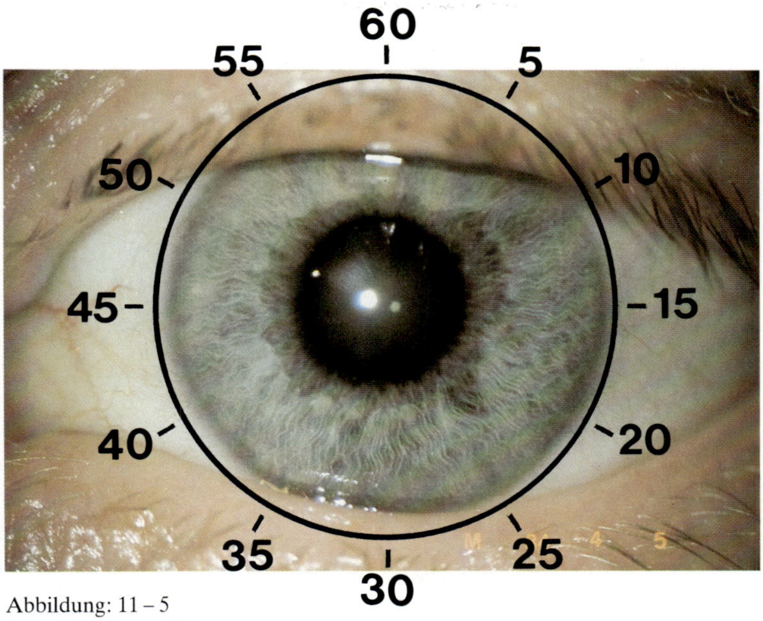

Abbildung: 11 – 5
Doppelte Zonenbildung
Im Gegensatz zum Begleitschatten eine gleichmäßige Verteilung der Abdunklung um den Pupillenrand.

Abbildung: 11 – 6
Dick verschmierte Krausenrandzone, Mesenchymverschlackung. Magenrelief grob, Pylorusgebiet deutlich gezeichnet. Solarstrahl bei 60′, Radiärfurche bei 3′.

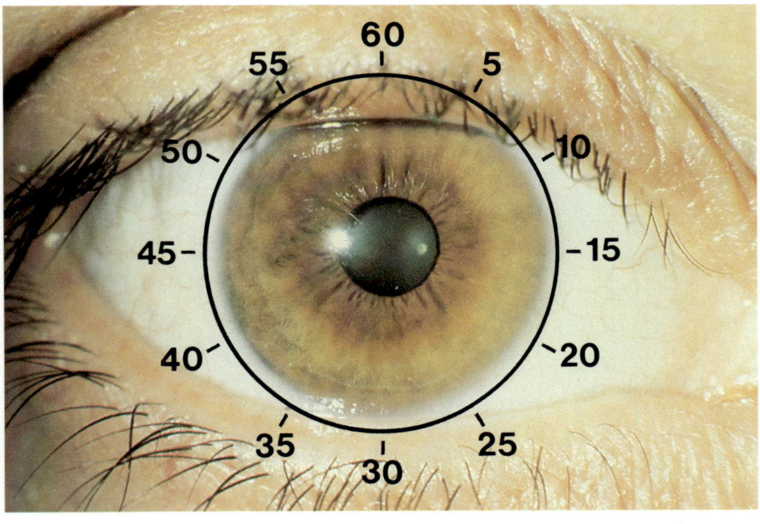

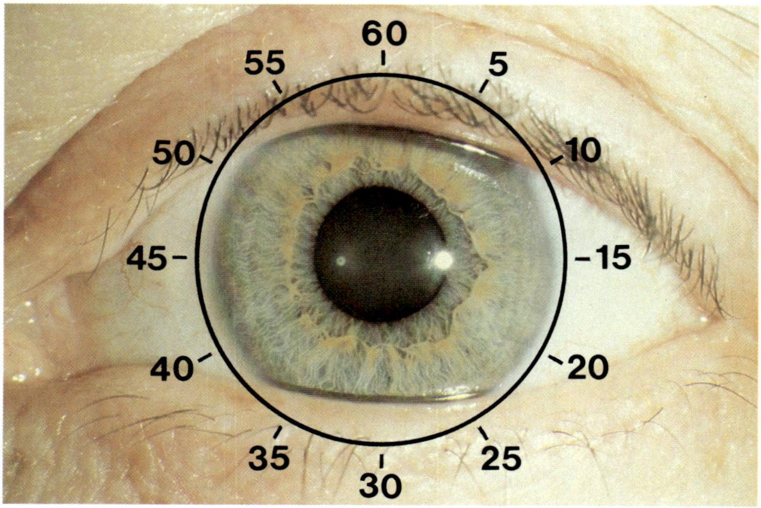

Abbildung: 13 – 9
Hier ist deutlich an der Schattenbildung von 5′ bis 25′ zu erkennen, daß die Iriskrause den Abschluß des vorderen Stromablattes darstellt (außerdem belastete Lymphzone, dunkle Kontraktionsfurchen).

Abbildung: 13 – 10
Dicke, helle Krause, auch als Schnurkrause bezeichnet. Krausennahe Lakunen. Bei 31′ und 36′ je eine Halbseitenlakune, bei 57′ eine Lakune mit Silberfaden.

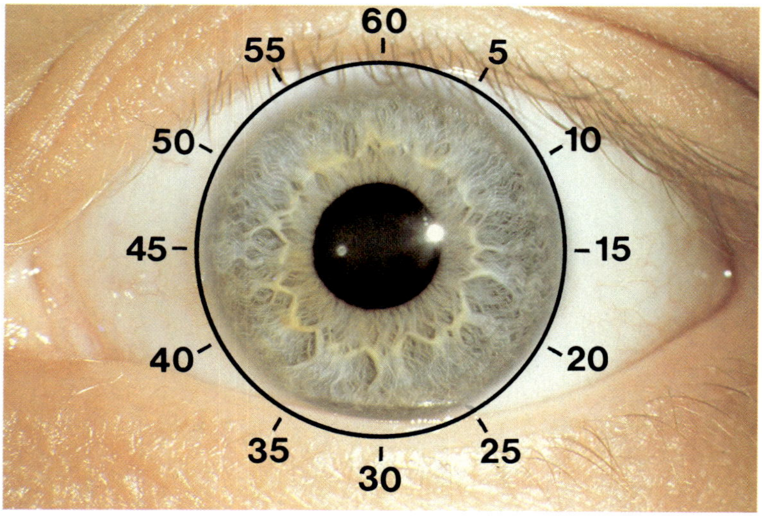

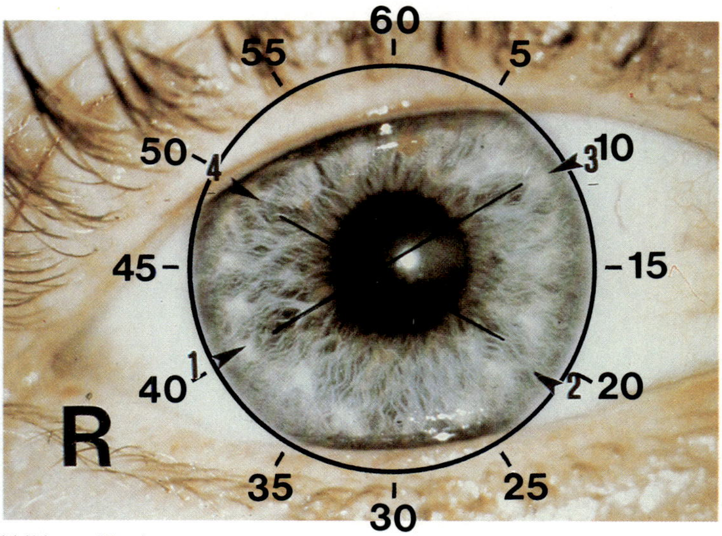

Abbildung: 17 – 4
Das Andreas-Kreuz in der rechten Iris bei einer durch das exkretorische Pankreas gestörten Stoffwechsellage. 1 und 4 Kopf, 2 und 3 Korpus. 1 und 3 liegen vorn, 2 und 4 hinten.

Abbildung: 17 – 7
In einer rechten Iris die Pankreaskopfzeichen bei 40′ und 48′ direkt an der Krause.

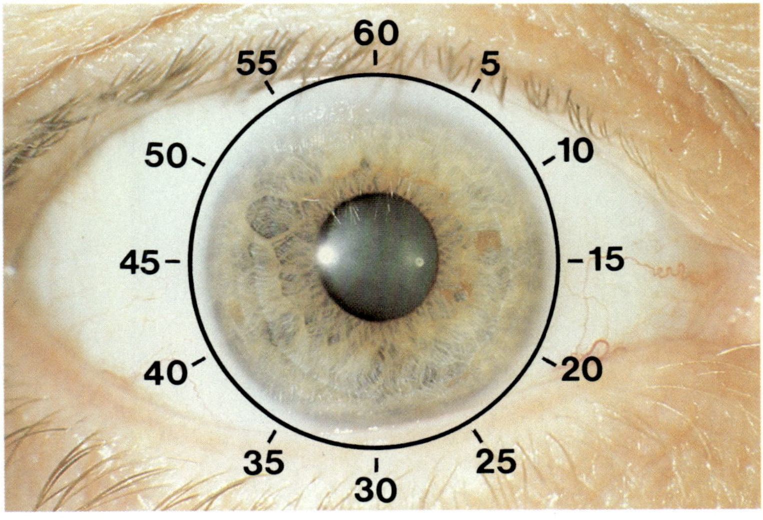

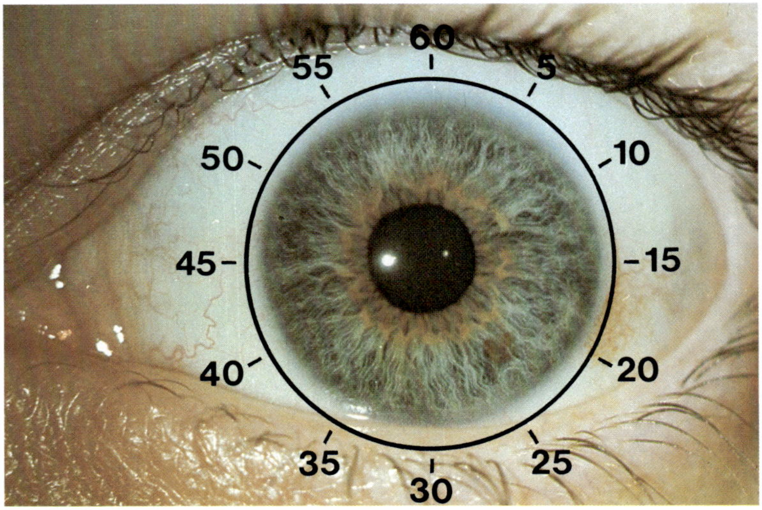

Abbildung: 17 – 8
Prädiabetische Stoffwechsellage, dargestellt durch die Farbe der Krause und Krausenzone. Leberbeteiligung dargestellt durch die Leber-Dachziegel 15′ bis 20′. Pankreas-Cauda-Zeichen bei 10′ und 20′. Familiäre Belastung.

Abbildung: 18 – 2
Lipoider Hügel und beginnende Gelbfärbung. Leber-Dachziegel limbusnah. Lidrand-Flecken! Chronische Leberprozesse.

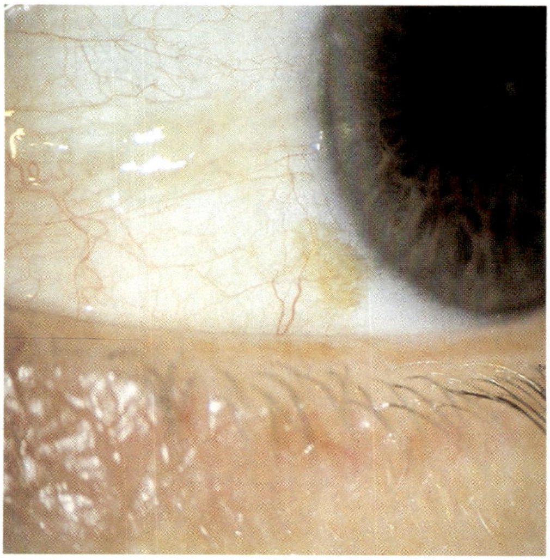

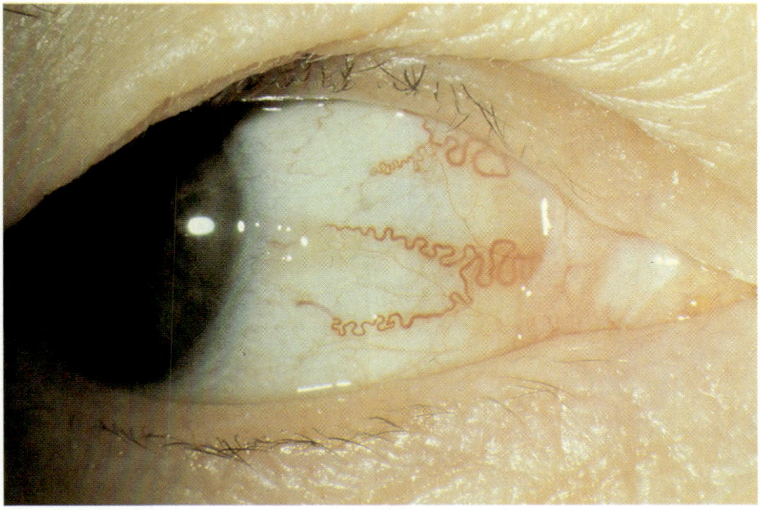

Abbildung: 18 – 3
Lipoider Hügel bei 15′ in Limbusnähe. Starke Gefäßschlängelung: Verdacht auf Hypertonie, hier in Verbindung mit Atheromatose.

Abbildung: 19 – 1
Linke Iris mit zirkulärem Arcus lipoides corneae. Auf luzides Intervall achten.

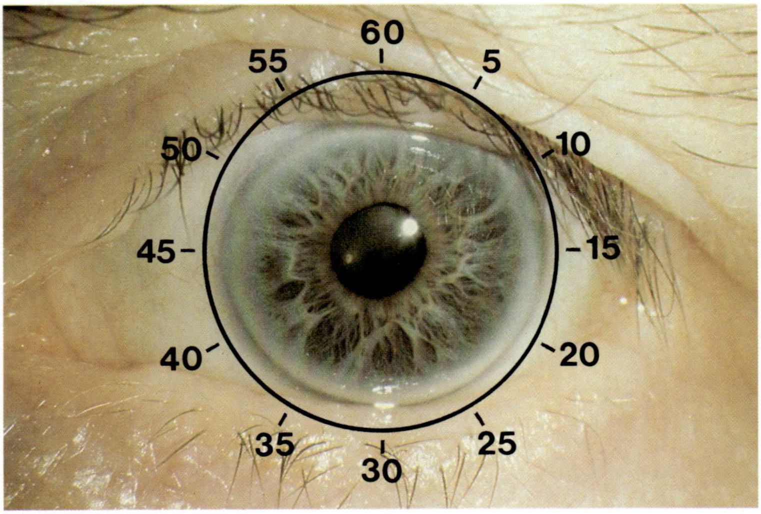

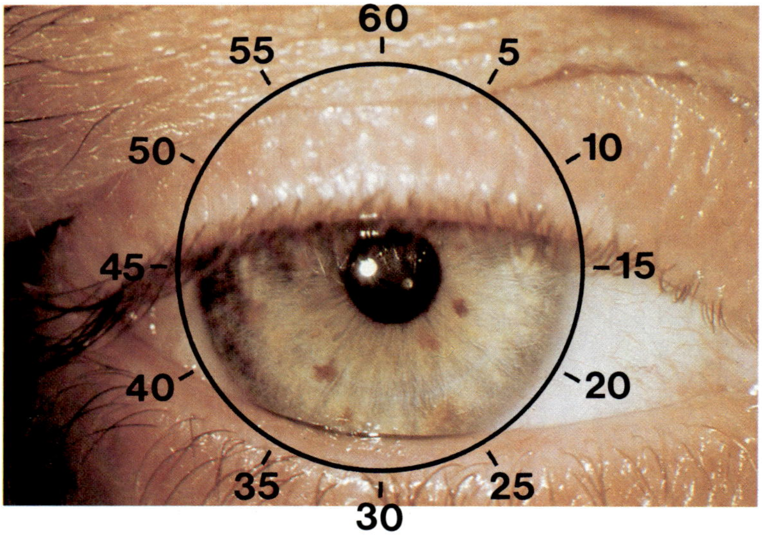

Abbildung: 22 – 2
Bei 34′ bis 35′ Harnleiterfeld mit angelagertem Pigment. Mischiris, mesenchymal belastet. Nierenfeld aufgelockerte Struktur. Leberbelastung auf dem Unterlidrand (abgedunkelter Hautrand lateral beruht auf Schattenwirkung).

Abbildung: 26 – 6
Die Transversale im Bereich der HWS (Pfeilspitze) entstand nach einer Halswirbelverletzung bei einem Autounfall.

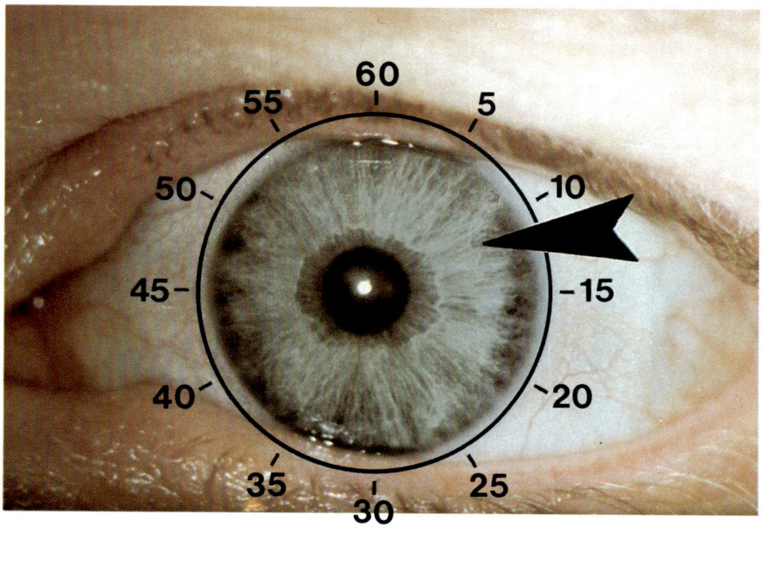

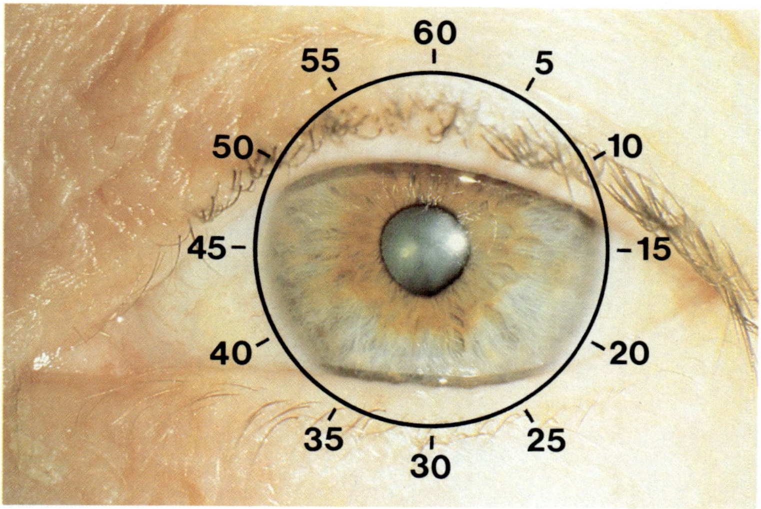

Abbildung: 26 – 7
Hüftgelenkverschleiß links. Die Abflachung von 20′ bis 30′ temporal umfaßt zugleich Störungen im Sakrum und in der unteren LWS.

Abbildung: 28 – 2
Tophi auf der Zone der aktiven Schleimhäute, von 10′ bis 20′ deutet sich eine Senkrechtstellung an. Bei der Verbindung Herzzeichen 14′–15′ und thyreoidaler Raum 44′–45′ an die Disharmonie-Linie denken! (s. Kap. 4, 7, 21)

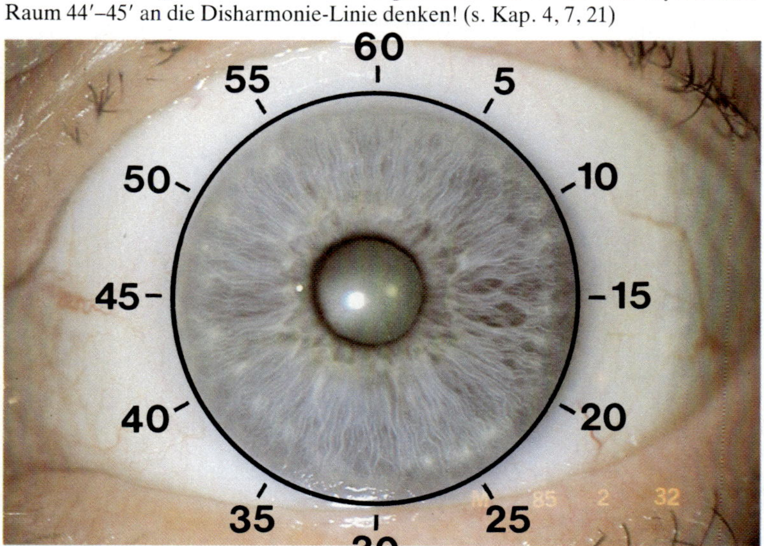

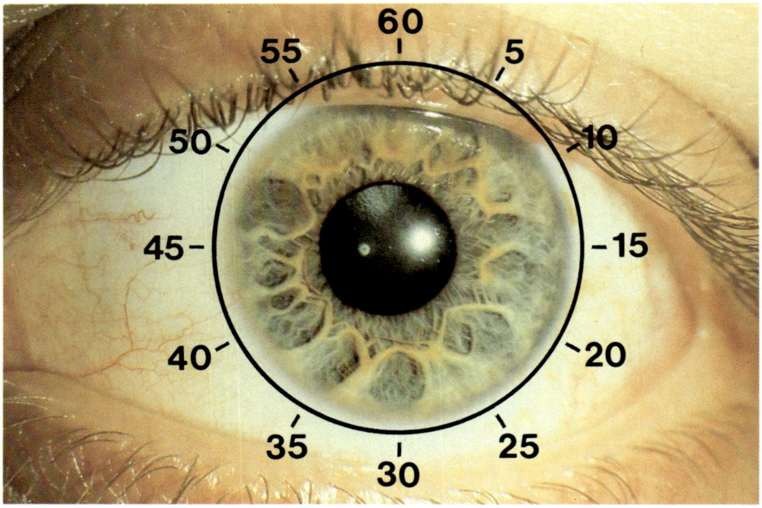

Abbildung: 28 – 3
Bindegewebsschwächling, bevorzugt im weichen Bindegewebe (Grundgewebe nach PISCHINGER, Mesenchym). Belastung der Zone der aktiven Schleimhäute. An der Krause Torbogen bei 25′–32′ und 40′ bis 48′. HNO-Bereich!!

Abbildung: 28 – 4
Sehr helle und verbreiterte Lymphzone. Übergang in das Grundgewebe. Gestörter Säure-Basen-Haushalt. Gicht ist programmiert.

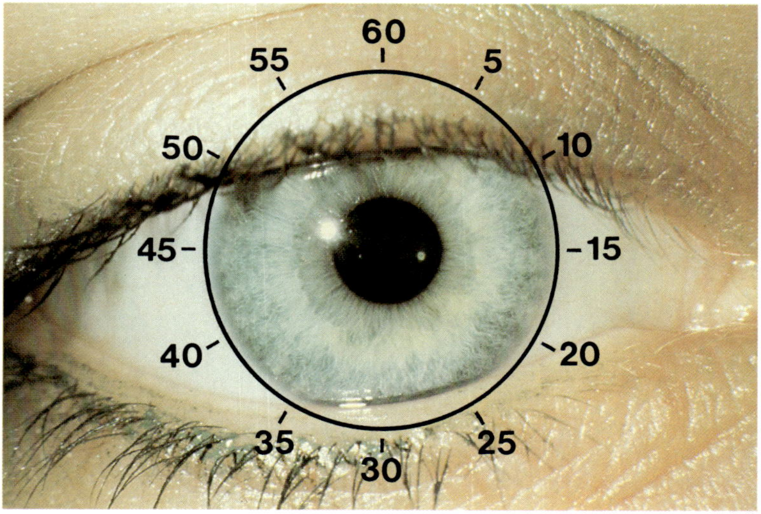

Form bis zum Ziliarrand reichen, vor, dann soll man an MS denken (s. S. 182).

10.2 Solarstrahlen

Diese Bezeichnung wurde von Liljequist eingeführt. Die Strahlen sind lanzettförmig, dunkel, und reichen von der Pupille bis in die Mitte der Ziliarzone. Das Auftreten dieser Solarstrahlen ist ein sicheres Zeichen für Schwächezustände im nervlichen Bereich. Da sie meist frontal vorkommen, findet man dann beim Patienten Ermüdungszustände und Kopfschmerzen aufgrund einer nervösen Überbelastung. Der Beginn an der Iriskrause, dem Sitz des VNS, besagt, daß es sich um eine Insuffizienz des VNS im Bereich des Vorkommens der Solarstrahlen handelt. Ein Organ, das hier lokalisiert ist, muß also auch auf das VNS hin therapiert werden. Oft ist bei diesen Patienten ein Mißverhältnis von Ruhephase zu Tätigkeitsphase vorhanden.
Alle Radiärfurchen haben hier den gleichen Stellenwert wie ein Schwächezeichen, sie müssen mit sonstigen Iriszeichen in Relation gesetzt werden.

10.3 Zirkulärfurchen, Zirkulärfalten
(Abb.: 10 – 2)

Besser bekannt als „Kontraktionsfurchen“, bilden diese Zeichen eine wichtige Grundlage für die Beurteilung eines Patienten. Hier geht es um die Schwäche des Parasympathikus gegenüber einer Überzerrung des Sympathikus. Aus dieser Diskrepanz entstehen die Zirkulärfurchen. Neben dieser Möglichkeit der Entstehung gibt es eine Reihe anderer, nicht bestätigter Deutungen für ihr Auftreten. Eine oft vorgebrachte Erklärung ist der Zusammenhang mit der Parathyreoidea in Verbindung mit dem Kalziumstoffwechsel.
BROY* bietet eine andere Erklärung an, indem er als Arbeitshypothese eine Verwertungsstörung des Magnesiums annimmt.
Am Kern der Sache vorbei geht die Bezeichnung „Krampfringe“, weil sie irreführend ist und mit dem eigentlichen Problem „Krämpfe“ nichts zu tun hat. Treffender ist es, wenn man von „inneren Verkrampfungen“ spricht, ein Zustand, der von den Patienten immer wieder bejaht wird. In diesen Bereich gehören auch psychische Zustände, wie Agoraphobie, histeroide Zustände und die psychisch bedingte Migräne. Auf jeden Fall muß in diesem Zusammenhang auf die larviert-tetanische Iris-Konstitution verwiesen werden (Kap. 5).
Das Stichwort „Krampf“ finden wir bei THIEL, der die Furchen als Zeichen für überstandene Krämpfe und heftige Krampf- und Kolikschmerzen ansieht. Vorgänge, die von den Patienten nur selten bestätigt werden. Furchen von 50′ bis 55′ in einer oder beiden Iriden weisen auf Gehirnkrämpfe hin, von 10′ bis 15′ re und 45′ bis 50′ li auf asthmatische Krämpfe (THIEL).
Zirkulärfurchen treten niemals als geschlossene Ringe auf, sie bilden lediglich zentrische oder exzentrische Bruchstücke. Mehrere Furchen können nebeneinander liegen, und Überschneidungen sind möglich. Die Anordnung ist in beiden Iriden nicht identisch. (10–2A–E)

*) BROY, J. (1983) Repertorium der Irisdiagnose, Marczell, München

Konzentrische Furchen, einfache Form (A)

Eine geringe Ausprägung dieser Zeichen in einer Iris ist in den meisten Fällen ohne Bedeutung. Sollten sich jedoch die konzentrischen Furchen deutlicher ausprägen, dann ist an eine psychische Labilität zu denken.

Die langgezogene Form (B)

Erwecken die Furchen den Eindruck eines geschlossenen Ringes (der nie vorkommt), dann sprechen sie für Organneurosen (Herz!). Auch Schlafstörungen, besonders Durchschlafstörungen, können von den Patienten angegeben werden.

Schießscheibenform

Hier treten die Zirkulärfurchen in zahlreichen konzentrischen, meist langgezogenen Teilstükken auf. Das Phänomen wiegt nach BROY um so schwerer, je dichter, häufiger und langgezo-

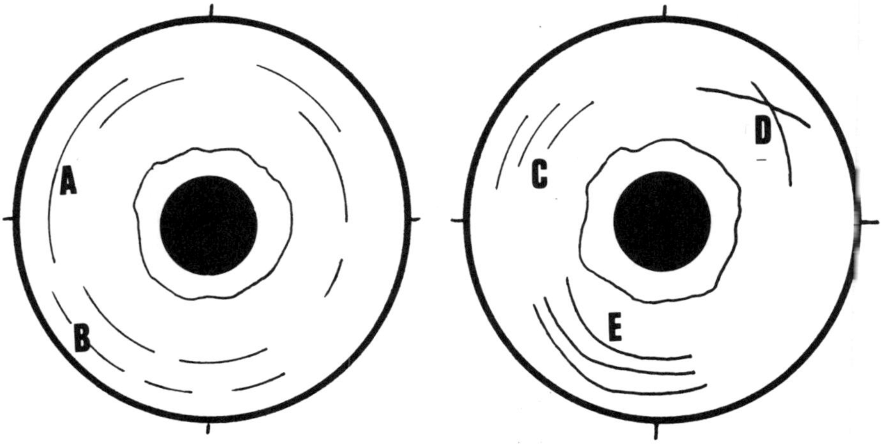

Abbildung: 10 – 2
A Konzentrische Kontraktionsfurchen
B unterbrochene Kontraktionsfurchen
C Gestaffelte Kontraktionsfurchen
D Überschneidungsformen
E Exzentrische Kontraktionsfurchen

gener die Furchen sind und je weiter sie zum Ziliarrand hin gelagert sind. Hier haben wir es mit Psychopathen zu tun, die familiär belastet sind.
Tritt eine sektorale Häufung auf, so beziehen sich die Belastungen auf die anliegenden Organe.

Gestaffelte Form (C)

Diese Form kommt verhältnismäßig selten vor. Sie ist ein Hinweis auf Epilepsie im Kindesalter.

Überschneidungsform (D)

Neuralgiforme und spasmogene Beschwerden auf der Körperseite, in deren Iris das Zeichen auftritt.

Exzentrische Form (E)

Ihr Zentrum stimmt nicht mit dem der Iris überein. Die Nervenkomplikationen entsprechen meist den Bezirken, auf denen sich diese Exzentitäten bevorzugt zeigen.

Leuchtende Zirkulärfurchen

Liegen Furchen von einer ausgesprochenen Helligkeit vor, darf man die Bezeichnung „Krampfringe" benutzen. Je heller, desto aktueller ist der Zustand.

Dunkle Zirkulärfurchen

Bei dieser Form ist das angrenzende Stroma aufgehellt, so daß also die Furche dadurch dunkler erscheint. Wie üblich ist ein dunkles Zeichen ein Schwächezeichen. Hier geht es um eine verminderte Gewebsdurchblutung. Zeigen sich diese dunklen Furchen in der Ziliarrandzone, dann stellt sich damit eine Generalisierung des Zustandes dar (Abb.: 10 – 3, 10 – 4, 10 – 5 Farbteil).

11 Magen und Darm

In der ersten *großen* Zone, der Nutritionszone, liegen die erste *kleine* Zone, die Magenzone und die zweite *kleine* Zone, die Darmzone. Ihnen fallen alimentäre Aufgaben zu. Beide haben die ihnen durch die Nahrung zugeführten organischen und anorganischen Bestandteile aufzunehmen und sie in resorptionsfähige Stoffe umzuwandeln und dem Organismus zuzuführen. KRIEGE sprach in diesem Zusammenhang von der „ersten Stoffaufnahme und Verwertung". Unregelmäßigkeiten, die sich aus einer gestörten Funktion im Magen und Darm ergeben, beeinflussen das dynamische Fließgleichgewicht des Körpers. Ihre negativen Auswirkungen zeigen sich in einer Reihe von gestörten Funktionen, die nun ihrerseits Zeichen in der Iris setzen.

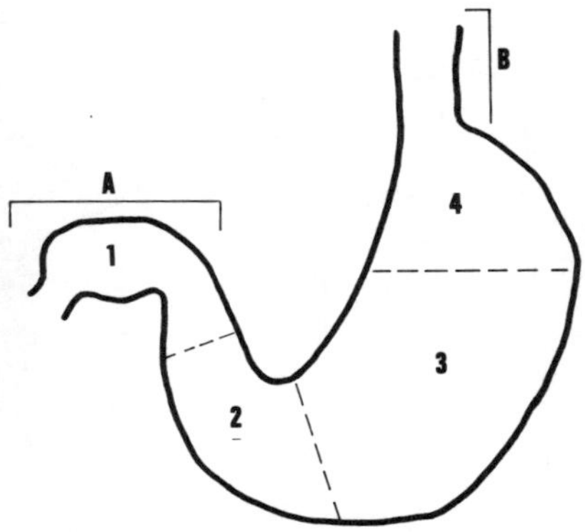

Abbildungen: 11 – 1a
A Antrum-Pylorus-Duodenum-Übergangsgebiet
B Oesophagogastrales Übergangsgebiet
1 Antrum pyloricum
2 Vestibulum pylori
3 Fundus (Korpus)
4 Fornix

11.1 Der Magen (Ventriculus, Gaster) (Abb.: 11–1a, 11–1b, 11–1c)

Der Magen ist unterhalb des Zwerchfells an zwei Punkten fixiert: an der Kardia ungefähr in Höhe des 10. Brustwirbels und am Pylorus, dort normalerweise in Höhe des ersten bis zweiten Lendenwirbels. Die Form des Magens ist beim stehenden im Unterschied zum liegenden Patienten verschieden, auch der Füllungszustand des Magens beeinflußt Form und Lage.
In beiden Iriden ist der Magen um den Pupillenrand herum als erste kleine Zone lokalisiert. Die Farbe dieser schmalen Zone soll ein mittleres Grau von gleichmäßiger Struktur sein. Die Lokalisation der einzelnen Magenabschnitte stellt die Abb. 11–2 dar, wobei der Pylorus nur in der *rechten* und die Kardia nur in der *linken* Iris zu sehen ist. Auch hier muß man wieder an das erwähnte Problem vorn/hinten denken.

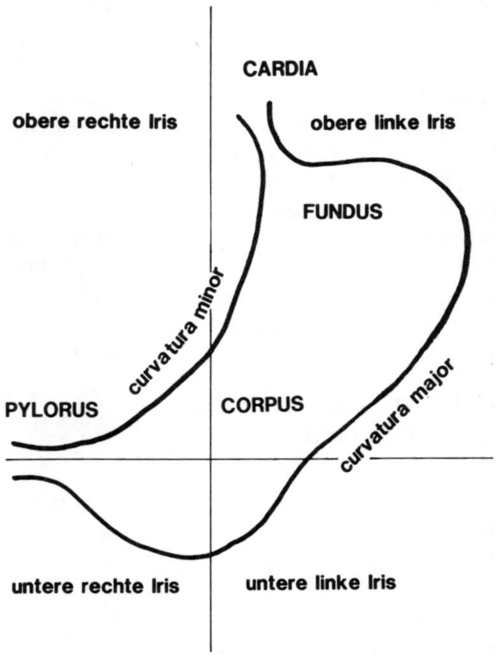

Abbildung: 11 – 1b Einordnung des Magens in die Iriden

11.1.1 Magenausgang (Pylorus und Antrum pylori)

Der Pylorus ist in der rechten Iris von 40′ bis 50′ lokalisiert. Es muß ausdrücklich darauf hingewiesen werden, daß Pyloruszeichen weniger in der Magenzone als viel mehr im angrenzenden

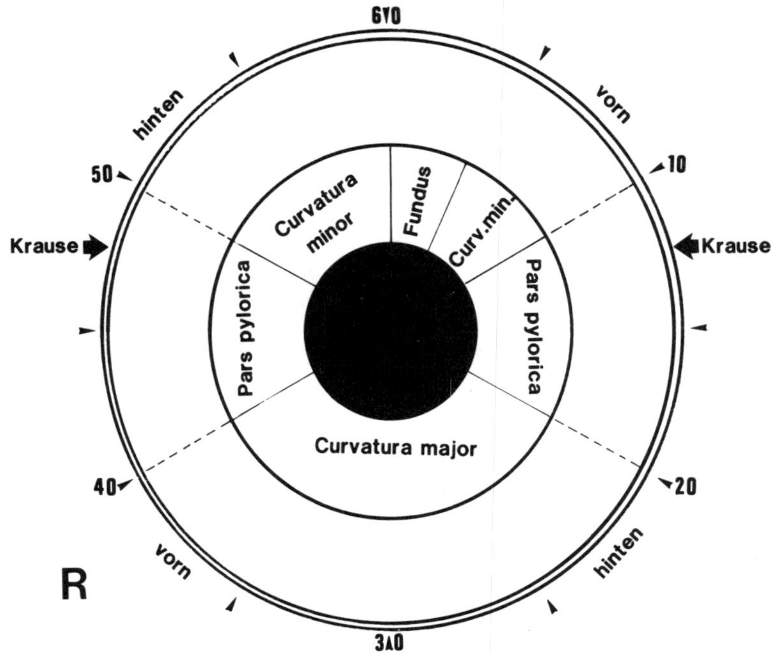

Abbildung: 11 – 2
Magenzone in der rechten und linken Iris.

Die gestrichelten Linien deuten die Möglichkeit des Auswanderns der Zeichen an.

Duodenum-Bereich innerhalb der Darmzone zu sehen sind. Das liegt in den anatomisch-histologischen und physiologischen Zuständen in diesem Übergangsbereich begründet.
Die Zeichen zwischen 40′ und 50′ sind die Leitzeichen für die Pylorusgeschehen, denn fast 90 % aller Pyloruszeichen treten hier auf. Die Zeichen bei 20′ stellen zwar eine Verschärfung der Situation dar, treten aber nur selten auf.

11.1.2 Die kleine Kurvatur (Curvatura minor)

Diese ist in erster Linie rechts lokalisiert von 50′ bis 60′ und von 4′ bis 10′. In der linken Iris sind zwei Einschübe der Curvatura minor bei 49′ bis 53′ und von 7′ bis 11′. In diesem Bereich sind Krypten* von besonderer Bedeutung, wegen des möglichen malignen Geschehens.

*) Da es sich bei der Magen/Darmzone um das *hintere* Stromablatt handelt, können an dieser Stelle keine *Lakunen* entstehen.

11.1.3 Der Mageneingang (Cardia)

Der Mageneingang liegt in der linken Iris bei 9′ bis 15′ und von 38′ bis 45′. Auch hier reichen die Zeichen fast immer in die Darmzone hinein, was man mit dem oesophagogastralen Übergangsgebiet erklären muß, denn bei 45′ schließt sich der Oesophagus an.
Magenblase (Fundus) und große Kurvatur (Curvatura major) nehmen einen verhältnismäßig großen Raum in der Topographie des Magens ein.

Der hyperazide, hypoazide und anazide Magen (Abb.: 11 – 3)

Der normale kreisrunde Magenkreis hat bei normaziden Verhältnissen eine hellgraue Farbe. Die total helle bis weiße Magenzone weist auf

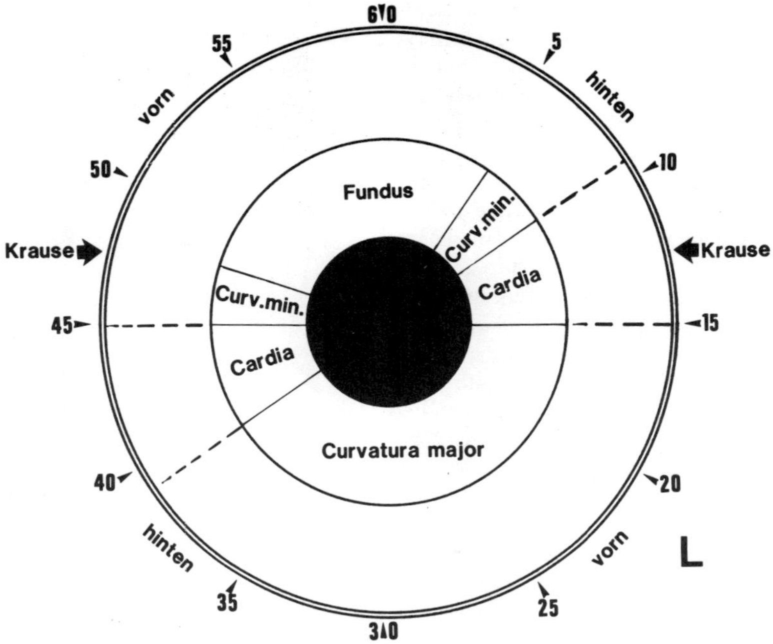

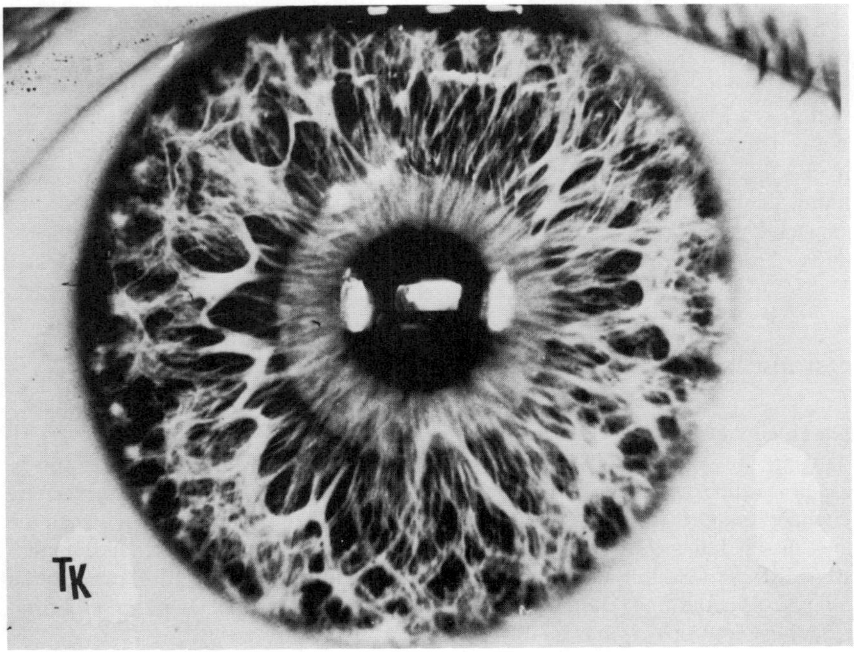

Abbildung: 11–3
Sehr helle Magenzone. Hyperazider Zustand

eine hyperazide Situation hin (Hyperchlorhydrie), während die dunklere Färbung auf eine Hypoazidität schließen läßt, wobei dann mit zunehmender dunklerer Färbung von schweren Störungen der Magenschleimhaut,von Anazidität, gesprochen werden muß (siehe auch Begleitschatten). Am Ende einer chronisch atrophischen Gastritis kann eine Achylia gastrica stehen. Die partielle Hellung einer normal grauen Magenzone zeigt eine beginnende Erschöpfung des säurebildenden Apparates des Magens an. Hier ergibt sich die Tatsache einer *überschießenden* Säurebildung nach dem Genuß von Kuchen und Süßigkeiten. Nach eiweißreichen Mahlzeiten stellt sich ein Säuremangel ein mit Völlegefühl. Sodbrennen, auch das sollte man bedenken, kann sowohl bei hyper- wie hypoazidem Magen entstehen.
DECK spricht bei einer partiellen Aufhellung der an sich dunklen Magenzone von einem „Milchsäuremagen". Hier handelt es sich um die Bildung von Gärungsmilchsäure, die entsteht, wenn infolge Fehlens von Magensalzsäure aus dem Dünndarm Milchsäurebakterien aufsteigen.

Gastritisformen

Statistiken sagen, daß etwa 50% der Bevölkerung eine Gastritis haben. Sie ist ein meist diffuser Entzündungsvorgang, der auf die Mukosa beschränkt bleibt. Bei Magengeschwüren und Magenkarzinom tritt sie regelmäßig auf. Das klinische Bild dieser sogenannten Gastritis beruht eher auf gestörten Funktionen, als auf einem pathologischen Zustand. Die Gastritis ist nur selten eine selbständige lokale Erkrankung, viel häufiger tritt sie als Symptom eines anderen Leidens auf.

Ausscheidungsgastritis

Wenn in der Magenschleimhaut Substanzen zur Ausscheidung gelangen, die – aus dem Stoffwechsel stammend – dort in übermäßiger Menge oder nicht ausreichend eliminiert werden, dann entwickelt sich eine Ausscheidungsgastritis, die häufig bei Niereninsuffizienz (Urämie-Präurämie), bei mangelnder Leberentgiftung (Hepatosen), harnsaurer Diathese und in der Schwangerschaft auftritt. In jedem Fall gilt es, die Ursache festzustellen und zu behandeln.

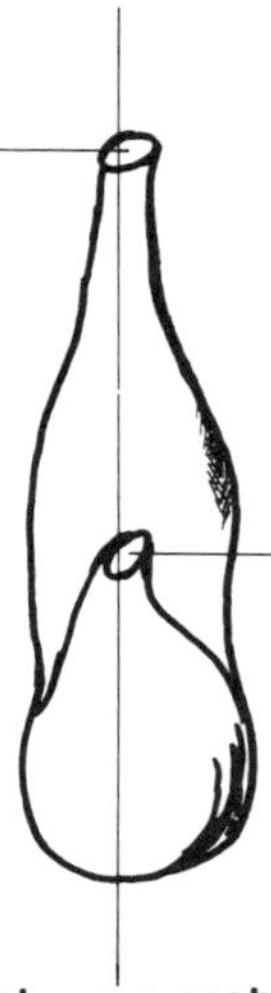

Begleitgastritis

Sie erscheint begleitend bei Krankheiten, ihre Symptomatik kann das ursprüngliche Leiden überdecken oder wenigstens verschleiern. Hauptsächlich gilt dies für Gallenwegserkrankungen, die chronische Pankreopathie, für Magen- und Zwölffingerdarmgeschwüre und vor allem für das Magenkarzinom. Dieses, zunächst symptomlos, manifestiert sich anfangs lediglich in typisch gastrischen Beschwerden, und seine Frühdiagnose wird dadurch sehr erschwert.

Stauungsgastritis

Rückstau des Blutes in den venösen Plexus der Darmschleimhautgefäße führt zu einer Gastritis. Nicht gerade selten ist sie bei Rechtsinsuffizienz des Herzens und bei Pfortaderstauung (Konjunktivalgefäße beachten). Doch auch die allgemeinen, weniger dramatischen abdominellen Stauungen, oft fälschlich als Pfortaderstau deklariert, können auf die Dauer eine chronische Gastritis hervorrufen.

Psychogene Gastritis

Die Bezeichnung „nervöser Magen“ ist hier unzutreffend, da sich der Magen nur unabhängig von der nervösen Stimmungslage und nur in bestimmten Situationen bemerkbar macht. Oft tritt diese Form der Gastritis erst in höherem Alter auf und ist als eine Art innerer Übersprungs- oder Ersatzhandlung anzusehen.
Die *akute* Gastritis zeigt eine helle bis weiße Magenzone, während bei einer *chronischen* Entzündung, eigentlich einer „Gastrose“, eine dunklere Magenzone vorhanden sein muß. Aber was bedeutet schon hyper- und hypo- bei den wechselnden Säureverhältnissen im Laufe eines Tages?
Die Beschreibung der Gastritiden scheint mir deshalb notwendig zu sein, weil es so möglich ist, frühzeitig durch die Beobachtung der entsprechenden Querverbindungen in der Iris zu einer Ursachendiagnose zu kommen. Die aufgezählten Ursachen geben Hinweise für die Befunderhebung aus dem Irisbild.*

11.1.4 Der Begleitschatten

Der Begleitschatten (Abb.: 11–4 Color) ist eine Erscheinung, die sich in der Magenzone vom Pupillenrand aus zentrifugal – total oder partiell – ausweitet. Er ist dunkler als die Magenzone, weniger strukturiert und in seiner Ausdehnung nicht gleichmäßig. Breite und Verdunkelung dieses Zeichens geben Aufschluß über das Maß der Störung. Diese Erscheinung stellt in der Hauptsache senile Rückbildungsvorgänge dar.
Tritt das Zeichen in höherem Alter auf, kann es physiologisch sein und deutet dann auf zunehmende Inappetenz hin. In jedem Fall stellt es einen anaziden Magen dar.
Je früher dieser Begleitschatten auftritt, desto ernster seine Bedeutung, wobei auch an die Entwicklung eines Magenkarzinoms gedacht werden muß. In der Therapie ist der Begleitschatten die Domäne der Bitterstoffe.

11.1.5 Doppelte Zonenbildung

Die doppelte Zonenbildung (Abb.: 11–5 Color) innerhalb der Magenzone muß man vom Begleitschatten sorgfältig abgrenzen. Bei diesem Phänomen teilt sich die Magenzone deutlich in eine dunklere, um den Pupillenrand liegende, und eine hellere Zone auf. Die dunklere Zone um den Pupillenrand ist gleichmäßiger in der Ausdehnung und deutlicher strukturiert als der Begleitschatten.
Dargestellt wird damit ein funktionsschwacher Magen als Folge asthenischer Zustände im trophischen Nervensystem. Dabei deutet die dunklere Zone auf die Magenschleimhautfunktion und die hellere äußere auf die gestörte Motorik hin. Dies kann die Ulkusbildung fördern, indem bei Verzögerung der Motorik vermehrt Gastrin freigesetzt wird.
Als Folge von Spasmen der Magenmuskulatur können durch die Magenwand laufende Blutgefäße funktionell beeinträchtigt werden und so zu einer ulkusbegünstigenden Durchblutungsstörung führen.
Bei der Doppelzone in der Magenzone ist also eine sorgfältige Abklärung der Zeichen im Bereich Pylorus zusätzlich erforderlich und besonders auf Gastrinpigmente zu achten. Die Gegend Duodenum/Antrum ist für fördernde und hemmende Einflüsse außerordentlich wichtig.

11.1.6 Das Relief der Magenzone
(Abb.: 11 – 6 Farbteil)

In der Magenzone soll die Struktur zwar sichtbar, aber nicht reliefartig verändert sein. Damit wird eine normale Funktion dargestellt. Jede Reliefbildung innerhalb der Krausenzone – ob partiell oder total – ist ein Hinweis auf eine Funktionsstörung.
Die wichtigste Form einer Reliefbildung ist das sogenannte „grobe Relief“**; in jedem Fall ist diese grobe Strukturierung ein Hinweis auf eine Hypertrophie der Magenschleimhaut, ein Zustand, der beim Patienten lange Zeit unbemerkt bleiben kann. Ist die Zone auffallend hell/dun-

*) Eine Gastritis kann auch bei intensiver Sonnenbestrahlung durch Freisetzung von Histamin entstehen (DEMLING).

**) Auch die Klinik kennt diesen Begriff und unterteilt in Hochrelief (das grobe Relief), Flachrelief und Mikrorelief.

kel gezeichnet, dann geht der latente Zustand in eine aktuelle Phase über. Es sind z. B. Patienten, die eine Speise einmal gut und dann wieder schlecht vertragen. Letzten Endes kann das zu einer Atrophie der Magenschleimhaut führen. Weitere Phänomene der Magenzone sind des Zusammenhangs wegen im Abschnitt Krausenzone behandelt worden, so z. B. das bedeutungsvolle und aussagekräftige „braune Magenfeld" (Seite 106).

11.1.7 Die Gastroptose

Die allgemeine Erschlaffung der Magenmuskulatur, vorzugsweise beim Astheniker, führt zu einer Atonie der Magenwand. Das zeigt sich darin, daß der Magen den Inhalt nicht mit der nötigen Spannkraft umfaßt, sondern einen schlaffen Sack bildet, in dessen unterem Ende sich die Speisen sammeln (verminderte Peristole). In der Regel liegt dann ein Angelhakenmagen vor. In fast allen Fällen ist mit dieser Atonie eine Magensenkung (Gastroptose) verbunden.
In der Iris zeichnet sich dieser Vorgang durch eine partielle Erweiterung des Magenfeldes, vorzugsweise in vier Varianten, ab.
In der rechten Iris liegt dieses Ptosezeichen bei 20′ bis 25′ und tritt besonders dann auf, wenn Patienten viel und schwer „vor dem Bauch" tragen müssen (Kartons, Flaschenkästen etc.). Ebenfalls in der rechten Iris sehen wir die Aussackung bei 35′ bis 40′ dann, wenn es sich um einen „Vielesser" handelt, der hastig seine Speisen in zu großen Mengen verschlingt.
In der linken Iris finden wir das Zeichen ebenfalls bei 20′ bis 25′. Die Patienten fühlen sich nach jeder Mahlzeit krank, Kinder trinken viel und oft Wasser (KRIEGE).
Ungünstig liegen die Zeichen für Gastroptose bei 35′ bis 40′ links mit Parallelen rechts. Dann ist eine Behandlung meist ohne Erfolg.
Auf Folgendes ist hier noch hinzuweisen: Beim alten Menschen wird durch eine senile Atrophie des hinteren Stromablattes das Gewebe dünner und damit durchsichtiger. Dadurch scheint die Pigmentschicht durch, und das Stromablatt erscheint dunkler. Hierbei kommt es zu einem Violettbraun oder Graubraun und zu einem spinnwebig löschpapierähnlichen Aussehen des Stromagewebes. Dieses so entstandene Braun darf also nicht mit einer Färbung verwechselt werden, die durch Pigmentierung entstanden ist.

11.1.8 Das Magengeschwür (Ulcus ventriculi et duodeni)

Diese Doppelbezeichnung ergibt sich auch aus der Tatsache, daß das Pylorus-Duodenum-Übergangsgebiet die Prädeliktionsstelle für die Geschwürsbildung in diesem Bereich ist. Zeichenform und Farbe ergeben sich aus den Ausführungen in Kap. 4 über die Iriszeichen.

11.1.9 Der gastro-kardiale Symptomenkomplex

Dieser als „Roemheld" bekannte Komplex ist nach den Ausführungen seines Erstbeschreibers* ein auf gastrointestinaler Basis entstandener Symptomenkomplex mit dyspeptogenen Herzaffektionen. Bei der gastro-intestinalen Komponente handelt es sich um eine effektive Magenblase, die einen Zwerchfellhochstand erzeugt (siehe dazu Kap.: 21).

11.2 Der Darm (Colon asc., C.transvers., C.descend., Jejunum, Ileum, Colon sigmoides, Rectum et Anus)

Die Funktionsstörungen des Darmes manifestieren sich in der zweiten kleinen Zone beider Iriden (Abb. 11–6). Hierzu gehört auch in ihrer Gesamtheit die Nutritionszone (Krausenzone), die an entsprechender Stelle besprochen wird (Kap. 13).
Ausbuchtungen der Iriskrause sind häufig zu beobachten. Sind sie *gerundet,* sprechen sie für eine Schwäche des Darmes, eine Darmatonie,

*) Roemheld, L., Der gastro-kardiale Symptomenkomplex, eine besondere Form sogenannter Herzneurose, in: Zeitschrift für physikalisch-diätische Therapie, 16, 339 (1912)

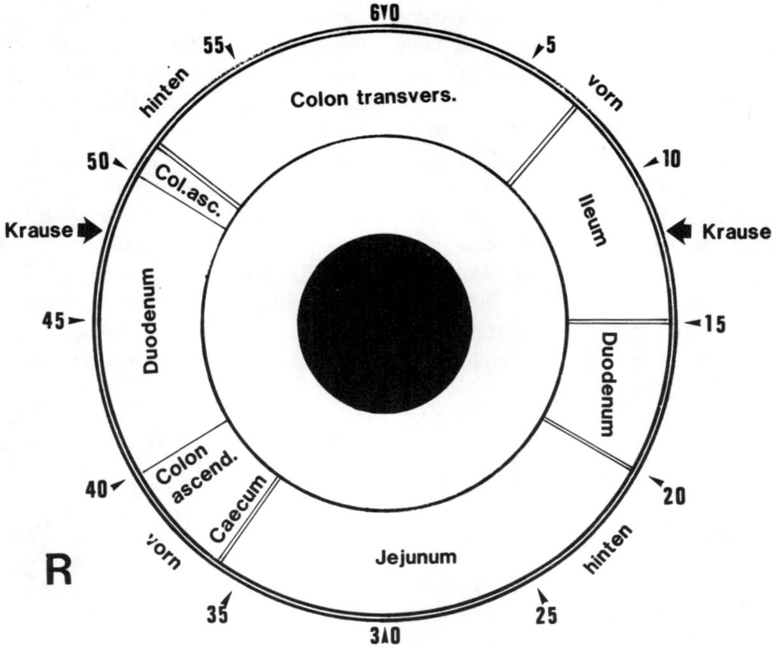

Abbildung: 11 – 6
Die Darmzone

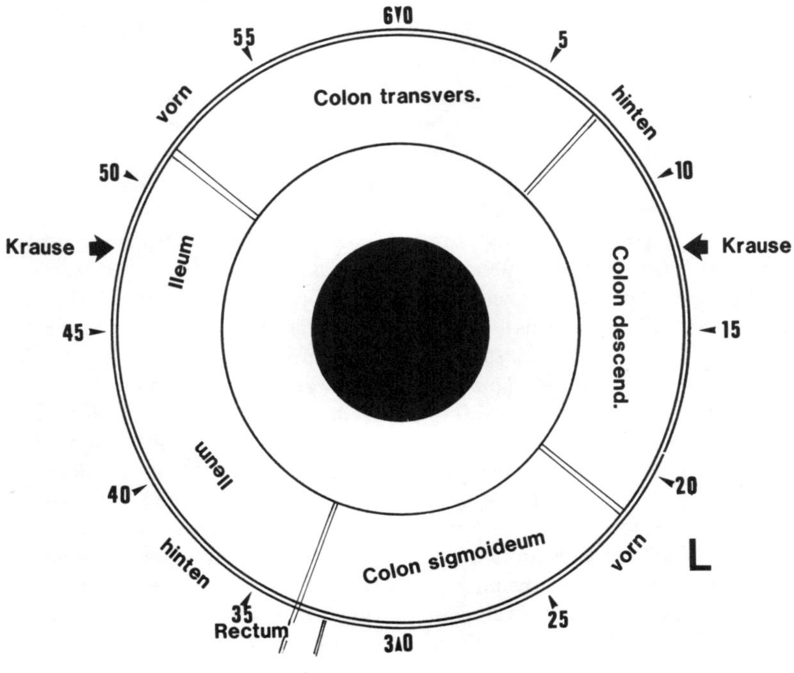

die schon lange bestehen kann. Sind die Zeichen *spitz,* die ganze Krause zackig, dann werden die Darmstörungen von Schmerzen begleitet, die oft auch krampfartig auftreten.
Dunkle Punkte in diesen Ausbuchtungen innerhalb der Darmzone sind Zeichen für nicht mehr funktionstüchtige exkretorische Darmdrüsen. Vereinigen sich diese Punkte zu wabenförmigen Zeichen, so spricht man von „Wurmnestern", was bedeutet, daß die Patienten unter Wurmbefall leiden oder früher gelitten haben. Bei dunklen, nicht punktförmigen Zeichen in der Darmzone, vor allem linke Iris Colon descendens, ist auch an Divertikulose zu denken.
Auffallende, meist sehr schmale und fast bis zum Irisrand durchgehende Ausbuchtungen der Iriskrause von 30′ bis 35′ rechts und von 25′ bis 30′ links, die man besser als Durchbrechungen bezeichnet, lassen auf eine Anlage zu Leistenbruch schließen.
Eine *Ausbuchtung* im Dickdarmsektor links (Colon descendens) in Richtung auf das Herzfeld 10′ bis 15′ läßt die Diagnose „Roemheld" stellen. Wir sprechen dann von einer aortal-lienalfigurierten Krause (Abb.: 20 – 1A), sowie von einer kardialfigurierten Krause (Abb.: 20 – 1B).
Eine *Einbuchtung* der Iriskrause im Bereich 50′ bis 10′ rechts und/oder links zeigt eine Ptose des Colon transversum an.
Der Einfluß des *vegetativen Nervensystems* auf die Darmschleimhaut zeigt sich in der Helligkeit der Krause. Die weiße Krause ist das Zeichen für Reizung oder Entzündung, diese wird oft über das Lymphsystem (dritte kleine Zone) fortgeleitet.
Eine *Colitis* macht sich in einer Stromaaufhellung bemerkbar. Im weiteren Krankheitsverlauf kann es zu einer Kryptenbildung kommen.
Das *Mastdarmfeld* von 32′ bis 34′ links zeigt häufig ein weißes Flußzeichen als Hinweis auf einen Schleimhautkatarrh im Bereich des Mastdarms. Ist dieses Feld dagegen abgedunkelt, handelt es sich um eine Schwäche, die an dieser Stelle eine atonische Obstipation anzeigt.
Haemorrhoiden machen sich durch kleine graue bis dunkle Zeichen und beginnende Verdrängungszeichen bemerkbar, letztere zeigen von innen nach außen. Hier ist aber auch an Darmgeschwüre zu denken, vor allem dann, wenn diese Zeichen in der Nähe der Krause lokalisiert sind. Ist das Mastdarmfeld von außen her eingebuchtet, müssen die Ursachen außerhalb des Darmes liegen. Neben den Haemorrhoidalzeichen auf der Iris müssen wir auch auf die Konjunktivalzeichen achten. Hier sind es die SCHNABELschen Haemorrhoidalgefäße in der Konjunktiva, die als dünnes Gefäß direkt neben einem dickeren verlaufen. Außerdem achte man auf die Mäander (S. 190), wie auch auf die Lidflekken auf dem Unterlidrand.
Der *Blinddarm* (Appendix vermiformis) gehört nicht zum Darm, sondern zum Lymphsystem (Abb.: 11–7), während das Caecum seine Zeichen *innerhalb* der Darmzone setzt.

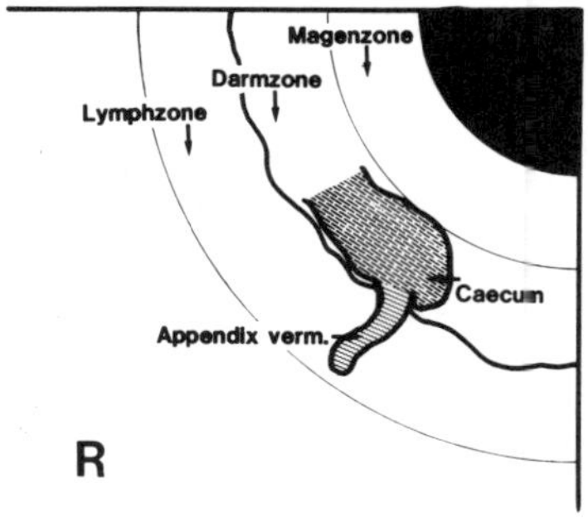

Abbildung: 11 – 7
Die Appendix liegt als Teil des Lymphsystems *außerhalb* der Darmzone

11.2.1 Totale Braunfärbung der Magen-Darm-Zone

Bei einer solchen Verfärbung müssen wir davon ausgehen, daß diese gestörte Funktionseinheit einen massiven Einfluß auf das übrige Körpergeschehen ausübt. *Partielle* Verfärbungen (oder partielle Verstärkung einer an sich schon vorhandenen braunen Magen-Darm-Zone) weisen auf den entsprechenden Sektor hin. So ist z. B. mit Kopfschmerzen vom Magen her zu rechnen, wenn die Betonung von 50′ bis 10′ reicht, mit Verdauungsstörungen (zeitweiligem Durchfall) bei links etwa 30′ bis 40′.
Ist auch die Iriskrause verfärbt, dann sind Wechselwirkungen Organ-Nerven dominant und schlecht zu behandeln, da man bei diesen Patienten oft nicht genug Mitarbeit (Compliance) findet, um der Reihe nach vorgehen zu können.
Solarstrahlen, von der Magenzone ausgehend (Abb.: 10–1) zeigen echte nerval bedingte Störungen an. Jede Aufregung führt zu Störungen im Magen-Darm-Bereich.

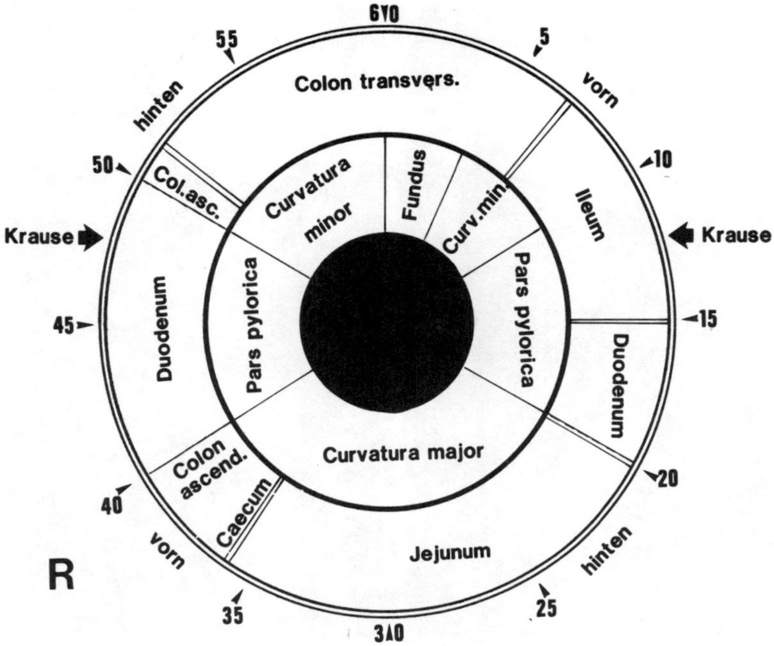

Abbildung: 11 – 8
Die erste große Zone, Magen- und Darmzone, Nutritionszone

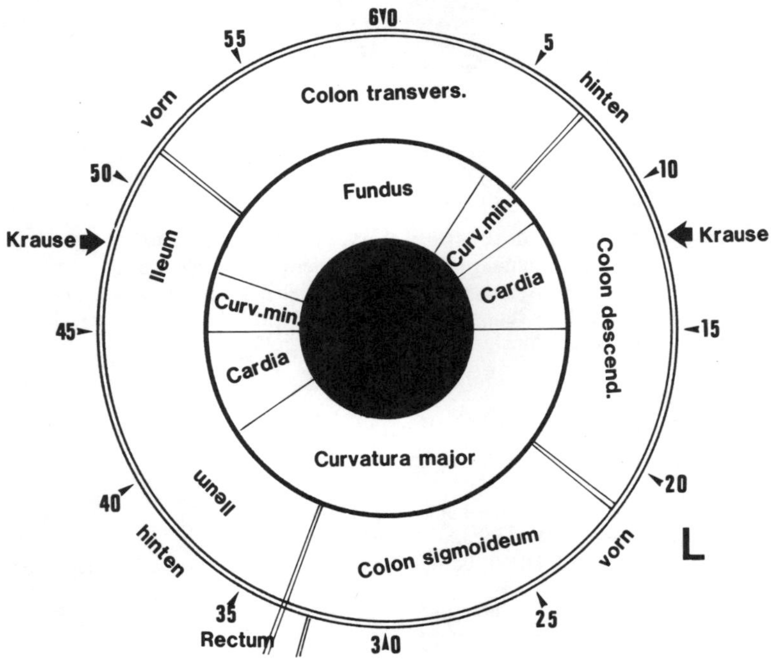

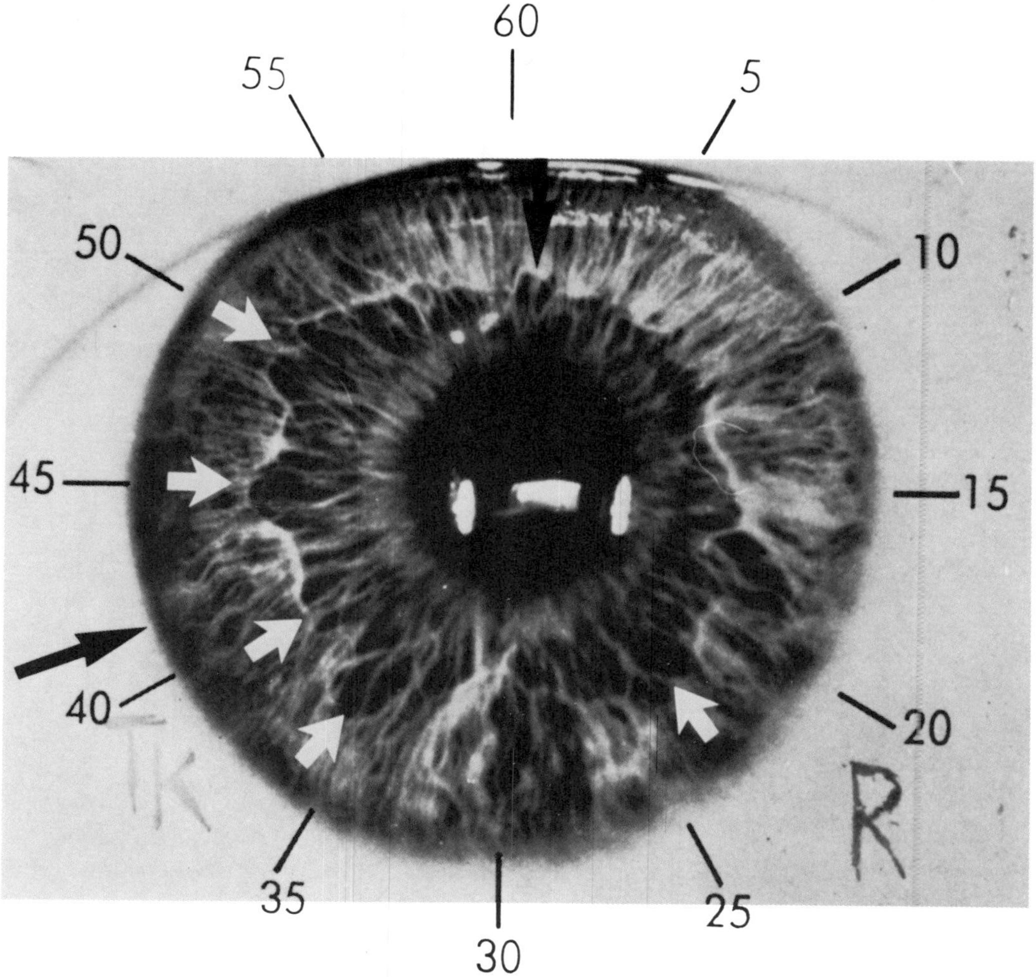

Abbildung: 11–9
Rechte Iris
55' bis 5' Ptose des Colon transversum (schwarzer Pfeil)
38' bis 50' Stauung im Colon ascendens (drei weiße Pfeile)
36' Große Appendix-Lakune außerhalb der Darmzone (weißer Pfeil)
23' bis 25' Stauung im Ileum (weißer Pfeil)
35' bis 50' dunkle Hautzone (schwarzer Pfeil)

*) Einzelheiten über Form und Farbe der Zeichen in Kap. 4

**) 1983 versucht das „Zentrum zur Dokumentation für Naturheilverfahren e.V.“ dieses Thema als „Wende“ und „Neu“ vorzustellen. Schon J. DECK bezog 1954 das Mesenchym in seine Überlegungen zur Krebsdiagnose ein.

12. Präkanzerose und Krebs

Wegen der hohen Krebsanfälligkeit von Magen und Darm soll das Thema im Anschluß an das vorangehende Kapitel behandelt werden. Die Aussagekraft der Krebszeichen gilt praktisch auch für alle anderen vom Krebs befallenen Organe.

12.1 Krebszeichen

Die Frage nach *dem* Krebszeichen taucht bei Anfängern in der Augendiagnose sehr früh auf. Immer wieder wird der vergebliche Versuch unternommen, mit den Überlegungen der Schulmedizin irisdiagnostisch an dieses Thema heranzugehen. Da die Themen Präkanzerose, Krebsentstehung und Krebs noch nicht in allen Einzelheiten geklärt sind, kann auch die Frage nach *dem* Krebszeichen in der Iris nicht endgültig und eindeutig beantwortet werden.
Immer wieder muß davor gewarnt werden, bei Krebs und Krebsverdacht nach einem *auffallenden* Zeichen zu suchen. Wenn oft bei den Zeichen die Bemerkung „Verdacht auf maligne Entartung" zu finden ist, dann ist damit besonders der Zeitfaktor angesprochen, der eine sehr wesentliche Rolle spielt. Daß ein Zeichen vorhanden ist, sehen wir, aber wann dieser Zustand begonnen hat und wie lange die Zeit noch läuft, das wissen wir in den meisten Fällen nicht.
Die folgende Tabelle nennt Iriszeichen, die der Erfahrung nach als Hinweiszeichen auf Präkanzerose und Krebs zu werten sind.*
Wichtiger als die Suche nach einem einzigen Krebszeichen ist der Blick auf den Zustand im Mesenchym (Kap. 28). Hier erlaubt die Augendiagnose wie kaum eine andere Methode einen Überblick über die Situation im Mesenchym, dem Grundgewebe nach PISCHINGER, SCHLITTER, FROMME und anderen.**
Alle biologischen Grundfunktionen hängen von diesem Grundgewebe ab und das A und O einer Behandlung ist die Terrain-Sanierung mit tiefgreifenden antidyskratischen Mitteln.
Dem Krebsgeschehen geht die Präkanzerose voraus, aber nicht jede muß zum Krebs führen.

12.2 Präkanzerose

Alle krankmachenden Reize laufen gesetzmäßig über das mesenchymale System ab. So sind die genetischen Voraussetzungen, chronische Reize und eine mesenchymal-vegetative Starre (Blokkade) die Hauptfaktoren für die Entstehung von Präkanzerosen.
Die Mesenchymtheorie des Krebses ist zunächst die Theorie der Präkanzerose. Bei dem Stand der Dinge ist es wahrscheinlich,daß das Versagen des Mesenchyms eine Disposition zur Ca-Entwicklung abgibt und damit eine Vorkrankheit darstellt.
Ein Hinweis aus der Irisdiagnose, der eine notwendige klinische Überprüfung signalisiert, ist oft bedeutungsvoller, als ein Karzinom erst in einer bestimmten Größe in der Klinik zu erkennen. Zu dieser Initialzündung gehört die Einstellung zum Geschehen und die Erfahrung, aus der *ganzen Iris* Hinweise aufzunehmen und zu verwerten.
Malignes Wachstum ist nun einmal eine tiefwurzelnde Stoffwechselentgleisung und damit eine chronische Funktionsstörung des Zellstoffwechsels, eine Desorganisation der organischen Funktionen. Die Bedeutung einer solchen Dysfunktion für die Karzinogenese geht heute aus vielen Untersuchungen hervor. Die Krebsgeschwulst, das muß man sich immer wieder vor Augen halten, ist das *Symptom* einer multikausalen und multifaktoriellen Krankheit.

Wenn wir mit SIEGMUND einig gehen und sagen, daß das undifferenzierte Mesenchym die Kreuzungsstelle aller hormonalen, vegetativen und zellulären Geschehnisse ist, die bei der Abwehr eine Rolle spielen, dann gewinnt auch die

Hypophysen-Nebennieren-Linie (Kap. 7) an Bedeutung.
Auch SELYE hat klar herausgestellt, daß die Abwehr von der Funktion dieser Linie Hypophyse-Nebennierenrinde abhängt. Es steht fest, so ZABEL, daß sich sowohl bei Tieren als auch bei Menschen eine Vergrößerung der Hypophyse beim Ca feststellen läßt. MEYTHALER und TRUCKENBRODT (zit. nach ZABEL) sagen: „Nach einer Adrenalektomie im Tierversuch sahen die meisten Autoren eine hemmende Wirkung auf die Entstehung von Spontantumoren und auf das Wachstum von Tumoren."
Der Vollständigkeit halber sei hier noch auf das Schilddrüsen-Hormon und auf den Thymus im Zusammenhang mit dem Krebsgeschehen hingewiesen. Um die Multikausalität zu betonen, soll auch ISSELS zitiert werden, der die folgenden 4 Punkte neben anderen für relevant hält:

- ☐ die Herde (besonders die Kopfherde)
- ☐ die Darmflora
- ☐ die Ernährung
- ☐ die Biosphäre.

Zumindest die ersten 3 Punkte stellen sich eindeutig in der Iris dar, und zwar immer im Zusammenhang mit dem Mesenchym.
Krebszeichen sind *dunkel.* Jedem Krebsgeschehen geht eine *chronische* Störung voraus und diese stellt sich in fortgeschrittenem Stadium dunkel dar. Auch pathochrome Zeichen – Melaninanhäufungen – zeigen neben einer entsprechenden Struktur eine dunkle bis schwarze Farbe. Jedoch können auch hellere Pathochromien Hinweise geben (siehe Tabelle).

12.3 Tabelle 1

Zeichen	Bedeutung
LAKUNEN	
Torpedo –	Geschwulst im Abdomen, meist im basalen Sektor
Zigarren –	Karzinomneigung drüsiger Organe, z. B. Mammae
Leiter –	Disposition zu Tumorgeschehen
Staffel –	hereditäre Veranlagung zu Tumorwachstum
Schnabel – krummschnabelig	gutartige Tumore
Schnabel – gradschnabelig	Neigung zu bösartigen Tumoren
Kreuzblumen –	Tumorbildung im endokrinen System und Lymphsystem
Zwillings-	Disposition zu gutartigen Tumoren
spitzzulaufende – mit Pigmentanlagerung	genotypische Hinweise, Sektorbezogen
Zwiebel-	Disposition zu Tumorbildung, bevorzugt im abdominellen Bereich
KRYPTEN	Alle Krypten sind gravierende Hinweise auf maligne Prozesse oder die Gefahr ihrer Entstehung. Besonders zu beachten sind die sehr kleinen dunklen Kommazeichen, die schwer zu erkennen sind.
AUFLOCKERUNGSZEICHEN	
Tulpenzeichen	Tumorzeichen, häufig im Kopfbereich
Spargelkopf	wichtiger Hinweis auf Tumorgeschehen

Zeichen	Bedeutung
Radialen, auseinandergehende, mit eingelagerten dunklen Zeichen	Hinweise auf Gewebeveränderungen
Zopf, radiärer	Präkanzerose
KONJUNKTIVALZEICHEN	
Tumorgabel, Verzweigung mit gleichstarken Ästen	Hinweiszeichen auf mögliche maligne Entartung
TRANSVERSALEN	
Wurzel-	Hinweis auf Uterus-Ca
Stau-	hellrotes Kolorit, dünnwandig, Präkanzerose?
geopathische Reizfaser	bläulich-rotes Kolorit, dickwandig, Präkanzerose
Geweihtransversale, Spalierbäumchentransversale	Ca-Latenz
CHROMATISCHE ZEICHEN	
Blumenkohlpigment	fast immer Ca-positiv; familiäre Belastung mit Leber- und Magen-Ca; sichtbar meist am Krausenrand
eingefilztes Pigment	im Krausenbereich. Wie ein Faserbausch im Gewebe sichtbar; Magen-, Darm-, Rectum-Ca
hämorrhagisches Schollenpigment	oft in *pathologisch* braunen Iriden
Beerenstrauchpigment	groß = Uterus-Ca; klein = Nieren-Blasen-Ca
gelbes, uterogenes Pigment Wasserfall	Disposition zu Uterus-Ca Disposition zu Rectum-Ca, meist 25′–35′ beiderseits
Teerpigment	Karzinom
multiple Pigmente	Präkanzerose, zumindest Disposititon dazu.

Abflachungen des Ziliarrandes im Lebersektor re und Rücken li zeigen Disposition zu malignen Entartungen.
Heterochromieformen können je nach ihrer Ausformung auf eine pathogenetische Reihe mit dem Endziel Karzinom hinweisen.
In der Iris sind die sogenannten Übergangsgebiete oder Grenzbereiche besonders wichtige Stellen. Man wird die dunklen Zeichen im rektal-sigmoidalen Grenzbereich (mehr als 70 % der Darmkrebsfälle), im Pylorus-Duodenum-Übergangsbereich und in der kleinen Kurvatur sehr ernst nehmen müssen. In diesem Zusammenhang sind nicht allein Form und Farbe, sondern vor allem die Lokalisation von Bedeutung.
Bei der Suche nach Krebszeichen muß sich der Diagnostiker einer strengen Selbstdisziplin unterwerfen. Sie ist vor allem dann nötig, wenn es um die Darstellung von Heilung und Therapie geht. Immer wieder muß die Frage gestellt werden, ob ein Fall reproduzierbar ist, sowohl in der Diagnose, wie auch in der Therapie. Es werden zuviel Einzelfälle ohne statistische Signifikanz veröffentlicht.
Die Zeichen der Tabelle sind bei Krebskranken zu finden, aber bis heute nicht als krebsspezifisch bewiesen. Sie sind *Hinweise,* die aufmerksam machen sollen und können.

13. Iriskrause, Krausenzone und Krausenrandzone

Diese drei Begriffe sind weder vom Thema „Magen und Darm“, I. große Zone, noch vom vegetativen Nervensystem zu trennen. Deshalb enthält dieses Kapitel zahlreiche Hinweise auf diese Organe und ihr Zusammenspiel. Besonders gibt die Krausenzone Aufschluß über die nutritive Leistungsfähigkeit des Organismus.

13.1 Die Iriskrause

SCHNABEL schreibt zur Iriskrause: „Wenn wir uns die Annahme zu eigen machen, daß die Krause ein Rudiment der fetalen Pupillarmembran ist, so muß auch die Meinung berechtigt erscheinen, daß sie gewissermaßen eine teilweise Ausstülpung des inneren Irisblattes darstellt, also der Schicht, die dem Uvealblatt, dem Tapetum nigrum, unmittelbar anliegt. Da letzteres aber als ektodermales Gewebe entwicklungsgeschichtlich der Retina und damit dem zerebralen Abschnitt des Nervensystems verwandt und zugehörig ist, so wäre bei der engen Verbindung beider Blätter erklärlich, weshalb die Iriskrause dem Kundigen so viele Zeichen nervöser Störungen und Entartungserscheinungen zu liefern vermag.“
Irisdiagnostisch (funktionsdiagnostisch) gewährt uns die Iriskrause einen Einblick in die Tonuslage der vegetativen Phase (Sympathikus-Parasympathikus-Verhältnis).
Physiologisch und pathophysiologisch ist die gegenseitige Beeinflussung von Magen-Darm und VNS bekannt, so daß gerade an dieser Stelle eine eindeutige pathophysiologische Aussage zu erwarten ist (Abb.: 13 – 9 Farbteil).

13.1.1 Die Aussage der Krause, Krausenzone und Krausenrandzone

Die *Krausenzone,* die die erste und zweite Kleine Zone (Magen- und Darmzone) der zirkulären topographischen Einteilung umfaßt, ist das Reaktionsfeld der Nutritionsdynamik. Sie wird deshalb auch Nutritionszone genannt. (Abb.: 13 – 1)

Die *Krausenrandzone* zeigt nach *innen,* also zur Pupille hin, auf einem schmalen Band das Spiegelbild der Darmflora und nach *außen* hin, also dem Irisrand zugewandt, die Drüsenfunktion (innersekretorisch) und gleichzeitig das Spektrum der Haematopoese und der Lymphe.

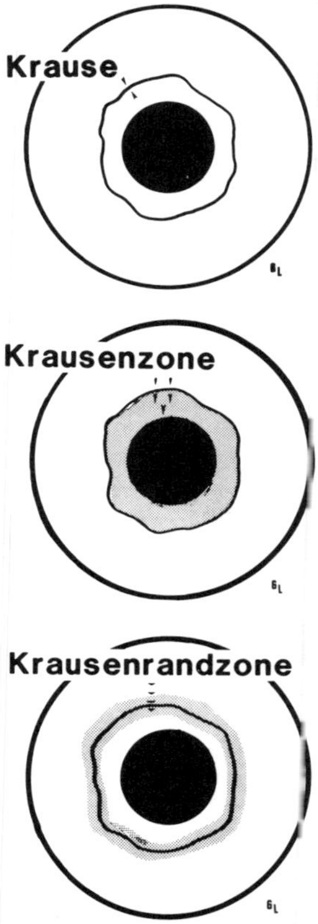

Abbildung: 13 – 1
Die Nomenklatur der Iriskrause
Die KRAUSE (oben) ist die mehr oder weniger deutlich erkennbare Begrenzung der vorderen Stromaschicht.
Die KRAUSENZONE (Mitte) ist die hintere Stromaschicht, welche zwischen Krause und Pupillenrand sichtbar ist.
Die KRAUSENRANDZONE (unten) ist eine sehr schmale Zone, die zu beiden Seiten der Krause liegt.

Die für die Beurteilung der Iriskrause wichtigen Kriterien sind

- ☐ Form und Weite
- ☐ Strichstärke
- ☐ Farbe.

13.1.2 Form und Weite der Krause

Von der Form und Weite der Krause ist die Form und die Weite der Krausen*zone* abhängig. Die beiden Gegensätze sind:

1. die *weite* Krause (ektasierte Krause)
2. die *enge* Krause.

1. **Diese weite Krause** kann *total* oder *partiell* erweitert sein. Die *totale* (fast gleichmäßige) Erweiterung deutet auf *Erschlaffung* im Digestionstrakt hin, auf „Überfressen", nicht genug bekommen können im materiellen Sinne (materielles Hamstertum im Sinne der Nahrungsaufnahme). Geistige Anspruchslosigkeit (orale Triebstruktur nach FREUD). Überwiegend *parasympathisch* gesteuerte Menschen.) Abb.: 13 – 2)

Die *partielle* Ausweitung, speziell im Bereich des Colon ascendens in der rechten und des Colon descendens in der linken Iris, deutet Stauungen, Transportstörungen und Blähungen an. Herzbeschwerden, Roemheld, atonische Obstipation, hepatolienales Syndrom sind weitere Stichworte zu diesen partiellen Ausweitungen. (Abb.: 13 – 3)

2. **Die enge Krause (eingeengte Krause)** (13 – 4) Vorwiegend *sympathischer* Tonus, Neigung zu Verkrampfung. Psychische Einstellung bis zur Askese. Geistig sehr leistungsfähig. Bei der Nahrungsaufnahme wird mehr Wert auf Qualität als auf Quantität gelegt. Die Anfälligkeit für Krankheiten im Verdauungstrakt ist geringer als bei der weiten Krause. Im Extremfall kann die totale Einengung auf Spasmophylie hindeuten, auf anginöse Zustände, Migräne. Pädagogisch betrachtet kann Infantilismus beim Erwachsenen vorliegen.

Eine stark begrenzte partielle Einengung geht von den *außerhalb* der Krause liegenden Organen aus. So können z. B. durch Einengung im Bereich des S-romanums und der Ampulla recti Jahre vor der Manifestation signifikante Veränderungen als Warnung auftreten (TH. REST). (13 – 5)

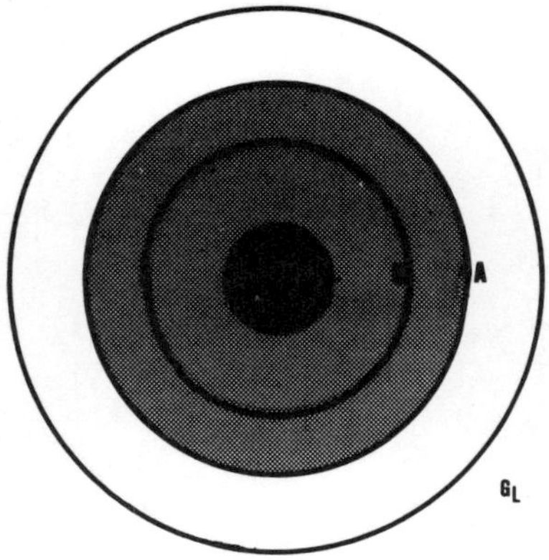

Abbildung: 13 – 2
U = Ursprüngliche Weite der Krause, normal
A = Ausgeweitete Krause

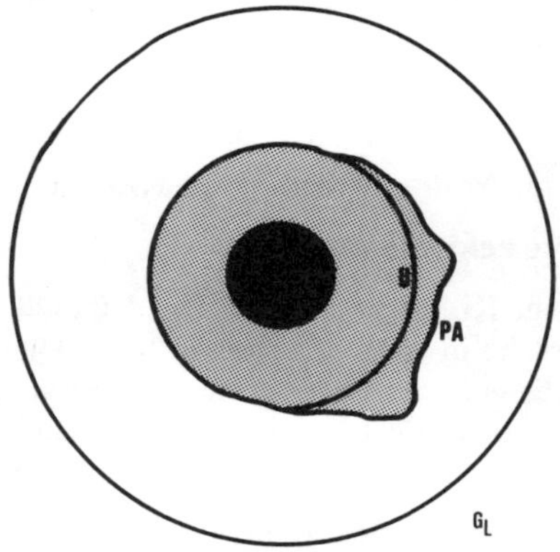

Abbildung: 13 – 3
U = Ursprüngliche Form der Iris
PA = partiell ausgeweitete Krause 6 z. B. links (Colon descendens). Die Ursache liegt *innerhalb* des Darms.

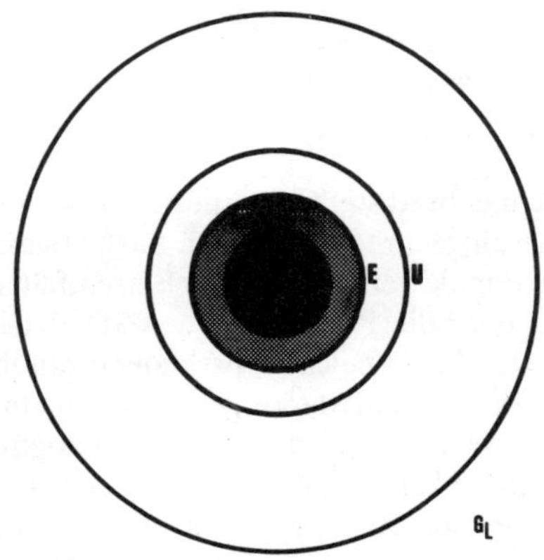

Abbildung: 13 – 4
U = Ursprüngliche Form der Krause
E = eingeengte Krause

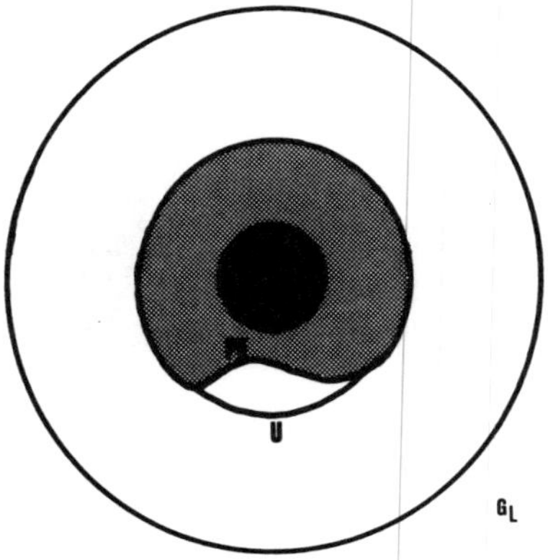

Abbildung: 13 – 5
U = Ursprüngliche Weite der Krause
PE = partiell eindrückte Krause. Die Ursache hierfür liegt *außerhalb* der Krause

13.1.3 Andere Formen der Krause

a) Die eckige Krause

„Eckige Krause" bedeutet hier, daß die Krause als solche in spitze Zacken ausläuft. Hier liegt eine Spastik in der nervlichen Versorgung des betreffenden Bezirks vor. Reizkolon und ähnliche Erscheinung können hier die Ursache sein.

b) Die viereckige Krause (Quadratkrause nach MADAUS)

Dies ist eine Krause, die in die Form eines Vierecks übergeht; sie gehört Patienten, die schlecht therapeutisch zu beeinflussen sind (non compliance). Sie wollen vielfach nicht, sind eben Quadratschädel. „Sturheit und Starrheit kennzeichnen das psychische Bild" (KARL).

c) Das Schneebrett

Das Schneebrett stellt eine speziell im kranialen Bereich eingeengte Krause dar. Sie kann bis fast auf die Pupille herabhängen, in Extremfällen sogar bis über die Pupille. Nach ANGERER ist ein Träger dieses Zeichens psychoneurotisch belastet. Links mehr depressiv, rechts mehr aggressiv. Auch als Zeichen einer pathologischen Wetterfühligkeit wird das Schneebrett gewertet. Von der Somatik her stellt diese partielle Einengung im oberen Bereich der Krause einen Hinweis auf eine Ptose des Colon transversum dar. DD abklären!

d) Der Torbogen (nicht zu verwechseln mit dem Torweg)

Von der Krause können sich in einzelnen Fällen Segmente von der Grundstruktur trennen und wie ein Torbogen in das Lumen der Vorderkammer hineinragen. Diese Torbogen ragen dann frei über die Darmzone hinaus. (Abb.: 13 – 6) Hier handelt es sich um Fermentationsstörungen, um eine Disposition zu Diabetes, um Intoleranzen im Zuckerstoffwechsel allgemein und um damit zusammenhängende Gärungszustände. MARKGRAF faßt das unter dem Stichwort Pankreopathie zusammen und ergänzt mit dem Hinweis auf diabetische Mikroangiopathien der Nierentubuli und auf arthritische Schübe.

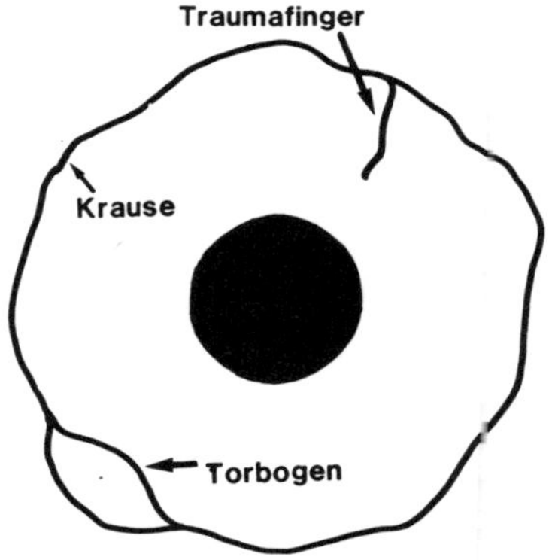

Abbildung: 13 – 6
Traumafinger und Torbogen ragen frei in das Lumen der Vorderkammer hinein.

e) Traumafinger

Die Torbogen können reißen und ragen dann meist mit einem Ende in den freien Raum der Vorderkammer hinein. Man soll den Patienten nach traumatischen Insulten fragen. Im Falle der Bejahung muß man Beschwerden je nach dem Sitz des Traumafingers als Auswirkungen (Folgebeschwerden) in diesem Sektor werten. (Abb.: 13 – 6)

13.2 Veränderungen der Krausenzone

Auf die allein auf die Krause bezogenen Veränderungen folgen nun die Veränderungen der *Krausenzone,* die – das liegt in der Natur der Sache – eine Veränderung der räumlichen Ausdehnung der Krause zur Folge haben können. Der *Ausgangspunkt* ist hier jedoch die Situation *innerhalb* der Krausenzone.
Veränderungen im *Querschnitt* der Krausenzone sind nur mit dem Irismikroskop in stereoskopischer Betrachtungsweise zu erkennen. (Abb.: 13 – 7)

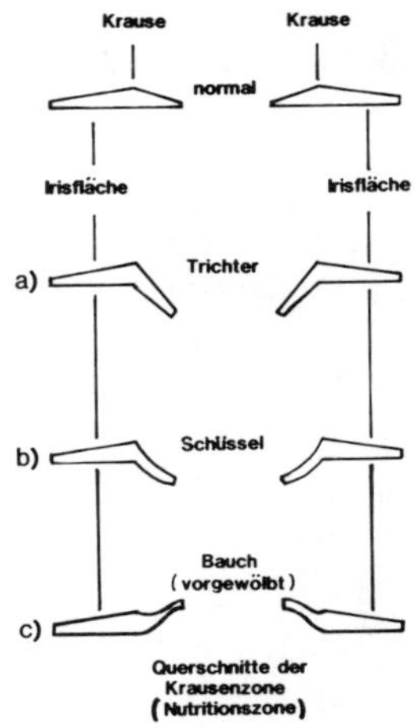

Abbildung: 13 – 7

a) Trichterförmige Krause (Trichter krause)

Histologisch handelt es sich um das Phänomen des verringerten Spannungszustandes des vom M.sphinct. pupillaris eingeschlossenen Areals, so daß dieser Teil trichterförmig gegen das Augeninnere absinkt.
Die Situation ist – wie bei der weiten und engen Krause – auf den Digestionstrakt bezogen. Im somatischen Bereich sind es immer Gern- und Vielesser mit allen sichtbaren Folgen im Magen- und Darmkreis (I. große Zone). Es kommt zu Dysfermentie, zu subaziden Säureverhältnissen und zu Anfällen von Flatulenz. Dazu kann sich spastisch bedingte Koprostase gesellen. Wir finden hier auch das Colon irritabile, die spastische Neuropathie, *harten* Stuhl, auf den ein *weicher,* ungeformter folgt.

b) Schlüsselförmige Krausenzone (Napfkrause, Telleriris nach SCHNABEL)

Allgemeine Vagotonie, Schweiß, Durchfälle, Angst, Bradykardie, Depressionen (BURDIOL), Cephalgie, neuritische Affekte.
Grundsätzlich weist diese Querschnittsveränderung der Krausenzone auf einen funktionell gestörten Digestionstrakt hin, der zwischen den Extremen Koprostase und Diarrhoe bzw. breiigen Stühlen pendelt. Oder es liegt eine verstopfte Mastdarmampulle vor, die oberhalb breiige oder dünnflüssige Stühle enthält.

c) Vorgewölbte Krausenzone (Bauch nach SCHNABEL)

Diese zeigt eine bauchförmige Auftreibung des hinteren Stromablattes. Spastische Abwehrspannung der Verdauungsmuskulatur mit Verstopfung (Gallenwege, Steine). Psychische Verspannung, Launenhaftigkeit, Melancholie (ANGERER).

Das Relief der Krausenzone

(siehe auch Kap. 11 Magen/Darm)

Unter diesem Begriff verstehen wir die Struktur der Oberfläche des hinteren Stromablattes in der Krausenzone. –
Wesentlich für die Urteilsfindung ist das *radiär* gerichtete Relief. Hierbei entsteht der Eindruck einer Folge von Bergen und Tälern, wobei der dunkle Streifen das Tal darstellt. (Abb.: 11 – 6 Farbteil) Die radiär gerichtete Streifung weist auf Schleimhautveränderungen hin, die einer Störung der Magensaftabsonderung und der -zusammensetzung einhergehen. Die Patienten klagen oft über unbestimmtes Druckgefühl im Magen.
Eine Abweichung dieser Radiären von der geraden Linienführung im Bereich der inneren Krausenrandzone bedeutet zugleich eine Veränderung der Darmflora, Anlage zu Colitis mucosa und zu Dyskenisien der Gallenwege. Die Rö-Aufnahme zeigt das Bild eines groben Magenreliefs.
Ist diese Reliefbildung nur sektoral zu sehen, so ist – nach ANGERER – die Ursache in einer durch Speisegifte verursachten Schleimhautschwellung zu suchen. Hier kann es zu Vergiftungen durch Pilze, Fleisch, Wurstwaren und Fisch gekommen sein. Diese Vergiftungen können unbemerkt abgelaufen sein.

13.2.1 Die Strichstärke der Krause (Struktur der Krause)

Die Strichstärke zeigt in jedem Fall die Abhängigkeit der psychischen Verfassung von den Funktionen des Verdauungstraktes – und umgekehrt – an.
Vier häufig vorkommende Krausenstrukturen sind:

a) Der **extrem dicke Strich,** auch Wollfaden-, Schnur- oder Bindfadenkrause. Hyperplastische Krause (Abb.: 13 – 10 Farbteil)

Diese Krause ist stark verdickt und tritt durch eine besonders geprägte Plastik hervor. Charakteristisch ist ihr Vorhandensein bei der Bereitschaft des Trägers zu intestinalen Dekompensationserscheinungen, die sich in unterschiedlichen Beschwerden bemerkbar machen können. Dazu gehören Blähsucht, schmerzhafte Spasmen, besonders ausgeprägt, wenn die Krause spitze oder oval Ausbuchtungen zeigt. Es besteht außerdem eine besondere Empfindlichkeit gegen bestimmte Lebensmittel und chemische Stoffe. Ist diese hyperplastische Krause besonders hell, dann weist sie zusätzlich auf hyperazide Magensäureverhältnisse hin. Dazu kommt dann ein besonders kleines Magenfeld, wenn es sich um eine spastische Reaktionslage handelt. Dysfermentie ist fast stets vorhanden.

b) Der **extrem dünne Strich,** oft aufgefasert, zuweilen unterbrochen

Hier liegt beim Iristräger ein *labiles* Nervensystem vor, es zeigen sich nervöse und psychische Degenerationserscheinungen. Tabiforme Zustände, progressive Paralyse können eintreten. Neigungen zu schweren Neuritiden und Neuralgien, Wetterallergismen, die oft als Asthma fehlgedeutet werden.

c) Die **partiell doppelte** Krause

Oft fällt dem Beobachter an einzelnen Stellen die Duplikatur der Krausenlinie auf. Dazu sagt SCHNABEL: „Ich nannte diese Erscheinung den *partiellen* Doppelrand der Krause.“ Diese Tatsache deutet auf Geistesstörung im Senium hin oder schon im Präsenium, ferner auf Selbstmordpsychosen in der Familienanamnese. Der Iristräger selbst neigt zu Depressionen, Lebensunlustgefühlen und Suizidgedanken.

Für die Praxis bedeutet das, daß man die Organe, die an diese Verdopplungen in der Ziliarzone grenzen, zuerst von der nervlichen Belastung her betrachten und behandeln soll.*
Tritt z. B. ein doppelter Rand im Kolon-Bereich auf, so weist das auf Neurospasmus der Mesenteriallymphdrüsen hin. Das heißt, jeder neurovegetative Reiz erzeugt einen Durchfall.

d) **Die Meerschaumkrause**

Dies ist eine besonders weiß leuchtende Krause, die – nach Angaben von SCHNABEL – einen weißschaumigen Belag trägt. Sie zeigt Nervenbelastungen, die mit renalen Funktionsstörungen gekoppelt sind. Steigerung der nervalen Beschwerden durch urämische Schübe, renaler Hydrops.

13.2.2. Farbe und Helligkeitsstufen der Krausenzone und der Krause

A. Die Färbung der Krausen*zone* schließt meist die Färbung der Krausen*rand*zone und der Krause mit ein. Fälle, in denen allein die Krause gefärbt ist, sind weniger häufig.
An dieser Stelle werden nur diejenigen Färbungen besprochen, die sich direkt auf die anliegende Thematik beziehen.

a) **Die zentrale Heterochromie**

Diese Form tritt bilateral und symmetrisch auf. Die Krausenzone weist der Ziliarzone gegenüber eine andere Farbe auf.
Eine Form imponiert besonders:

Die hypertrophische zentrale Heterochromie

Sie zeigt starke Braun-, Braunrot- und Gelbrotverfärbungen, die in den meisten Fällen plastisch auf den Fasern aufliegen. Man sollte sie mit Recht nur als Auflagerungen bezeichnen. Die Krausenzone kann auch homogen imprägniert sein.
Diese hypertrophische zentrale Heterochromie kann bei allen Irisgrundfarben auftreten. Bei einer dunklen Iris wird sie meist nur in Form einer Pigmentverdichtung zu sehen sein, da die Farbveränderungen durch eine dunkle Grundfarbe beeinflußt werden.

* In der oberen Hälfte der Iris treten diese Duplikaturen häufiger auf.

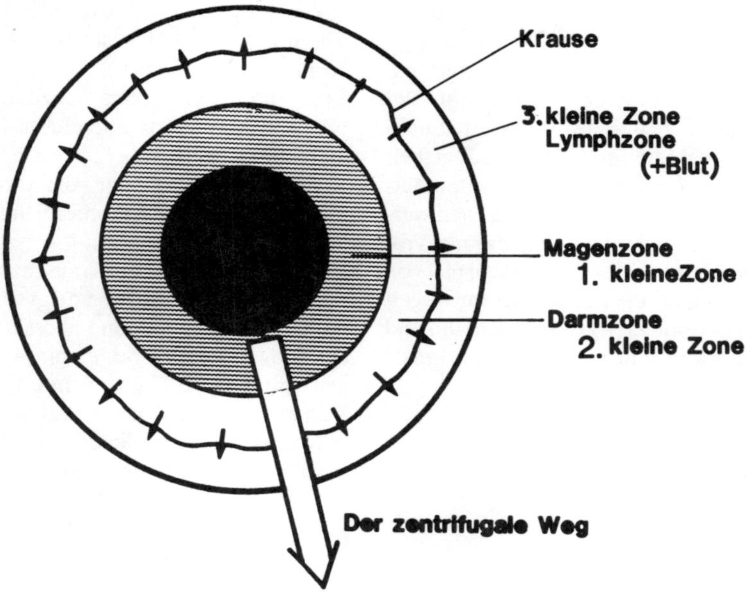

Abbildung: 13 – 8

Die zentrale Heterochromie bedeutet in jedem Fall eine Belastung des Verdauungsapparates.

Farblich gibt es eine Vielzahl von Varianten, die sich aber auf wenige Grundfarben zurückführen lassen, die mit den allgemeinen Regeln für die Farben der Irispigmente korrespondieren. ANGERER hat schon 1952 eine noch heute gültige Zusammenstellung vorgenommen. (Tabelle 2) Wenn man bedenkt, daß die genannten Nuancen immer eine Mischfarbe darstellen, dann erfordert die Interpretation ein gutes Maß an Farbunterscheidungsvermögen.

Tabelle 2
Die Farbanteile und ihre Bedeutung (modifiziert nach ANGERER)

a hellrot	Hyperazidität
b rostrot	Chronische Verdauungsstörungen (evtl. mit Sodbrennen)
c kotbraun	Anazide, Gastritiden, Obstipation, Neigung zu Ca
d schwarzrot	Chronische Magenblutungen, Cave Ca!
e Ockergelb	Zirrhotische Prozesse im Leber- und Pankreasbereich mit Säfteverarmung im Duodenum
f rotbraun	Pankreas
g bleigrau	Glaserkittfarben nach FLINK, Mausgrau, Atrophie der Mucosa, ungünstige Prognose

b) **Die zentrale ringförmige Heterochromie**

Diese Form betrifft die innere und die äußere Krausenrandzone (Abb.: 13 – 1) und damit die von diesen abgeleiteten Funktionen.
Es geht hier um die *exkretorischen* Drüsenfunktionen der Darmschleimhaut (innerhalb der Krausenzone, dicht an der Krause) und um die *inkretorischen* Funktionen zusammen mit Lymph- und Blutzone, dritte kleine Zone, außerhalb der Krause. Die Farbtöne decken sich mit denen der Tab. 3. Hier an der Krausenrandzone entsteht der Begriff „verschmierte Krausenrandzone“, von der HERGET sagt, daß sie dem humoralpathologisch interessierten Behandler wesentliche Hinweise hinsichtlich der Zusammensetzung der Körpersäfte geben kann. (Abb.: 13.8)

c) **Sektorale Heterochromie im Bereich der Krausenzone**

Diese bedeutet trophisch Störungen in den Bereichen des Verdauungstraktes, auf denen sich

topographisch die sektorale Verfärbung lokalisiert.
So erscheinen die in diesem Kapitel dargestellten Phänomene funktioneller oder struktureller Natur als Reflexe, die durch eine gestörte Funktion des Stoffwechsels in seiner Abhängigkeit vom vegetativen Nervensystem und dem inner- und exkretorischen Drüsensystem gesehen werden müssen. Biologisch bildet die gesamte Trophik ein bewundernswertes Zusammenspiel von Funktionsvorgängen, die nur mit einem Regelkreisdenken (Orbisdenken) zu erfassen sind und in die diagnostische und therapeutische Praxis umgesetzt werden können.

B. **Helligkeitstufen**

Bei der Einteilung in Helligkeitstufen muß man davon ausgehen, daß die zu betrachtende Iris weder eine verfärbte noch eine verschmierte Krausenzone aufweist.
Eine *Aufhellung* der Krausenzone zeigt eine vermehrte Assimilation und eine vermehrte Energiebildung. Daraus ergibt sich eine erhöhte Reizbarkeit dieser Zone, die klinisch nicht immer erfaßbar ist. Erhöhter Blutandrang zum Verdauungstrakt.
Eine *Verdunklung* der Krausenzone muß demnach auf eine herabgesetzte Assimilation, verminderte Energiebildung und auf eine Trägheit des Magen-Darm-Traktes hinweisen. Die Folgen davon sind Blähungen und Appetitlosigkeit. Von einer verdunkelten Krausenzone gehen viele Krankheiten aus, die erst in den Organen der Ziliarzone zum Ausbruch kommen.

14. Das vegetative Nervensystem

Einer der Vorteile der Irisdiagnose liegt darin, daß auch das vegetative Nervensystem (VNS) als Ganzes in die Iris topographisch eingeordnet werden kann.
Der Sitz des VNS' ist die Iriskrause. Über diese ist an anderer Stelle berichtet worden, und bei verschiedenen Organen (z. B. Magen/Darm) ist auf die Zusammenhänge zwischen Organ und vegetativem Nervensystem hingewiesen.
Das VNS ist eines der beiden nervalen Funktionssysteme. Es vermittelt die Ordnung im Körper und hält sie aufrecht, indem es für das reibungslose und harmonische Ineinandergreifen der Tätigkeiten des Körpers sorgt und die Einzelfunktionen im Dienste der Erhaltung des Lebens zu einer sinnvollen Ganzheit zusammenschließt (M. CLARA). Die Bezeichnung „vegetatives Nervensystem" beruht nicht zuletzt darauf, daß es die Regelung der *Lebensfunktionen* wie Atmung, Verdauung, Stoffwechsel, Sekretion, Wasserhaushalt, Körperwärme etc. zusammenfaßt. Außerdem bildet es mit den Körperflüssigkeiten und dem System der innersekretorischen Drüsen eine funktionelle Einheit. Die nervösen und humoralen Regulationen stehen weitgehend unter gegenseitiger Beeinflussung. Die Bezeichnung „sympathisches Nervensystem" trifft nach unserer Auffassung nur einen Teilaspekt und ist zu einseitig und nicht umfassend genug. M. CLARA sagt dazu: „Das vegetative Nervensystem versorgt nicht nur sämtliche Eingeweide, das gesamte Drüsensystem (zum Teil als Gefäßnerven, zum Teil als sekretorische Nerven), die gesamte glatte Muskulatur und den Herzmuskel, sondern ist auch an der Innervation der quergestreiften Skeletmuskulatur, der äußeren Haut und der Schleimhäute beteiligt. Überhaupt gibt es wahrscheinlich keinen Gewebsabschnitt, an dessen Versorgung das vegetative Nervensystem nicht beteiligt ist." Die Bezeichnung „vegetatives Nervensystem" ist in erster Linie ein physiologischer und dann erst ein anatomischer Begriff.
Aus diesen Überlegungen heraus kann man auch – bezogen auf die Irisdiagnose – sagen, daß das vegetative Nervensystem selbst steuert, aber

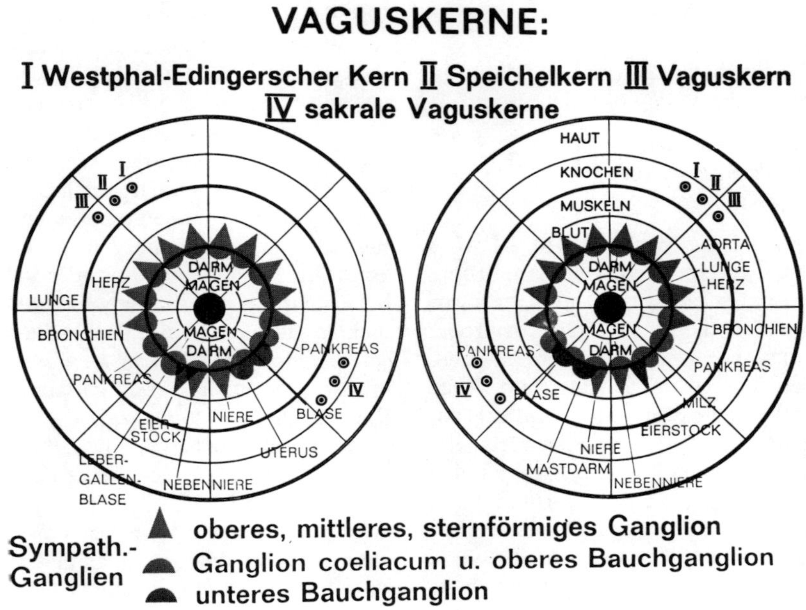

Abbildung: 14 – 1
Die Darstellung des vegetativen Nervensystems in der Iris von Th. KRIEGE

Abbildung: 14 – 2
Die Darstellung der Nervenplexus von KRONENBERGER

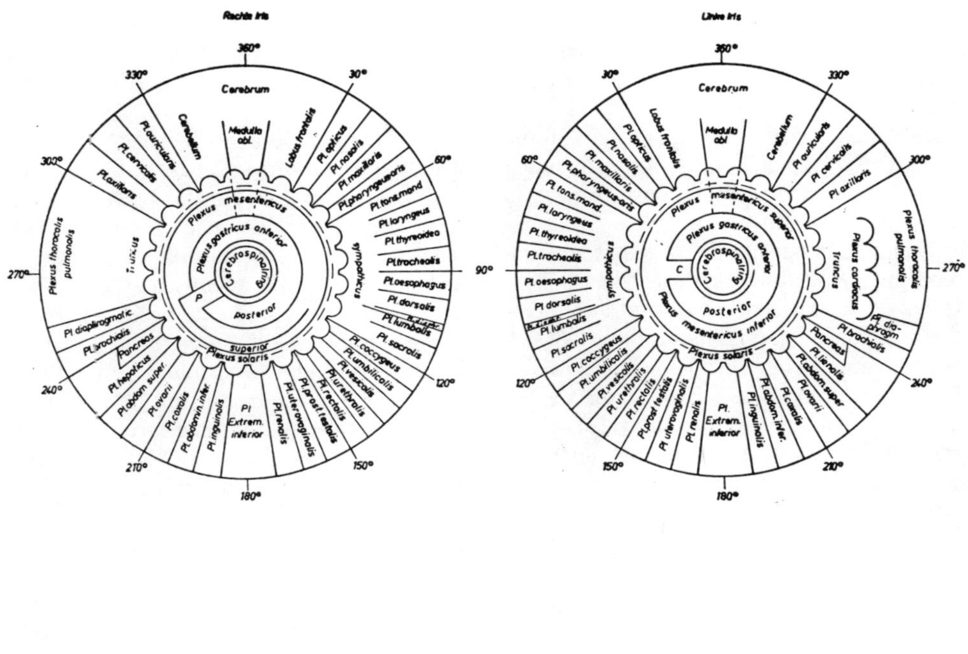

auch gesteuert wird. Das zeigt sich sehr deutlich an der Nutritionszone.
Drei wichtige Erscheinungen im Irisbild sind es, die die Funktion des VNS' darstellen:

- □ Enge und Weite der Krause
- □ Helligkeitsgrad der Krause
- □ Kolorit der Krause.

Wenn wir uns an das erinnern, was M. CLARA über das VNS sagte, und wenn wir uns die Topographie der Iris ansehen, dann erkennen wir, daß in erster Linie die Magen- und Darmzone, die Nutritionszone, beeinflußt werden kann. Das geschieht einmal durch Enge und Weite (Verkrampfung und Erschlaffung) und zum anderen durch den Einfluß auf die ziliarwärts gelegene Blutzone (dritte kleine Zone), in der eine Reihe von innersekretorischen Drüsen liegt. Auch tropographisch sind also die oben angezogenen Zusammenhänge berücksichtigt. Wenn sich die Ausstrahlungen in den Kopfbereich erstrecken, haben wir die bekannten Zusammenhänge wie Mißempfinden im Magen-Darm-Bereich, Kopfschmerzen und Nervosität. Auch die an anderer Stelle besprochenen weißen und dunklen Linien verschiedener Art hängen eng mit der Funktion des VNS' zusammen. Das Kolorit der Krause hängt direkt mit der Belastung des VNS' durch Störungen im Nutritionsbereich und je nach Kolorit auch mit anderen Organen zusammen, wodurch der Zusammenhang VNS – Organ nur unterstrichen wird.
Für den Diagnostiker ergibt sich so die Möglichkeit, die Zusammenhänge auf einen Blick zu übersehen und therapeutisch zu verwerten. Er muß also im Einzelfall erkennen, daß eine Organstörung ohne Behandlung des VNS' nicht zu beheben ist und ebenso eine Belastung des VNS' nicht ohne gleichzeitige Behandlung des entsprechenden Organs. Sehr wichtig, das muß betont werden, ist in diesem Zusammenhang die Betrachtung der topographischen Punkte für Hypothalamus und Hypophyse!
KRIEGE hatte den Versuch gemacht, die sympathischen Ganglinien und die Vagus-Kerne topographisch einzuordnen. Das Vorgehen mußte vorerst Theorie bleiben, denn in der Ziliarzone eines an sich schon vegetativ belasteten Patienten sind Zeichen an den angegebenen Stellen nicht mit Sicherheit diesen Ganglinien oder Vaguskernen zuzuordnen. (Abb.: 14 – 1) Auch KRONENGERGER hat sich eingehend mit diesem Problem befaßt (Abb.: 14 – 2).

15. Das Lymphsystem

Das Lymphsystem als *Drainagesystem* schützt den Körper sowohl vor eingedrungenen Erregern als auch vor sonstigen Stoffen, die das biologische Gleichgewicht des Organismus stören können. Das Lymphsystem ist somit in seiner Funktion und in seinen Funktionsstörungen in hohem Maße umweltbezogen.
Störungen im lymphovasalen Fließsystem kommen bei allen Konstitutionen vor. Nur bei blauen Iriden (siehe Abschnitt Konstitution) mit ihren Untertypen und ihren Mischformen läßt sich wegen der guten Stromazeichnung jede pathologische Veränderung besser beobachten als bei hämatogenen (braunen) Iriden. Letztere gestatten eine differenzierte Diagnose oft nur unter Zuhilfenahme des ganzen vorderen Augenabschnittes.
Bei der Kapillarpassage wird aus dem Blut ständig Flüssigkeit abgegeben und zum überwiegenden Teil wieder aufgenommen. Der restliche Flüssigkeitsanteil (Gewebsflüssigkeit) sowie kleine Mengen Proteine, die ebenfalls durch die Kapillarwand austreten, werden über das Drainagesystem der Lymphgefäße abtransportiert. Wir müssen festhalten, daß die aus den Blutkapillaren austretende (ausfiltrierte) Flüssigkeit nicht mit der Lymphe identisch ist. *Lymphe* wird die Flüssigkeit erst dann, wenn sie von den *Lymphkapillaren aufgenommen worden ist.*
Diese Lymphkapillaren vereinigen sich gruppenweise zu dünnkalibrigen Lymphbahnen, welche netzförmig anastomosieren, die interzellularen Gewebsspalten und Blutkapillaren eng umschlingen und sich zentralwärts zu größeren Drainagegefäßen vereinigen. Zum Lymph*gefäß*system gehören nur Kanäle, die eine eigene

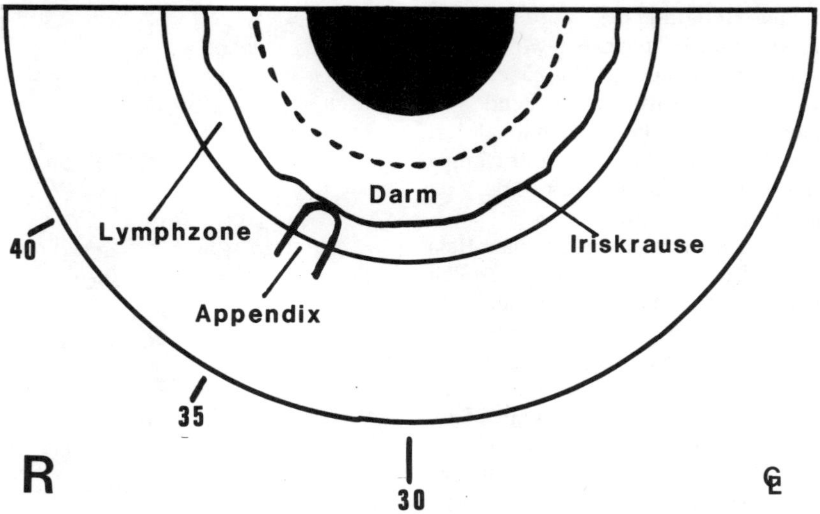

Abbildung: 15 – 1
Die dritte kleine Zone Blut- und Lymphzone mit Appendix

Wand aufweisen. Eine Reihe von Lymphgefäßen sind in ihrem Aufbau den Venen ähnlich und weisen Klappen auf.
Die Lymphe der unteren Körperhälfte und des linken Armes sammelt sich im Ductus thoriacus, der im Venenwinkel auf der linken Seite in das venöse System einmündet. Am linken und rechten Venenwinkel mündet auch die Lymphe aus dem Kopf-, Hals- und rechten Armbereich in das venöse Blut.
Als biologische Filterstationen sind die Lymphknoten anzusehen, von denen mindestens einer in jedes Gefäß eingeschaltet ist, bevor dieses in das venöse Blut eintritt. Häufig gibt es eine Serienschaltung mehrerer Nodi lymphatici, die bestimmten Einzugsgebieten zugeordnet sind.
Zum Lymphsystem gehört auch die Appendix (Abb.: 15 – 1), in deren Tela submucosa sich zahlreiche, mehr oder weniger dicht liegende Lymphfollikel befinden. Der Wurmfortsatz ist ein sehr zweckmäßig gebautes lympho-epitheliales Organ (ausführlich bei KRACK). Bei Zeichen in diesem Bereich rechte Iris, 34′–35′ *direkt* an der Krause, aber außerhalb in der Ziliarzone sind grundsätzlich auch die *Tonsillen,* rechts 13′–14′ und links 46′–47′, in Krausennähe (Lymphzone) zu betrachten. Heute ist es zur Selbstverständlichkeit geworden, in diesem Zusammenhang grundsätzlich alle Kopfherd-Möglichkeiten abzuklären (z. B. durch B.F.D.).
Sehr oft beobachtet man in diesem Gebiet Verklebungszeichen, die vom Darm ausgehen und bis zum Bauchfell reichen (Transversalen). Sie treten sowohl nach chronischen Entzündungen wie nach schlecht verheilten Appendektomien auf und können erhebliche Beschwerden auslösen. Schwarze und auch dunkle *Linien* in diesem Feld, die in einem Bogen nach unten gehen, lassen an eine Verlagerung der Appendix denken. Sehr oft kommt es dabei zu Verwachsungen mit der Gallenblase, dem Bauchfell und dem Ovar. Appendixzeichen mit perifokalem Reizzeichen zeigen eine chronisch rezidivierende Appendizitis mit Bauchfellbeteiligung an. Chronische Appendizitis kann Hepathopatien unterhalten, deshalb sorgfältig abklären!

15.1 Das Lymphsystem in der Iris
(Abb.: 15 – 1)

Aus der Verteilung des Lymphsystems im ganzen Körper muß man die Tatsache ableiten, daß dieses System auch in der gesamten Ziliarzone der Iris seine Funktionsstörungs-Zeichen setzt

(mesodermale Herkunft des Vorderblattes). *Primär als Ausgangsstellung* haben wir die *dritte kleine Zone,* die Lymph- und Blutzone, direkt an der Krause, ziliarwärts anschließend. Hier bleiben auch im Anfang die Zeichen lokalisiert. Diese dritte kleine Zone hat trotz ihrer Doppelbezeichnung mehr Aussagekraft über das Lymphsystem als über das Blut.
Bei einer beginnenden oder vorhandenen Belastung des Lymphsystems sehen wir eine erhebliche partielle oder totale Veränderung der Zone. Diese dritte kleine Zone ist im Extremfall stark verschmiert, was man eindeutig als *Auflagerungen* erkennt.
Das, was hier entsteht, ist die sogenannte „Speicheniris“, auch als „lymphatische Speicheniris“ bezeichnet. Wir sehen eine verschmierte Lymphzone (dritte kleine Zone), von der aus sich Lymphstraßen oder Lymphbrücken durch das Mesenchymfeld der Ziliarzone zur Zone der aktiven Schleimhäute erstrecken. Wenn sich diese Brücken mit Tophi verbinden, dann haben wir den Weg in die „-ose“ vollendet. Hier liegt dann eine erhebliche toxische Imprägnationsphase vor.
Diese Auflagerungen stehen im Gegensatz zur braunen *Verfärbung,* die von der Nutritionszone (erste und zweite kleine Zone in der I. großen Zone) über die Iriskrause hinweggreift. Die *Auflagerungen,* farblich von weißlich über gelblich-bräunlich bis zu braun in allen Nuancen variierend, reichen manchmal bis zum Irisrand in Form der sogenannten Lymphbrücken.
Diese lymphogenen Auflagerungen vermischen sich dann mit der Verschmierung (Überflutung) des weichen Bindegewebes (Grundgewebe nach PISCHINGER) und einer Belastung der Zone der aktiven Schleimhäute, eine pathogenetische Reihe, die ursächlich eindeutige Zusammenhänge zeigt.

Es geht bei der Diagnose aus dem Auge gerade in bezug auf das Lymphsystem nicht darum, eine bestimmte Krankheit namentlich festzulegen, sondern viel wichtiger ist es, daß man in der Iris schnell und sicher – und vor allem sehr früh – die Belastung dieses Systems, seine funktionelle Schwäche, sein Versagen, diagnostizieren und die sich daraus ergebenden Konsequenzen ziehen kann.
Es gibt kein Organ im Körper, das nicht in das Lymphsystem eingebunden ist und in seinen

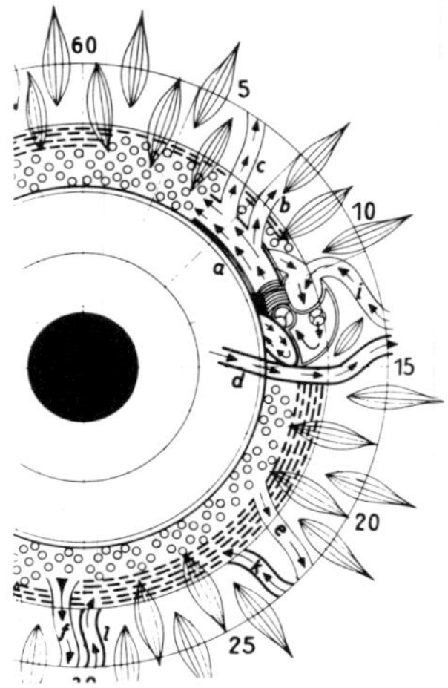

Abbildung: 15 – 2
Ältere Darstellung der Blut- und Lymphzone (Th. KRIEGE). Richtige Lokalisation von Herz und Blutgefäßen in der linken Iris, aber in der Praxis nicht nachvollziehbar

physiologischen und pathophysiologischen Funktionen vom Lymphsystem abhängig ist. Dort, wo wir auf der Iris einen Zusammenhang zwischen dem Lymphsystem und einem Organ erkennen können, ist das ein wichtiger Hinweis darauf, daß hier eine Behandlung des Organs *ohne* gleichzeitige Behandlung des Lymphsystems und ein therapeutischer Erfolg fraglich ist. Kommt es zu einem schweren Versagen der Funktion dieses Systems, so sind außerdem auf der Ziliarzone kleinste dunkle (nicht schwarze) Punkte verteilt. Diese Punkte sind dann nicht nur ein Hinweis auf Schwäche, sondern auf *Versagen* des körpereigenen Abwehrsystems.

15.2 Lymphsystem – Lunge

Das wichtige Zusammenspiel Lunge-Lymphsystem beruht darauf, daß die Lunge mehr als andere parenchymatische Organe Lymphgefäße enthält, und daß diese an allen pulmonalen Vorgängen beteiligt sind. Insuffizienz und Suffizienz dieser Gefäße entscheiden die physiologischen und pathophysiologischen Vorgänge innerhalb der Lunge (z. B. Lungenödem). Dem Zusammenhang ist aus diesem Grunde bei einer Funktions- und Systemdiagnostik große Bedeutung beizumessen.

15.3 Der Infektionsweg über das Lymphsystem

Dieser Weg ist insofern bekannt, als bakterielle Erkrankungen in den Tonsillen z. B. in der Lunge Metastasen hervorrufen können. Die Erreger gelangen mit dem Lymphstrom in die tracheobronchialen Lymphknoten.
Man sagt, die neoplasmatische Metastasierung erfolgt auf dem Blutweg. Dazu MODEREGGER: „Man vergißt anscheinend, daß zwischen dem karzinogenen Zellverband und der venösen Weiterleitung die lymphatischen Übergangswege entscheidend wichtig sind."
Zwischen den Themen Lymphsystem und Mesenchym bestehen enge Zusammenhänge.

16 Das Endokrinium
(System der innersekretorischen Drüsen)

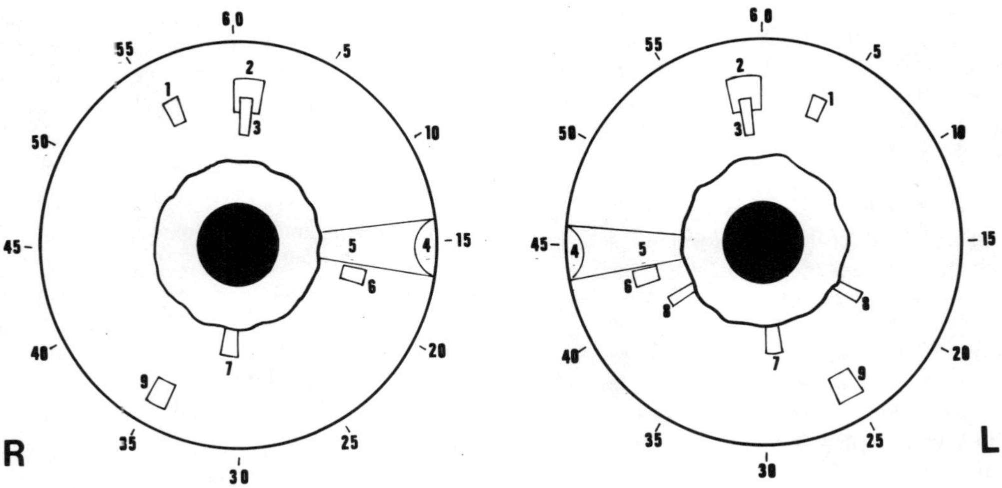

Abbildung: 16 – 1
Die Lokalisation der endokrinen Drüsen auf der Iris
1 Epiphyse
2 Hypothalamus
3 Hypophyse
4 Thyreoidea
5 thyreoidaler Raum
6 Thymus
7 Nebennieren
8 (links) inkretorischer Teil des Pankreas
9 Testes/Ovarien

Wie kaum ein anderes Teilgebiet ist das Endokrinium dazu berufen, zu Überlegungen zu führen, die Wechselwirkungen – Verknüpfungen – Vernetzungen zum Gegenstand haben.
Diese Verknüpfung von Einzelgliedern entspricht keineswegs einer „Kausalität in einer Richtung“ (HOFF). Hier haben wir das vor uns, was KANT in seinen Tafeln der Kategorien als Kausalität und Gemeinschaft unterschied. Mit dem Begriff Gemeinschaft verband er die Relationswechselwirkung und schon er wies darauf hin, daß diese für die biologische Fragestellung gültig sei. Diese Wechselwirkung ist der Schlüssel zum Verständnis der Regulationen, welche Teile zur Ganzheit zusammenpassen, das wir heute als Regelkreis bezeichnen und wovon wir gerade in diesem Zusammenhang die Möglichkeit (und Notwendigkeit) der Korrelation der Iriszeichen ableiten.
Das endokrine System steht dem Organismus als *Koordinations*system zur Verfügung, als Regulator des inneren Milieus.
Dieses System arbeitet *ohne* Leitungsbahnen, indem es seine Informationen auf dem *Blutwege* an die Körperzellen bringt und diese zu bestimmten Reaktionen veranlaßt.
Diese chemischen Informationsträger nennt man *Hormone.* Sie sind Wirkstoffe (Regulatoren), die vom Organismus selbst – in den verschiedenen innersekretorischen Drüsen – produziert werden*, auf dem Blutwege ein oder mehrere Erfolgsorgane erreichen und deren Stoffwechsel in charakteristischer Weise beeinflussen. Als Regulationsstoffe sind die Hormone Glieder eines Regelkreises.**

Während das Nervensystem vorrangig der schnellen und gezielten Informationsübertragung dient, ist das endokrine System hauptsächlich für längerdauernde und *globale* Steuerung der Zellfunktion zuständig. Diese Aufgabe erfordert eine ständige, dem wechselnden Bedarf angepaßte Bildung von Hormonen in speziellen Geweben, eine konzentrierte Abgabe an das Blut und eine gesteuerte Inaktivierung (THEWS et al.).
Das hormonelle System steht also *neben* dem Nervensystem, das Informationen auf dem Leistungswege überträgt und verarbeitet.
Diese enge Beziehung zwischen nervöser und hormonaler (und humoraler) Verknüpfung kommt besonders auch dadurch zum Ausdruck, daß nervöse Elemente im Zwischenhirn, und zwar im Hypothalamus, in nächster Nachbarschaft der Hypophyse in ausgesprochenem Maße die Fähigkeit zur Bildung von Wirkstoffen besitzen. Diese beeinflussen und regeln über die Hypophyse und ihre Hormonbildung die Hormonproduktion zahlreicher anderer Drüsen mit innerer Sekretion. Die verschiedenen endokrinen Drüsen beeinflussen sich durch ihre Hormone häufig wechselseitig.
Bei der Beurteilung der Funktionslage endokriner Drüsen geht es im wesentlichen immer um die Frage: ja oder nein. Aus diesem Grunde ist das Spektrum der Iriszeichen verhältnismäßig schmal. Eschwert wird die Feststellung von Störungen dann noch dadurch, daß die Funktionsstörung durchaus nicht immer am Platz des endokrinen Organs, sondern erst am Erfolgsorgan abzulesen ist. Denn wenn eine Drüse durch ein fehlendes Feedback nicht gehemmt oder gefördert wird, ist nicht die Drüse gestört, sondern das Organ, das dieses Feedback nicht auslöst. Diese Überlegungen sind notwendig, wenn man die Zeichensetzung des Endokriniums beurteilen will. Mit der alten Vorstellung des „Organs und seiner Zeichen“ ist hier nichts anzufangen.
Auch Veränderungen von Umweltbedingungen oder emotionelle Störungen, sofern sie einen individuell verschiedenen Schwellenwert überschreiten, können schließlich via Hypothalamus-Hypophyse zu meßbaren Veränderungen von Hormonkonzentrationen im Organismus führen, die unter Umständen krankmachend sein können (v. z. MÜHLEN).
Zu den klassischen Drüsen mit innerer Sekretion gehören: (Abb.: 16 – 1)

- ☐ Das Hypothalamus-Hypophysensystem
- ☐ Die Schilddrüse
- ☐ Die Epithelkörperchen
- ☐ Der Inselapparat des Pankreas
- ☐ Das Nebennieren*mark*
- ☐ Die Nebennieren*rinde*
- ☐ Die Keimdrüsen (Ovar/Testis)
- ☐ Der Thymus
- ☐ Die Epiphyse

*) Man kennt außerdem noch die Gewebshormone, die aber an dieser Stelle nicht besprochen werden.
**) Norbert WIENER, 1948

16.1 Hypothalamo-hypophysäres System (Abb.: 16–2)

Hypothalamus und Hypophyse zusammen bilden eine übergeordnete – zentral dirigierende – Funktionseinheit aller endokrinen und vegetativen Funktionen des Organismus. Im Hypothalamus wird der *neurale* elektrische Code in einen *hormonalen* übersetzt. Diese anatomische Verbindungsbrücke zwischen zwei Systemen, der hypothalamo-hypophysäre Bereich, ist Gegenstand der *Neuro*endokrinologie geworden.
Der Hypothalamus bildet eine relativ kleine trichterförmige Aussackung des Zwischenhirns und liegt an der Unterfläche des Gehirns. Er ist durch einen Stiel mit der Hypophyse verbunden (GLEES). Mit dem Limbischen System steht der Hypothalamus in engem Zusammenhang und über den Thalamus mit der Hirnrinde.
Der Funktion nach unterscheidet man ein Hypothalamus-Hypophysenvorderlappen-System und ein Hypothalamushinterlappen-System. *Nerven*verbindungen führen von den Hypothalamuskernen nur zur Neurophypophyse (HHL) und nicht zur Adenophypophyse (HVL).
Aus neurosekretorischen Neuronen werden im Hypothalamus zuerst in Form des Neurosekrets Releasing- und Inhibitor-Faktoren ausgeschüttet und auf kurzem Wege (dem sogenannten Pfortadersystem*) in das Gefäßnetz des Hypophysenvorderlappens geschickt. Dort veranlassen sie die Bildung oder Hemmung der HVL-Hormone und dann nach Bedarf die Freisetzung in den Kreislauf.
In der Iris ist dieses System im Kopfbereich lokalisiert, wie es die Abb.: 16–4 zeigt. Als Zeichen treten Verdunklungen auf, teilweise mit auseinandergehenden Irisfasern (siehe Tulpenzeichen, S. 177)
Der Physiologe BERNHARD hat einmal gesagt: „Der Hypothalamus ist die Kopfstation des gesamten vegetativen Systems".
Er ist gemeinsam mit der Hypophyse das Integrationszentrum für die nervösen, vegetativen, humoralen, endokrinen und psychischen Funktionen. Als Knotenpunkt stimmt er die existierenden funktionellen Regelkreise miteinander ab und kontrolliert infolgedessen sämtliche Lebensvorgänge unseres Organismus (BLOCK).

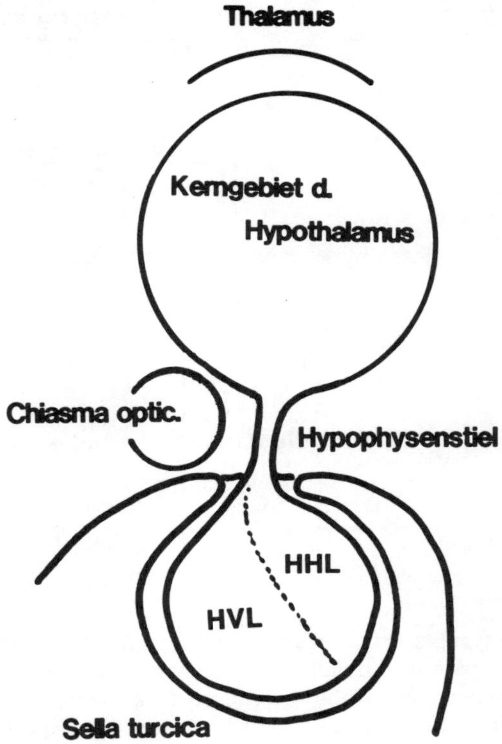

Abbildung: 16–2
Hypothalamo-hypophysäres Steuersystem

Die Hypophyse

Die Hypophyse besteht aus zwei Teilen entwicklungsgeschichtlich verschiedenen Ursprungs: Die Adenophypophyse oder der HVL entstammt dem Ektoderm, die Neurophypophyse (HHL) dem Zwischenhirn.
Alle Hormone aus dem HVL wirken auf andere innersekretorische Drüsen (Abb.: 16 – 3) oder auf Erfolgsorgane ein.
Die HHL-Hormone (Adiuretin, Oxytocin) werden in den hypothalamischen Kerngebieten synthetisiert, über den Hypophysenstiel transportiert, gespeichert und nach Bedarf abgerufen.
Mögliche pathologisch-anatomische Läsionen sind: Entwicklungsstörungen wie Zysten und

*) nicht zu verwechseln mit dem Pfortadersystem im Bereich Leber-Darm.

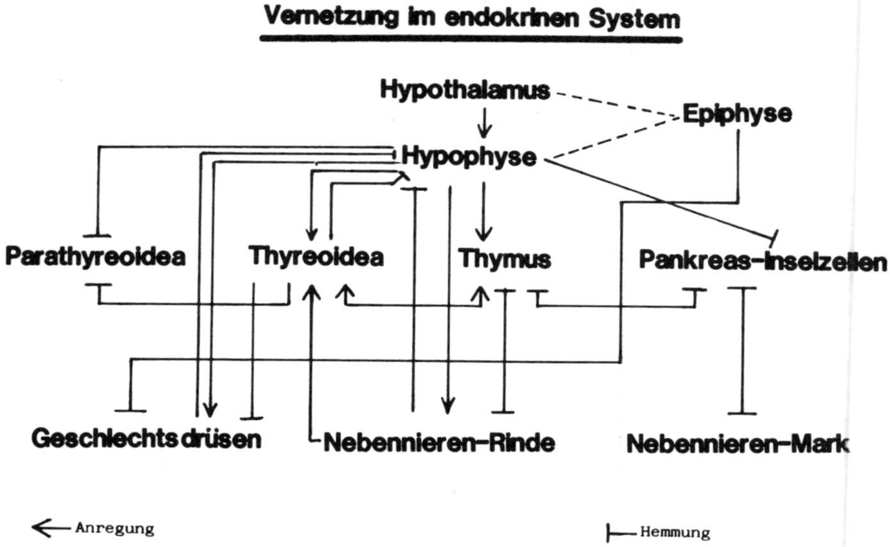

Abbildung: 16 – 3

Hypoplasien; Entzündungen, fortgeleitete Hypophysitis; Granulome; degenerative Veränderungen, Zirkulationsstörungen, Nekrosen; traumatische Ereignisse. Erkrankungen im Hypothalamo-hypophysären System können einzelne oder mehrere Teile gleichzeitig treffen.
Zu den Krankheitsbildern mit wesentlichen *hypophysären* Wurzeln in ihrer Entstehungsgeschichte gehören: Diabetes mellitus (HVL), Adipositas (Stamm, Bauch, weniger Hüfte und Oberschenkel). Hier gibt es hyper- und hypopituitäre Formen. Auch Hypertonie und Hypotonie (nur bedingt), Tetanie (HVL) und Basedow (HVL) gehören hierher.

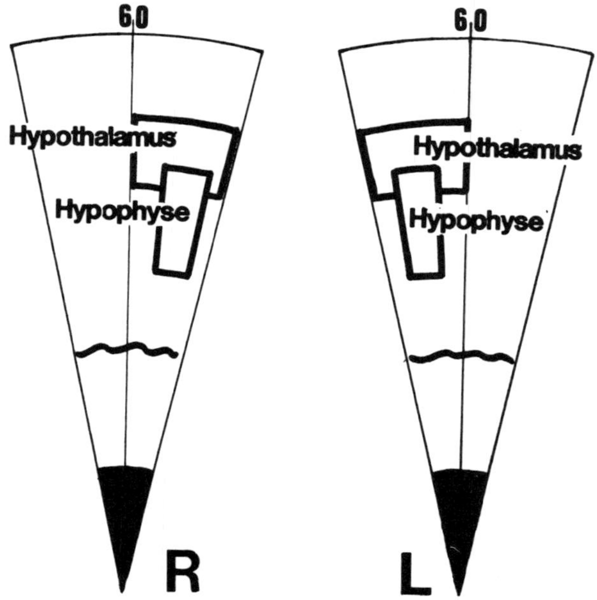

Abbildung: 16 – 4

Die Hypophyse ist rechts bei 2′ und links bei 58′ lokalisiert. Als innersekretorische Drüse müßten ihre Zeichen Krausenkontakt haben. Aber wir müssen den Raum so ausdehnen, wie es die Abb.: 16 – 4 zeigt. Der Krausenkontakt ist nicht immer vorhanden. Nach ANGERER liegt der HHL an der Krause, der HVL in der Mitte der Ziliarzone.
Bei Tumoren sind die üblichen Zeichen zu erwarten für raumfordernde Prozesse, wie auseinandergehende Radiären und dunkle bis schwarze, verhältnismäßig kleine Zeichen. Entzündungen geben helle Zeichen. Eine System-Insuffizienz macht sich in einer Abdunklung des HHS-Raumes bemerkbar.
Wichtig für die Beurteilung der Relevanz der Zeichen im Hypothalamo-hypophysären Raum ist die Ansicht der Klinik:
Während man sagt (SIEGENTHALER), daß die pathologischen Prozesse im Bereich Hypothalamus und Hypophyse typische, gut abgegrenzte Krankheitsbilder oder zusammengesetzte Mischbilder mehrere Ausfälle hervorrufen, je nachdem wie umfangreich die Störung ist, so muß doch festgestellt werden, daß eine schlechte Korrelation besteht zwischen anatomischer Ausdehnung der Läsion und Art und Ausmaß des Funktionsausfalls. So müssen supraselläre Tumoren unter Umständen keine endokrinen Ausfälle hervorbringen, während selaferne intrakranielle Tumoren durch Hirndruck zu endokrinen Ausfällen führen können. Diese Tatsachen sind ganz besonders wichtige Kriterien für die Beurteilung der Zeichen in diesem Raum.

16.2 Die Schilddrüse
(Glandula thyreoidea)

Die Schilddrüse liegt am Hals und ist ein ungefähr hufeisenförmiges, 20–30 g schweres Organ, an dem man zwei Seitenlappen, Lobus dexter et sinister, und eine Verbindungsbrücke dieser beiden Seitenlappen, den Isthmus, unterscheidet. Die Schilddrüse ist durch großen Gefäßreichtum ausgezeichnet.
Die in der Schilddrüse gebildeten jodhaltigen Hormone T_3 und T_4 sind für den normalen Stoffwechsel und für normales Wachstum erforderlich. Das Calcitonin (Thyreocalcitonin) beeinflußt die Blutkalziumkonzentration. Die Thyeroidea, der Hypothalamus und die Hypophyse sind über einen Regelkreis miteinander verbunden, der für die Homöostase des Bluthormonspiegels sorgt. (16 – 5)
Eine *Hyperthyreose* entwickelt sich bei einer *Überproduktion* dieser beiden jodhaltigen Hormone T_3 und T_4. Trotz gemeinsamer Ursache muß streng zwischen dem toxischen Adenom und dem Morbus BASEDOW unterschieden werden.
Die *Hypothyreose* entwickelt sich bei *ungenügender* T_3 und T_4 Synthese, es entstehen endemischer oder sporadischer Kretinismus und Myxödem.

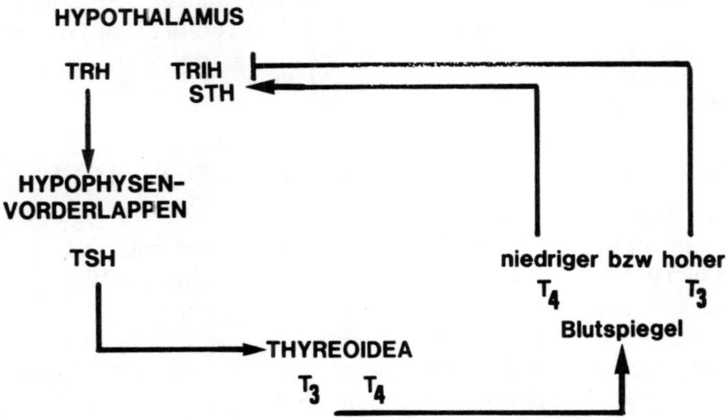

Abbildung: 16 – 5
Hormonelle Regulation
der Schilddrüsentätigkeit

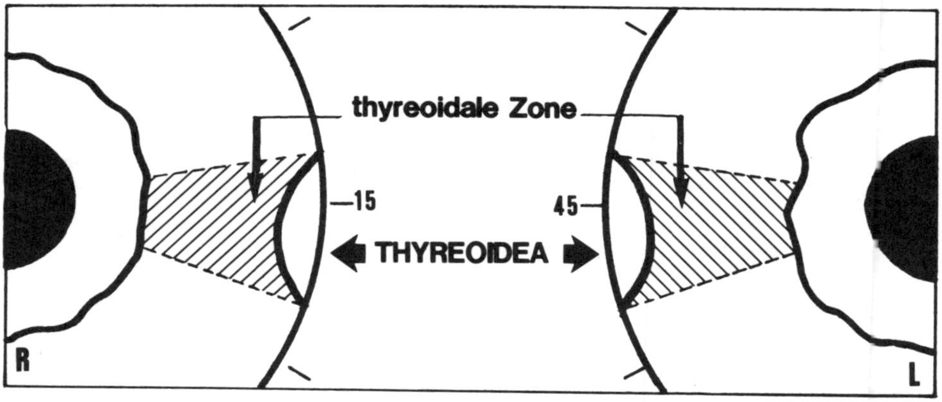

Abbildung: 16 – 6

Topographische Einordnung

Die Thyreoidea ist lokalisiert nasal bei 14–17′ rechts und bei 44–47′ links in der III. großen Zone am Ziliarand. Daran schließt sich bis zur Krause der sogenannte thyreoidale Raum an. (Abb.: 16 – 6) Das bedeutet für die Praxis, daß man Zeichen in diesem Raum daraufhin abklären muß, ob ein Zusammenhang mit der Thyreoidea und anderen Drüsenzeichen besteht.

Iriszeichen

Zu den Zeichen für eine Thyreoidea-Funktionsstörung gehören einmal Zeichen im Sektor, meist Strukturzeichen, und topolabile Pigmentzeichen, je nach Erfolgsorgan dieser Störung auf der Ziliarzone verteilt (d. h. auf Nebennieren, Hypophyse, Ovarien achten, Leber und Milz nicht vergessen).

Funktionell progressive Insuffizienz der Thyreoidea:

Halbseitenlakune auf dem Sektor, meist in Krausennähe, Hinweis auf gleichzeitig bestehende Hypophyseninsuffizienz (Zeichen dort?), oft begleitet von parasympathikotoner Herzrhythmik.
Verdunklung im Sektor am Ziliarrand, oft auch im gleichen Bereich innerhalb der Krausenzone

Drüsenentartung, Knotenbildung

Mehrere kleine Krypten (Traubenbildung) im Sektor. Exsikkatorischer Vorgang im Drüsengewebe.

Hyperthyreose im jugendlichen Alter (unter 20)
zeigt eine leichte Abdunklung im thyreoidalen Raum, die weiß umrandet ist in Form einer offenen Lakune.
Findet man Schilddrüsenzeichen in Verbindung mit Zeichen im Hypothalamo-hypophysären System, so hat die Schilddrüsenstörung dort ihren Ursprung.

Pigmente

die Pigmente haben eine schmutzig-gelbe Farbe (SCHNABEL), ANGERER spricht von „duftig grau-beige ohne markante Rand- und Innenstruktur".

Thyreosen-Pigmente nach SCHNABEL

Dieses Pigment – oft intensiv rotbraun gefärbt – zeichnet sich durch eine großflächige Wirkung aus, es ist von feinfasriger, wollflockiger Struktur, die in ihrer Konsistenz wie Watte aussieht. Symptomatologisch, sagt SCHNABEL, deuten diese Pigmente auf Dysthyreosen, und zwar auf

Hyperthyreodismus, meist kompensatorischer Art. Durch diese Feststellung sind oft überraschend die verschiedenen, meist als „nervös" und „psychisch" gedeuteten subjektiven Klagen wie „Herzbeschwerden" etc. zu erklären.
Auch die Form einer unvollständigen hypertrophischen sektoralen Heterochromie gehört an diese Stelle.

16.3 Die Nebenschilddrüsen

Diese Glandulae parathyreoideae (Epithelkörperchen) sind linsengroße, an der Rückseite der Schilddrüse gelegene Drüsen. Es sind vier, davon zwei oben und zwei unten angeordnet.
Das in diesen Drüsen produzierte lebenswichtige Hormon Parathyrin (Parathormon, PTH) ist ein Polypeptid. Seine Aufgabe liegt in der Regulierung des Calcium- und Phosphatgehalts, indem es unter physiologischen Bedingungen dafür sorgt, daß die Plasmakonzentration von Kalzium und Phosphat konstant gehalten wird.
Das Krankheitsbild, das für die Augendiagnose von Wichtigkeit ist, ist der Hypoparathyreoidismus. Das bedeutet, daß ein Mangel an Parathormon vorhanden ist. Dies zeigt sich in der Iris in den sogenannten Kontraktionsfurchen, die man früher auch Krampfringe nannte. Heute spricht man bei diesen Iriden von einer larvierten Tetanie, die DECK als Untertyp der hämatogenen Konstitution einordnet, da dieses Irisbild zu einem hohen Prozentsatz in der hämatogenen Mischiris vorkommt. (Abb.: 16 – 5 und Kap.: 5 S. 66)
Dieser Typ zeigt „innere Verspannungen" psychisch-somatischer Art. Dazu kommt noch eine neuromuskuläre Erregbarkeitssteigerung. Bezeichnenderweise bringt DECK hier den Vergleich zum Hasenauge.
Topographisch muß man die Nebenschilddrüsen in die thyreoidale Zone einordnen. (Abb.: 16 – 6)

16.4 Die Nebennieren

Die paarig angelegten Nebennieren liegen retroperitoneal in Höhe des ersten Lendenwirbels, rechts den oberen Nierenpol bedeckend, links am oberen medialen Rand der Niere. Die Nebennieren sind sehr klein und wiegen zusammen etwa 10–12 g. Die Rinde ist mesodermalen Ursprungs (in unmittelbarer Nähe der Gonadenanlage), während das Mark ektodermaler Herkunft ist.
Die Nebennieren stellen eine zusammengesetzte Drüse dar, deren beide Teile verschiedene Funktionen ausüben.
Die topographische Einordnung liegt bei rechts 31′ und links 29′ direkt an der Krause in der Ziliarzone.
Da eine Unterfunktion des Nebennieren*marks* nicht bekannt ist, müssen Abdunklungen auf

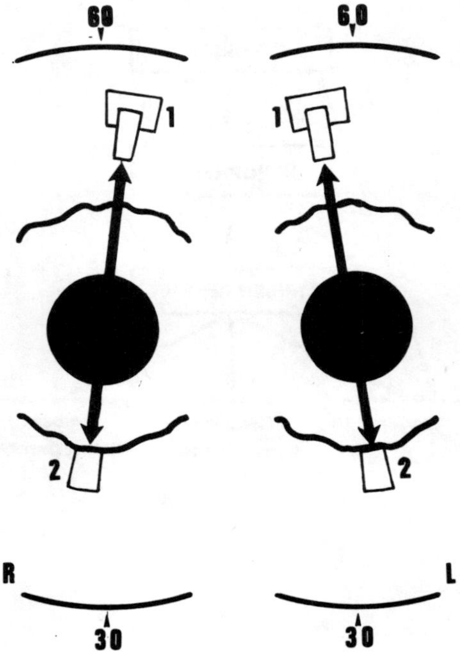

Abbildung: 16 – 7
1 Hypothalamus/Hypophyse
2 Nebennieren
(siehe auch Streßlinie, Kap. 7)

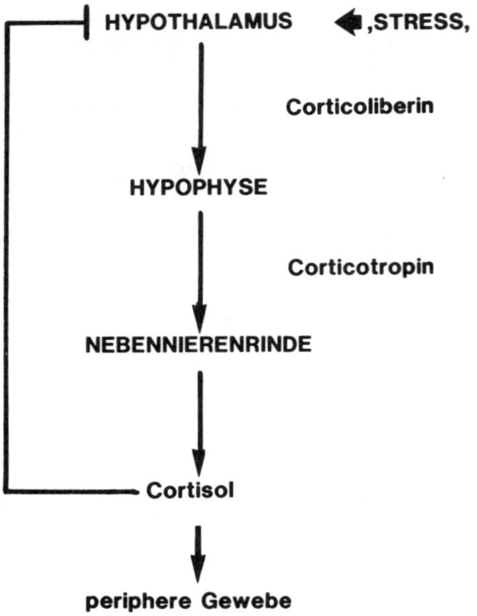

Abbildung: 16 – 7a
Regulation des Kortisonspiegels im Blut. Der Tagesrhythmus wird durch Streß überlagert und höher eingestellt

Abbildung: 16 – 7b
Stressorwirkung auf Folgeorgane

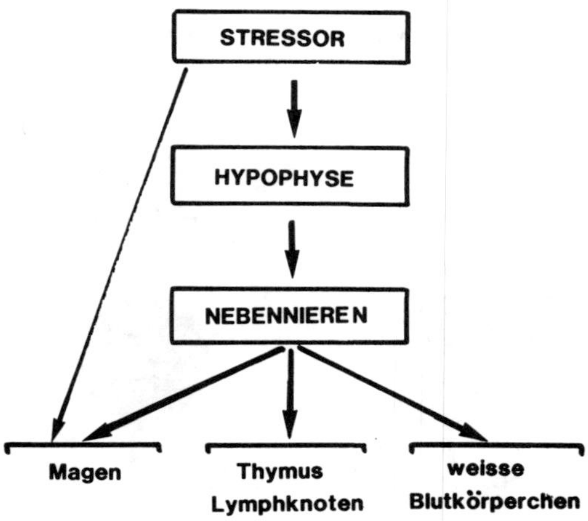

eine Unterfunktion der NN *Rinde* hinweisen (primäre Insuffizienz = Morbus ADDISON). Überfunktion des NN *Marks* wird meist durch ein Adenom (Phänochromocytom) hervorgerufen. Hier entsteht ein helles Zeichen. Die Folge der Überproduktion der NNR ist der Morbus CUSHING.
In diesem Zusammenhang muß an die Streßlinie (16 – 7, 7a – 7b) erinnert werden, die in beiden Iriden von der Hypophyse zu den Nebennieren verläuft. Psychologische Einflüsse gehören zu den stärksten natürlichen Stimuli, die die Aktivität des Hypophysen-Nebennierenrinden-Systems beeinflussen. Nachgewiesen ist heute der Einfluß auf Beeinträchtigung der somatotropen (HGH) und adrenotropen (ACTH) Partialfunktion der Hypophyse. Umweltbedingungen oder emotionelle Störungen können schließlich – wenn sie einen individuell verschiedenen Schwellenwert überschreiten – über den Weg Hypothalamus-Hypophyse zu meßbaren Veränderungen von Hormonkonzentrationen im Organismus führen, die unter Umständen krankmachend sind (v.z. MÜHLEN).
Dieser Reaktionsmechanismus Hypophyse-Nebennieren ist das wesentliche Glied der SELYEschen Alarmreaktion, damit also des Streß!

16.5 Inselorgan des Pankreas

Die Bauchspeicheldrüse ist ein *sekretorisches* Organ mit exkretorischer und inkretorischer Funktion. Die LANGERHANS'schen Inseln produzieren Hormone*, die direkt in die Blutbahn abgegeben werden und damit auf die Regulation des Blutzuckerspiegels einwirken.
Die Iriszeichen für Diabetes und Prädiabetes, d. h. für Funktionsstörungen dieser Inselzellen, werden unter dem Stichwort Pankreas in Kapitel 17 abgehandelt.

*) A-Zellen = Glucagon
B-Zellen, 80 % des Inselorgans = Insulin

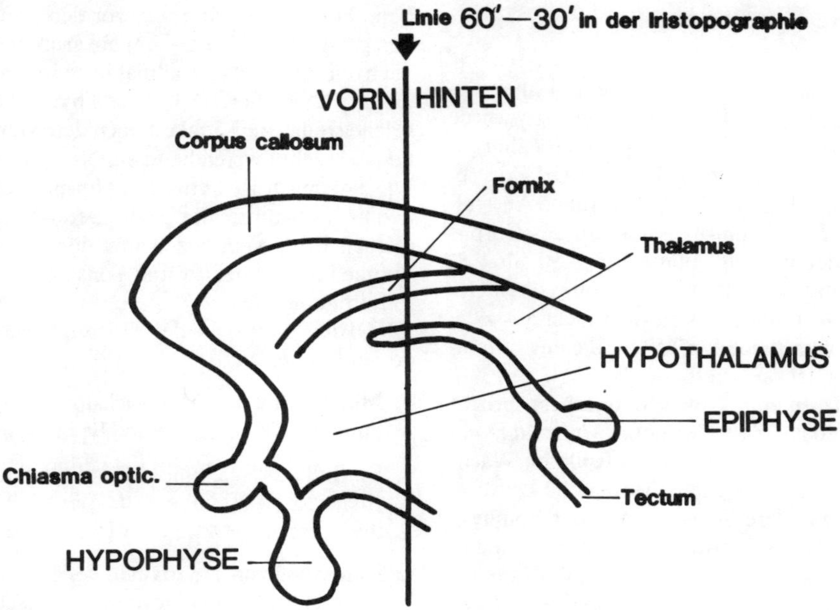

Abbildung: 16 – 8
Epiphyse und Hypophyse müssen gemäß ihrer anatomischen Lage in der Iris an verschiedenen Stellen lokalisiert sein. Siehe Vorn/Hinten-Einteilung in der Iris.

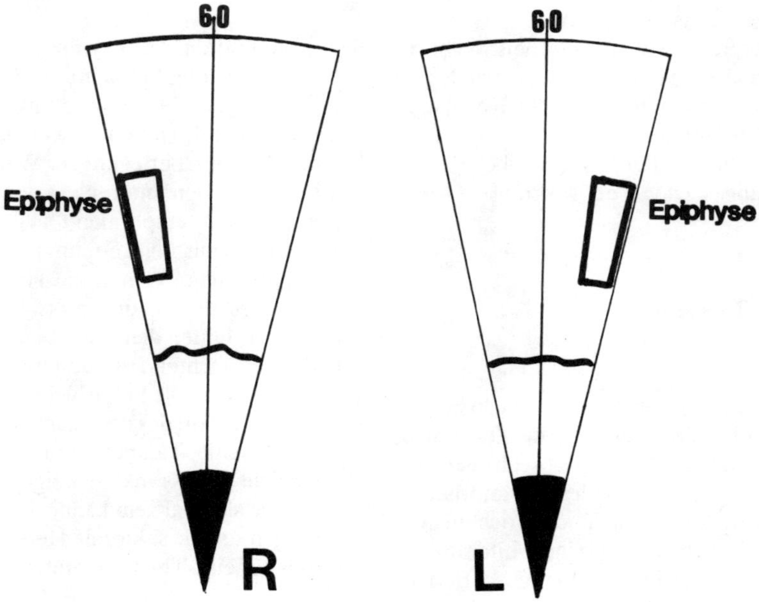

Abbildung: 16 – 9

16.6 Die Epiphyse

Die *Epiphyse,* deren Rang im endokrinen System noch nicht endgültig bestimmt ist, wurde bisher nur selten in der Irisdiagnose erwähnt.
Diese kleine endokrine Drüse (Zirbeldrüse, Corpus pineale) liegt als zapfenförmige Ausstülpung des Zwischenhirns unterhalb des Corpus callosum der Vierhügelplatte auf (Abb.: 16 – 8) und steht mit ihrem Bau dem hypophysären Gewebe insofern nahe, als sie sich auch aus zwei genetisch verschiedenen Teilen, die eng miteinander vernetzt sind, aufbaut.
Ihren Platz im endokrinen System beansprucht sie durch das „Zeit-Hormon“ *Melatonin,* ein Hormon, das eine wesentliche Rolle im Wach-Schlafrhythmus des Menschen spielt. Darüber hinaus sind andere Substanzen in der Epiphyse bekannt, wie das Peptid Arginin-Vasotocin und mehrere Enzyme. Die Produktion des Melatonin und der Enzyme ist weitgehend vom *Licht* abhängig. Es besteht die Möglichkeit, daß manche Erbkrankheiten auch davon abhängen, daß die Epiphyse genetisch geschädigt und damit die Melatoninausschüttung gestört ist. Von dem vom Melatonin gesteuerten Timing ist es abhängig, ob die Koordination programmgemäß abläuft.
Die Epiphyse ist über eine Nervenleitung an den Sehnerv angeschlossen.
Funktionelle Beziehungen bestehen auch zur Aldosteronsekretion der Nebennierenrinde und damit auch eine Beteiligung an der Regulation des Elektrolythaushalts.
Die Epiphyse liegt in der Iris rechts bei 56′ und links bei 4′, abgesetzt von der Iriskrause. (Abb.: 16 – 9)

16.7 Der Thymus

Die Thymusdrüse gehört zu den branchiogenen Organen und hat bis in die jüngste Zeit Rätsel aufgegeben. Erst seit Anfang der sechziger Jahre wurde dieses Organ zu den inkretorischen Drüsen gezählt. Auch heute noch spricht man in der einschlägigen physiologischen Literatur in erster Linie von der immunologischen Bedeutung, die fraglos evident ist.
Die Drüse ist im Mediastinum über dem Herzbeutel hinter dem Sternum vor den großen Venen gelagert. Im Kindesalter am größten, erfolgt nach der Pubertät eine allmähliche Involution zu einem Fettkörper. D. h., die Thymusdrüse als solche stellt ihre Tätigkeit nach dem vierten Lebensjahrzehnt weitgehend ein.
Die Thymusdrüse enthält 11 Hormone, von denen dem Thymosin die größte Bedeutung beigemessen wird. Man bezeichnet den Thymus zusammen mit Appendix und Tonsillen als primäre Immunorgane.
ANGERER* spricht der Thymusdrüse folgende Funktionen zu:

- ☐ Mitregulativ am Zellwachstum in Verbindung mit Thyreoidea und Hypophyse;
- ☐ Einfluß auf Kalziumeinlagerung in das Knochensystem, stimulierende Wirkung auf die thyreotrope Funktion der Hypophyse;
- ☐ Hemmung von Thyroxin in der embryonalen Entwicklung, Verzögerung der Geschlechtsreife zugunsten der Konstitutionsentwicklung, Atrophie des Sexualsystems im Alter zugunsten der endokrinen Durchflutung.
- ☐ Kontakt zur Nebennierenrinde und zum Inselorgan des Pankreas;
- ☐ Immunreaktion bei Tumorbildung und Leukaemie, Nachlassen der Immunität im Alter.

Die Lokalisation der Thymusdrüse kann noch nicht als endgültig betrachtet werden. Man hat die Drüse bei rechts 16′ und links 44′ topographisch bestimmt. Das entspricht anatomisch-topographischen Überlegungen. Wenn wir uns in der linken Iris den unteren nasalen Quadranten auf den oberen temporalen Quadranten umgelegt denken (mit dem Drehpunkt in der Mitte der Pupille), dann kommt die Thymusdrüse auf die Stelle zu liegen, die in etwa der anatomischen Lage hinter dem Herzbeutel entspricht. Auch in der rechten Iris kann man diese Umlegung vollziehen. Die Frage bleibt aber bestehen, ob sich ein Organ, das nach dem vierten Lebensjahrzehnt seine Tätigkeit normalerweise einstellt (nicht als Krankheitsfolge), dann überhaupt noch sichtbar sein kann.
Im übrigen soll die sektorale Heterochromie ein Hinweis auf eine Thymusstörung sein.

*) ANGERER, Ophthalmotrope, Phänomenologie Bd. IV

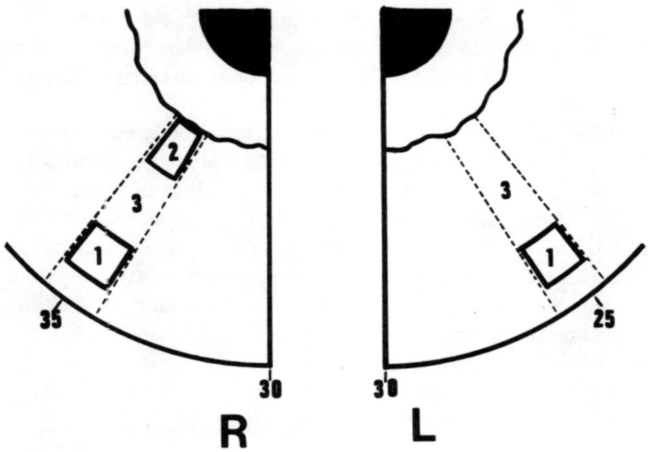

Abbildung: 16 – 10
1 Ovar bzw. Testis
2 Appendix
3 Abdunklung im gestrichelten Raum = Hormonstörung

16.8 Ovarien und Testes

Ovar und Testes (und Nebennierenrinde) haben entwicklungsgeschichtlich den gleichen Ursprung.
Beide Organe sind in den Iriden spiegelbildlich an gleichen Stellen lokalisiert: Rechts 34'–35' und links 24'–25'. (Abb.: 16 – 10)
Die beiden gegensätzlichen Störungsvorgänge Reizung und Unterfunktion zeigen sich mit den bekannten Iriszeichen am Ort der Lokalisation.
Bei Hellungen auf dem Ovarsektor sollte man auch an eine Salpingitis denken, die auf das Ovar übergegriffen hat. Rechtsseitig kommt differentialdiagnostisch auch eine Appendizitis in Frage.
Wenn sich vom Ovarfeld aus eine schmale Abdunklung bis zur Krause hinaufzieht, dann ist das ein Hinweis darauf, daß es sich um ein hormonell bedingtes Geschehen handelt.
Das Ovarium übt seinen Einfluß auf den übrigen Organismus zum größten Teil durch die Einwirkung über das vegetative Nervensystem aus (GUGGISBERG). Aus diesem Grunde muß bei der I. D. der Zustand des VNS (KRAUSE!) in jedem Fall mit beobachtet werden.
Für das Regelkreisdenken sind die folgenden drei Stichworte für die Wirkung der Sexualsteroide bemerkenswert:

1. Allgemeiner Stoffwechsel
2. Wirkung auf extragenitale Erfolgsorgane
3. Wirkung auf Sexualorgane

Die Wirkung beruht auf Stoffwechselvorgängen in den Zellen, die mit spezifischen Rezeptoren für das Hormon ausgestattet sind.
Besonders die ersten beiden Stichworte stellen die Bedeutung der Irisdiagnose besonders heraus, insofern nämlich, als man auf einen Blick den Funktionszustand der betroffenen Organe erkennen kann.
Beide – Ovarien und Testes – sind in das Gesamtgeschehen des hormonalen Systems eingebaut. So unterliegt z. B. die testikuläre Steroidsynthese der Feedback-Kontrolle durch das Hypothalamo-hypophysäre System (S. 125). An dieser Stelle muß auch an die Stirn-Eierstock-Linie erinnert werden. (S. 77)

Testes

Die Testes (Hoden) sind die Bildungsstätte der Spermien und der männlichen Sexualhormone. Sie unterliegen den gleichen Steuermechanismen wie die Ovarien, sind an den gleichen Stellen in den Iriden lokalisiert und zeigen bei Funktionsstörungen gleiche Iriszeichen.

Pigmente im Bereich der Gonaden

Lasurpigmente

Diese Pigmente, die lasurartig über dem Irisvorderblatt liegen, treten in ziemlich großen Flekken auf. Die gelbroten und roten Töne weisen auf den gestörten Stoffwechsel des Urogenitaltraktes hin. Sie sind also mehr als Abgrenzung gegen andere Störungen zu betrachten, nicht als spezifischer Hinweis auf Gonaden-Störungen.

Ziegelrotes Sexualpigment (ANGERER)

Hier liegt eine Verbindung Hyperthyreose-Libido-Reizung vor. Dieses Pigment ist topostabil.

Sektorale Heterochromie (ANGERER)

Hinweise auf anormalen Synergismus von Östrogen zu Androgen. Anlage zu Zellwucherungen (nicht spezifisch!).

Igel-Pigment

Die Bezeichnung kommt daher, daß sich die kleinen Pigmenthäufchen der Form und Farbe nach wie kleine Igel plastisch über die Irisvorderfläche erheben.
Das hellschmutzige, bräunlichgelbe bis bräunlichrote, auch braunschwarze Pigment (SCHNABEL) steht meist isoliert und kommt mehr in der rechten als in der linken Iris vor.
Das Igelpigment stellt eine komplexe Störung des endokrinen Systems dar, wobei die Epididymis bzw. das Epoophoron neben der Hypophyse und dem Pankreas (beachte die häufige Ansiedlung auf 20′ und 40′!) eine Rolle spielt.

Iriszeichen

Die Iriszeichen treten in diesem Zusammenhang fast immer nur als Zeichen einer Unterfunktion der betreffenden innersekretorischen Drüse auf. Damit also handelt es sich um dunkle Zeichen. Zeichen anderer Form und Farbe (z. B. Verdrängungszeichen) gehören zum Bereich der Erkrankungen im Genitalsystem. (Kapitel 23)
Wichtig ist die Möglichkeit, zusammen mit den Zeichen im Sektor der Gonaden die Auswirkungen am Erfolgsorgan feststellen zu können. So zum Beispiel beim V. E. S.: Darmzeichen bei der habituellen Verstopfung in der linken Iris und die Zeichen im vegetativen Nervensystem (Krause!) und Solarstrahlen und Asteniefurchen.

16.9 Pluriglanduläre Insuffizienz

Schon SCHNABEL hat diese Situation angesprochen und ihre Darstellung in der Iris mit der Bezeichnung „Maßliebchen-Iris“ belegt. Allerdings bezieht er hier sowohl die innersekretorischen wie auch die exkretorischen Drüsen in die Darstellung mit ein.
Die unter dem Namen FALTA-Syndrom heute bekannte Insuffizienz (auf *innersekretorische* Störungen bezogen) ist eine Kombination der Symptome der Hypophysenvorderlappen-Insuffizienz mit der des Myxoedems und eventuell auch des ADDISON-Syndroms.
Nicht immer sind sämtliche Drüsen in gleichem Maße betroffen, es gibt auch Bi-Glanduläre Formen (z. B. M. B. SCHMIDT-Syndrom als thyreosuprarenaler Typ), bei Frauen oft nach der Schwangerschaft. Der Krankeitsbegriff „Pluriglanduläre Insuffizienz“ stellt keine nosologische Einheit dar, sondern ist ein Sammelbegriff für viele unklare, komplexe endokrine Krankheitsbilder.
SCHNABEL spricht in diesem Zusammenhang auch von einem Ausdruck gestörten Stoffwechsels und vermehrter Schlackenbildung. Eine Ausdrucksweise, die heute unter dem Gesichtspunkt des Regelkreisdenkens erneut Bedeutung erlangt. Trotz des oft täuschenden Äußeren, sagt SCHNABEL, klagt dieser Typ über rasche Ermüdbarkeit und Leistungsschwäche.

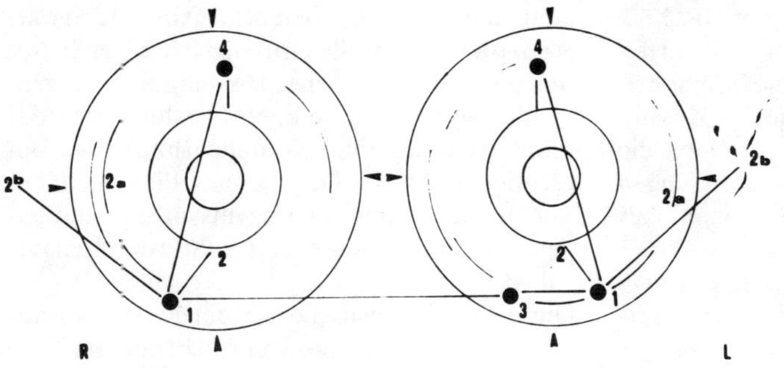

Abbildung: 16 – 11
1 Ovarien
2 Krause als Ausdruck des vegetativen Nervensystems
2a Kontraktionsfurchen (innere Verspannungen)
2b Konjunktivalgefäße (Stauungen, Gefäßspasmen)
3 Mastdarm mit Dickdarm
4 Hypothalamo-hypophysäres System als Steuerung

16.10 Das Vegetativ-endokrine-Syndrom* (Abb.: 16 – 11)

Dieses Syndrom könnte ebenso im Abschnitt „Vegetatives Nervensystem" abgehandelt werden. Da aber die extragenitalen Auswirkungen einer ovariellen Störung herausgestellt werden, ist die Darstellung an dieser Stelle angebrachter. Gewiß treten die später aufgeführten drei Einzelsymptome auch ohne Zusammenhang von Fall zu Fall auf, aber durch die Arbeit von CURTIUS-KRÜGER (und anderen Autoren) ist bewiesen, daß die Einzelmerkmale des Vegetativ-endokrinen-Syndroms der Frau eine Einheit bilden insofern, als sie wesentlich häufiger kombiniert als isoliert gefunden werden. Die wechselseitige Abhängigkeit der Komponenten ist statistisch eindeutig belegt und es ist vertretbar, das Syndrom als scharfumschriebene klinische Krankheitseinheit zu verwenden.

Drei Symptome sind es, die die Grundlage bilden:

1. Konstitutionelle Vasolabilität
2. Ovarialinsuffizienz
3. habituelle Obstipation

Zu 1:
Im Rahmen der Vasolabilität treten z. B. auf: Raynod'sche Krankheit, Migräne, Claudicatio intermittens, Fingerkälte (Leichenfinger), Akrozyanose, Akroparästhesien, Schwindel, um nur einige der Möglichkeiten darzustellen. Vasolabilität besteht neben Ovarialinsuffizienz bei 24 % der Frauen. Es zeigt sich, daß die Teilsymptome der Ovarialinsuffizienz eine gesicherte Korrelation zum Vorhandensein der Vasolabilität besitzen, sowie daß bei stark ausgeprägter Vasolabilität die Häufigkeit der Ovarialinsuffizienzen am höchsten ist.

Zu 2:
Die Akrozyanose ist geradezu pathognomisch für eine Dysfunktion der Sexualhormone. Es steht fest, sagen CURTIUS und KRÜGER, daß die Gefäßwirkung – vor allem im Sinne der Durchblutungssteigerung – zu den intensivsten extragenitalen Funktionen des weiblichen Sexualhormons gehört. Überhaupt bestehen keinerlei Zweifel mehr an der umfassenden extragenitalen Hormonwirkung des Ovariums (R. SCHRÖDER). Obwohl das Vegetativ-endokrine-Syndrom (V. E. S.) als Ganzes nicht nur *endokrin* bedingt ist, zeigt aber das weibliche Sexualhormon eine erhebliche Verstärkerwirkung auf Vasolabilität einerseits und andererseits auf die habituelle Obstipation.

Zu 3:
Die habituelle Obstipation der Frau wird mit großer Regelmäßigkeit zusammen mit Vasolabilität und Ovarialinsuffizienz gefunden. Umfangreiche Dokumentationen von Befunden haben die pathogenetische Verknüpfung sichergestellt und damit die Zugehörigkeit zum Gesamtproblem des V. E. S. bewiesen.

Zusammenfassung

Wenn wir heute davon ausgehen müssen, daß das gesamte Endokrinium einen Regelkreis darstellt, dessen Schwingungen auf zahlreiche andere Regelkreise übergehen, dann müssen wir uns darüber klar sein, daß es kaum *ein einzelnes präzises* Zeichen – gleich welcher Art – für ein bestimmtes Geschehen innerhalb des Endokri-

*) nicht bei LEIBER/OLBRICH

niums geben kann. Sehr treffend sagt BROY*: „Die alten Termini ‚Unterreizung – Überreizung' verweisen heute bereits auf die funktionelle Größenordnung und sind in diesem Zusammenhang zutreffend." Also bleiben zuerst die Hellungen (Reizungen) und Verdunklungen oder Auflockerungen (Unterfunktionen) als Zeichen relevant.

Daß nicht nur *ein* Zeichen zu suchen ist, mag noch an den folgenden Beispielen gezeigt werden. Eine Überfunktion des Nebennierenmarks hat eine Unterfunktion der Schilddrüse zur Folge; eine Überfunktion der Thyreoidea wiederum hat eine Unterfunktion der Keimdrüsen zur Folge, so daß Hellungen auf dem einen mit Abdunklungen auf dem anderen Lokalisationspunkt einhergehen. Aber nicht immer ist zu erkennen, welches Zeichen zuerst vorhanden war. Außerdem haben alle Drüsen mit innerer Sekretion eine funktionell enge Bindung zum Nervensystem, was der einseitigen Darstellung in der Ätiologie bestimmter Krankheitsbilder ihre Berechtigung nimmt. Dazu gibt es die engen Zusammenhänge mit der Enzymsynthese und anderen wichtigen molekularen Stoffwechselaufgaben.

Die augendiagnostische Systemanalyse hormoneller Störungen kann darum nicht nur eine Sektordiagnostik sein, sondern sie muß das Ergebnis modellhaft-geistiger Verknüpfung unter Einbeziehung aller Aussagen des ganzen Menschen sein.

*) in ANGERER, Band IV

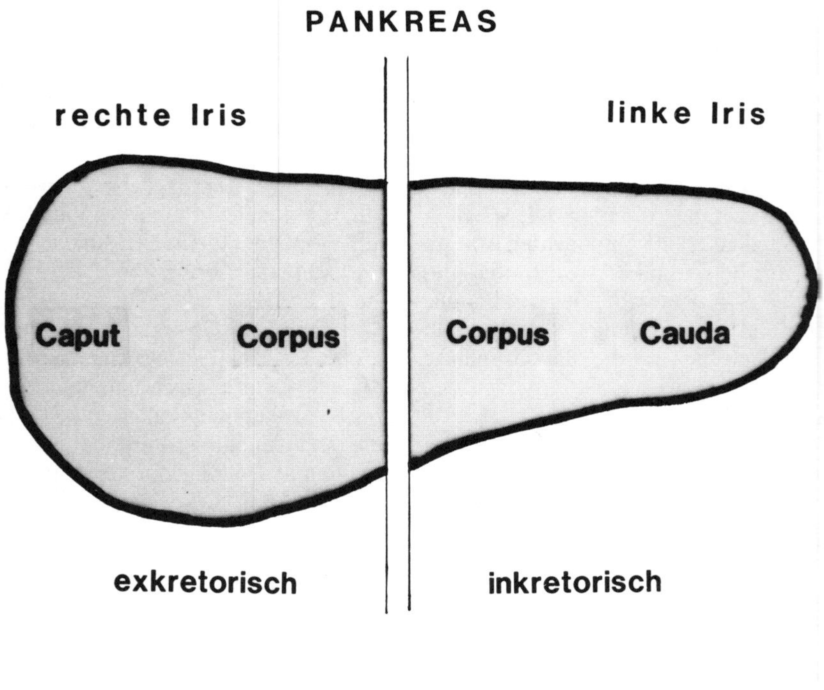

Abbildung: 17 – 1 Die Einordnung der Pankreas-Abschnitte in die Iriden

17. Das Pankreas

Das Pankreas, die Bauchspeicheldrüse, ist ein *sekretorisches* Organ, in das inselartig *innersekretorische* Zellverbände eingestreut sind. Das Organ ist bis 20 cm lang, bis 90 g schwer und liegt in der Höhe des ersten bis zweiten Lendenwirbels. Leber und Magen verdecken das Organ nach ventral, die Wirbelsäule und die großen Gefäße (Aorta, Vena cava inferior) nach dorsal. Diese versteckte Lage der Bauchspeicheldrüse führt dazu, daß Pankreaserkrankungen oft schwer zu diagnostizieren sind. Das Pankreas steht im Mittelpunkt der gesamten Verdauung.

Drei Teile werden am Pankreas unterschieden: Der *Pankreaskopf,* der *Pankreaskörper* und der *Pankreasschwanz (17 – 1)*

Iristopographie

Die Pankreaspunkte liegen in jedem Fall in engstem Zusammenhang mit der Krause (sogenannte krausenständige Zeichen).

Merke:

Die *rechte* Iris gibt Hinweise auf die gestörten *exkretorischen* Funktionen, die *linke* Iris zeigt Störungen der *innersekretorischen* Funktion.

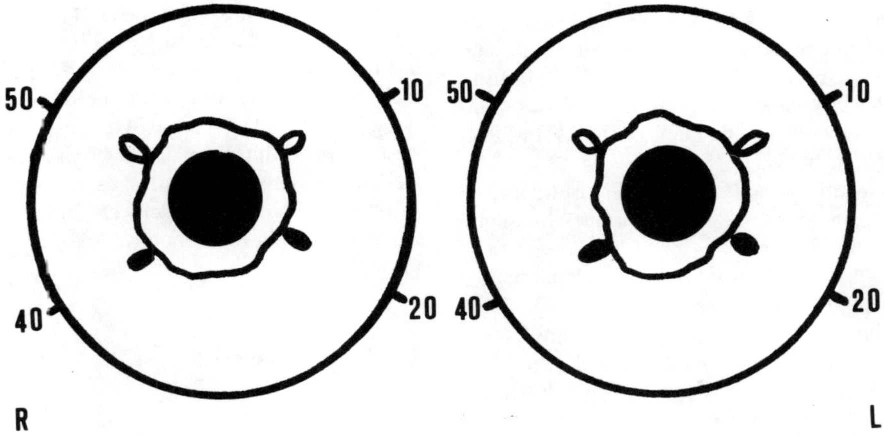

Abbildung: 17 – 2

17.1 Rechte Iris

Die rechte Iris zeigt den Pankreaskopf (caput) bei 40′ und den rechten Teil des Pankreaskörpers (corpus) bei 20′ (Abb.: 17 – 2)

Die Zeichen bei 20′ und 40′ rechte Iris weisen auf eine Störung im Bereich der *exkretorischen* Funktion hin. Da *Korpuszeichen* in beiden Iriden zu sehen sind, muß man bei einem in der rechten Iris auf 20′ sichtbaren Zeichen auch sofort links bei 40′ nachprüfen, um damit den Pankreas*körper* in toto betrachtet zu haben.

Ein wichtiges Zeichen liegt bei 50′. Hier ist der Pankreaskopf (Rückseite) lokalisiert, und wenn sowohl bei 40′ als auch bei 50′ ein Zeichen zu sehen ist, eine Lakune mit eingelagerten schwarzen Stellen, dann ist dies ein Warnzeichen, das eine sorgfältige Abklärung erfordert (siehe auch S. 138 Pankreaskarzinom).

Die „exokrine Drüse“ ist der weitaus größte Teil des Organs. Es entspricht also den anatomischen und funktionellen Tatsachen, wenn der Korpus sowohl in der rechten, als auch in der linken Iris lokalisiert wird. Bei einem exkretorisch gestörten Pankreas sind Übergriffe in den intermediären Stoffwechsel vorhanden, deshalb muß die Iris auch nach den entsprechenden Zeichen abgefragt werden.

Für die enge Verbindung des Pankreasparenchyms und des Inselteils, die eine gemeinsame nervöse und vaskuläre Versorgung haben, gibt es entwicklungsgeschichtliche und klinische Argumente. Für die physiologische Verbindung

beider Systeme sprechen die Mitreaktion des einen bei Funktionsanregungen oder Ausschaltungen des anderen (GÜLZOW).
Jede Erkrankung des Pankreas führt zu einer mehr oder weniger zu Tage tretenden Gleichgewichtsstörung im Zuckerstoffwechsel (das bedeutet noch nicht Prädiabetes oder Diabetes) und damit zu einer Beeinträchtigung der Leberfunktion. Eine ernstere Pankreatitis oder gar Nekrose läßt aber auch die Nieren nicht unbeteiligt (H. H. VOGEL): Also muß auf die Korrespondenz der Leber-Nieren-Pankreaszeichen geachtet werden.

17.2 Linke Iris

Die linke Iris (Abb.: 17 – 1) zeigt bei 40′ den linken Teil des Pankreaskorpus und bei 20′ den Pankreasschwanz. Durch diese Lokalisation wird der *inkretorische* Funktionsteil des Pankreas dargestellt (siehe auch Diabetes und Prädiabetes, S. 140)
Die Zeichen, die eine Funktionsstörung in diesem Organ avisieren, haben unterschiedliche Formen und Farben.

1. Schwächezeichen (siehe hierzu auch die entsprechenden Aussagen in Kap. 4)
2. Trabekelbildung, Wabenlakunen und Negativlakunen. Breite Trabekelschläuche von der Krause bis zum Ziliarrand, wodurch der Eindruck von „Riesenlakunen“ entsteht.* Im Extremfall entsteht eine “Maßliebcheniris“. Diese ist der Ausdruck einer pluriglandulären Insuffizienz, nicht aber das spezifische Zeichen eines Diabetes.
3. Substanzzeichen (grau bis schwarz)
4. Pigmente, die das pankreotrope Rotbraun zeigen und stabil, vor allem instabil (labil) lokalisiert sind.
5. Helle Wische, Verschmierungen, Reizfasern (diese an die Lokalisationspunkte gebunden), sowie partielle und totale Umrandungen von Strukturen.

Liegen Zeichen vor, wie sie oben aufgelistet sind, dann ist (nach DECK, zit. bei SCHIMMEL) mit einer Wahrscheinlichkeit von 70% eine sichere Diagnose zu stellen.

*) in einem solchen Fall sorgfältig abgrenzen gegen Bindegewebsschwäche (Grundgewebe nach PISCHINGER).

17.3 Das Andreas-Kreuz

Das Andreas-Kreuz (Abb.: 17 – 3 und 17 – 4 im Farbteil) ist zuerst von Josef KARL beschrieben worden. Vorzugsweise ist es in der rechten Iris sichtbar und scheint deshalb primär mit der exkretorischen Pankreasfunktion zusammenzuhängen.
Durch das Andreas-Kreuz sind vier Pankreaspunkte miteinander verbunden und damit ist nach dem Vorn-hinten-Prinzip (Kap. 4) das gesamte exkretorische Pankreas (rechte Iris dargestellt. Bei einem Patienten mit diesem Zeichen können die Funktionsstörungen noch latent vorliegen. Sehr oft ist gleichzeitig ein Gallenblasen- und ein Leberzeichen sichtbar. Hier haben wir denjenigen Patienten vor uns, der als prämorbider Ernährungssünder uneinsichtig dahinlebt.
Tritt das Andreas-Kreuz auch in der *linken* Iris auf, dann ist damit der funktionelle Zusammenhang von Pankreasparenchym und Inselorgan besonders betont. Weil die Zeichen an den „vier Ecken“ der Krause liegen, ist es nach einer alten Praktikerweisheit sehr schwer, einen solchen Zustand zu beheben (eben weil die Einsicht des Patienten fehlt).

17.4 Pankreaskarzinom

Wenn die Ätiologie des Pankreaskarzinoms wie die der Malignome anderer Lokalisation unklar ist, und wenn man für die Entwicklung eines Pankreaskarzinoms Alkoholismus, abgelaufene Pankreatitisschübe, chronische Pankreatitiden, Steinleiden der Gallenwege und Diabetes mellitus verantwortlich machen kann, dann ergeben sich die iridologischen Schwierigkeiten auf der einen Seite, zum anderen aber auch die Möglichkeiten, durch den Blick auf den *ganzen* Organismus die diagnostischen Querverbindungen zum Thema erkennen zu können und das *frühzeitig!* Die Klinik kommt zu 52,5% richtigen Diagnosen (DRUGOVA, 1972).
In der Regel treten beim Patienten die klassischen Symptome erst auf, wenn der Tumor die Organgrenze überschritten hat. (GÜLZOW)
Nur die sorgfältige Erfassung aller möglichen ätiologischen und begleitenden Merkmale, nur die sorgfältigste Beobachtung der kritischen

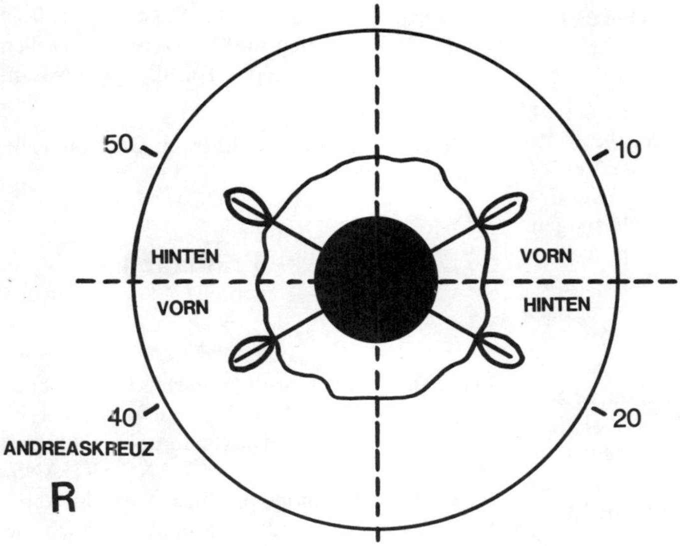

Abbildung: 17 – 3

Punkte, die in der rechten Iris bei 40′ und vor allem bei 50′ liegen, kann eine Diagnose ermöglichen, die dann klinisch abgesichert werden muß. (Abb : 17 – 5)* (Abb.: 17 – 7 Farbteil)
Bei Pankreaskopfkarzinom ist nahezu immer ein Gallenblasenzeichen (Verdrängungszeichen) vorhanden, ebenso Gefäßstenosen, die durch entsprechende Konjunktival(leit)gefäße angezeigt werden (in der rechten Iris mit Richtung auf 40′ bis 50′). Sind in die Lakunen bei 40' und 50′ Krypten eingelagert, ist der Zustand suspekt, es *muß* an eine maligne Entartung gedacht werden, hier an ein Pankreaskopfkarzinom.
Das auffallende Zeichen bei 50′re ergibt sich auch aus der Tatsache, daß bei Nekrosen der Pankreaskopf stark geschwollen ist. Diese Schwellung ist die Folge eines Versagens der mesenchymalen Gleichgewichtsfunktion zwischen Blut und Lymphe! Also auch in diesem Zusammenhang das Lymphsystem in der dritten kleinen Zone beachten!
Vor der Entwicklung eines Prankreaskarzinoms liegt zumindest ein vorgeschädigtes Organ vor, welches durch Überforderung, wie laufend fette Mahlzeiten, akute (allergische?) Entzündungsschübe, Gallensteinattacken zusammenbricht. Damit setzt die Autodigestion, der Zerfall des Parenchyms ein.

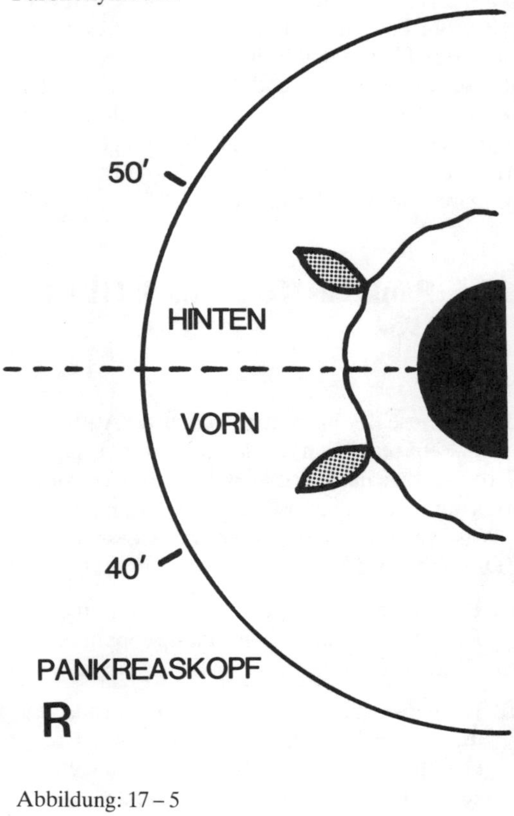

Abbildung: 17 – 5

*) dazu K. GYR: „Der Fortschritt in den Untersuchungsmethoden des Pankreas hat leider nicht zu den erhofften Verbesserungen der Prognose beim Pankreaskarzinom geführt . . . Geht der Patient wegen Symptomen zum Arzt, ist der Tumor in den meisten Fällen inoperabel.“

17.5 Pankreas und Lymphsystem

Bei der Betrachtung der Pankreaszeichen ist grundsätzlich die dritte kleine Zone, die Blut- und Lymphzone, auf *partielle* oder totale Veränderungen zu untersuchen. (s. Kap.: 15) Hier liegen Anhaltspunkte für Enzymentgleisungen (weiße Staketen am Limbusrand nicht übersehen!) und Pankreatitis vor, deren Pathogenese von Störungen im Lymphsystem abhängig ist. (GÜLZOW)
Die Pankreas-Lymphbahnen sind ein Sicherheitsventil für den Fall, daß der duktuläre Sekretfluß behindert ist. (WANKE und SEBENING, 1969) DREILING (1970) spricht den Störungen im Lymphsystem für die Pankreatitisentstehung eine signifikante Rolle zu. Die Blokkade im Lymphsystem speziell des Pankreas (z. B. dynamische Insuffizienz nach einer Mahlzeit) hat eine weitreichende Wirkung.
Wichtig ist noch folgende Überlegung: Die LANGERHANS'schen Inseln weisen keinerlei *besondere* Beziehungen zum Lymphsystem auf. (BARTELS, zit. nach FÖLDI) Wir müssen also in erster Linie die Verbindung zwischen exkretorischem Pankreas und Lymphsystem in der *rechten* Iris überprüfen. Diese Einschränkung gilt auch dann, wenn man mit Recht sagen kann, daß das Pankreas zu den lymphknotenreichsten Organen des Bauchraumes gehört.

17.6 Pankreas-Trias I nach DECK 1954

Durch diese Beobachtung – gehäuftes Auftreten von Pankreasfällen zusammen mit Lungen-Bronchuszeichen – hat DECK einen wertvollen Beitrag zur Irisdiagnose geleistet. Er sagt dazu:* „Was versteht man unter Pankreas-Trias I (Dreiheit der Zeichen)?“:

- ☐ Pankreaszeichen in der Iris, die auf eine P.-Erkrankung hinweisen: Pankreopathie, P. Zysten-Fibrose.
- ☐ Lungenzeichen im Bereich des Bronchus, die meist eine Bronchuserkrankung, wie Bronchiektasie, Lungenentzündung, Lungenabzeß bedingen können.
- ☐ Nasennebenhöhlen-Sinusitiden: Hypoplasie der Nebenhöhlen und Warzenfortsatzzellen sowie Hyperplasie der Tonsillen und Nasenpolypen.

Weitere Einzelheiten müssen im Original nachgelesen werden.

17.7 Diabetes – Prädiabetes
(Abb.: 17 – 8 Farbteil)

Das Pankreas hat zwei unterschiedlich funktionierende Systeme, das *exkretorische,* das bereits besprochen wurde und das andere, das *inkretorische* System, das mit den LANGERHANS-schen Inseln Hormone produziert, die direkt ins Blut abgegeben werden (deshalb oft auch die Zuordnung dieses Inselteiles zum endokrinen System).
Die Hauptmasse der Inselzellen stellen mit etwa 80% die B-Zellen dar, die das Insulin produzieren. Die A-Zellen liefern das Glucagon. Beide Stoffe sind entscheidend an der Blutzuckerregulation beteiligt.
1952 sagte MAUBACH: „Wir erkennen den Diabetes in der Iris nicht immer und unter allen Umständen etwa nur am Pankreassektor...“ Diese Ansicht gilt noch heute und weist eindeutig darauf hin, daß Diabetes mellitus eben nicht *nur* ein Inselzellproblem ist.
Wesentliche Faktoren für den sekundären Diabetes sind abdominelle Störungen der Assimilation, alimentäre Schädigungen (falsche Ernährung) und andere funktionelle Momente mit Rückwirkung auf das Pankreas. Dazu kommt ein hepatogen gestörter Fettstoffwechsel mit allen Folgen und gegebenenfalls eine hereditäre Anlage zu Diabetes.
KATSCH u. a. nehmen an, daß die zentral-nervöse Fehlsteuerung nicht nur des Kohlehydrat-, sondern auch des Fettstoffwechsels das zentrale Geschehen für den Diabetes ist, die fehlerhafte Insulinproduktion und Abgabe an das Blut dagegen bereits eine Folgeerscheinung (zit. nach VOGLER).
All diese Überlegungen und die sich daraus ergebenden Querverbindungen zur Gesamt- und zu Partialfunktionen zeigen auf, daß man in der

*) DECK, J. Grundlagen der Irisdiagnostik

Iris nicht nach *dem* Diabeteszeichen suchen kann und darf. Stets werden die Zeichen dem Gesamtbild eingeordnet werden müssen. Trotz dieser Einschränkung gibt es eine Reihe von Hinweisen auf *vorhandenen* Diabetes, dessen endgültige Abklärung eine Laborangelegenheit ist.
Die Stärke der Irisdiagnose liegt jedoch in der Erkennung einer *prädiabetischen* Stoffwechselentgleisung und in den Zeichen einer hereditären Belastung

17.7.1 Strukturzeichen

Die Zeichen des gestörten inkretorischen Pankreas liegen in der *linken* Iris bei 40′ und 20′, Korpus und Schwanz. DECK (1954) hat die geschlossene Lakune auf 20′ links all genetisches Diabeteszeichen lokalisiert.* Obwohl es sich grundsätzlich um ein krausenständiges Zeichen handelt, kann es nach JAROSZYK auch in geringem Abstand von der Krause in Erscheinung treten. Die Strukturzeichen sind nicht inselspezifisch, sondern in erster Linie *Hinweiszeichen* auf eine *Disposition* zu Diabetes. Die Blutuntersuchung muß entscheiden.
Als allgemeine Zeichen einer pluriglandulären Insuffizienz, die den Inselapparat einschließen kann, finden wir:

☐ *Maßliebchen-Iris (S. 49),* häufig bei Diabetikern

☐ *Riesenlakunen,* topolabile Strukturveränderungen, die familiäre Disposition zu Pankreasinsuffizienzen anzeigen. Meist vom Krausenrand bis zum Ziliarrand reichend.

☐ *Negativlakunen,* topolabiles Zeichen. Der Lakunenrand liegt dem normalen Stroma flach auf, kein Einbruch ins Irisgewebe.

☐ *Wabenlakunen (S. 47),* hereditäre Belastung des dem Sektor entsprechenden Organs. Kein Zeichen für eine manifaste Erkrankung des Trägers.

☐ *Torbogen,* der plastische Krausenrand löst sich von der Grundstruktur. Die mehr oder weniger großen Bögen ragen in die Vorderkammer hinein und liegen so vor der Magen-Darmzone.

☐ *Diabetische Mikroangiopathie der Nierentubuli* (auch das Nierenfeld betrachten!). ANGERER sieht in diesem Zeichen auch einen Hinweis auf eine Fehlimpulsation des Zwischenhirn-Hypophysensytems auf das Pankreas.

☐ *Kleinzahnradform des Krausenrandes,* partiell oder zirkulär. Zeigt mehr die Insuffizienz der Insulinproduktion an.

☐ Und als Konjunktival-Skeralklzeichen noch die *Honigwabe,* die eine diabetische Stoffwechsellage anzeigt. (Abb.: 17 – 6)

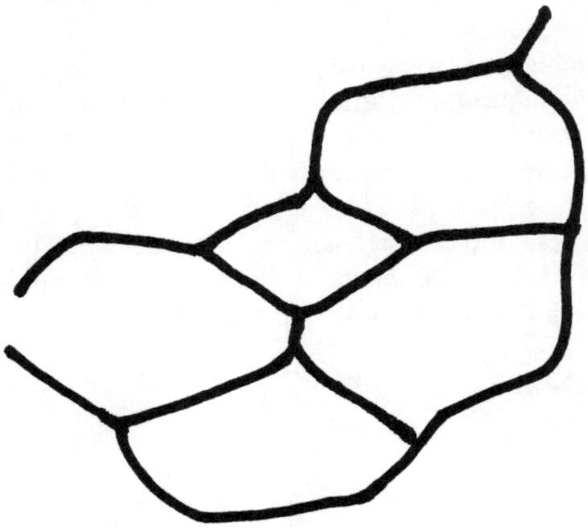

Abbildung: 17 – 6

☐ *Pupillenrand-Phänomen „Zuckerrändchen“,* dieses Zeichen wurde von SCHNABEL so benannt: „Es ist ein Randphänomen, das als Ausdehnungsgebiet die Spitzen der Krausenlakunen, und zwar die zentral gerichteten, wählt. Diese Lamellen sehen aus, als seien nur sie mit einem goldfarbigen oder braunen Farbstoff imprägniert . . .“ Dieses Phänomen findet man bei familiär diabetisch belasteten Personen und auch bei Diabetikern als solchen. Es ist kein spezifisches Zeichen für einen vorhandenen Diabetes, wohl aber ein Zeichen für eine Anlage dazu. Differentialdiagnostisch muß es gegen solitäre Altershöckerteilung im Pupillarsaum und gegen den hyploplastischen, zartschmalen Neurastheniker-Ringk abgegrenzt werden.

*) nach DECK soll sich das Zeichen bei 20′ auch innerhalb der Krause zeigen können.

☐ *Morgenrot-Krause* nach SCHNABEL. Sie stellt ein Zeichen für eine erbliche Belastung mit Diabetes dar. Es handelt sich um einen bläulich schimmernden bis bläulich-rötlich über den Krausenrand hinausgehenden transparenten Überzug.

17.7.2 Chromatische Zeichen

SCHNABEL hat eine Reihe von Pigmentfarben und -formen als mehr oder weniger Diabetes-spezifisch beschrieben, die hier in Form einer von HERGET/SCHIMMEL zusammengestellten Tabelle aufgelistet werden sollen:
Wenn vorher wiederholt auf das multifaktorielle Geschehen im Zusammenhang mit dem Diabetes hingewiesen wurde, dann mag sich das in der Irisdiagnose insofern niederschlagen, als es notwendig ist, die Zeichen in den anderen Sektoren zu überprüfen. Immer wieder muß man berücksichtigen, daß kein Diabetes dem anderen gleicht und daß stets andere Begleitzeichen vorhanden sein können, die aber sehr aufschlußreich vor allem für die Pathogenese sind.

17.7.3 Begleitzeichen

☐ *Lebersektor:* Abgeflachter Ziliarrand mit gegenüberliegender Pupillenabflachung und die einschlägigen Leberzeichen.

☐ *Nierensektor:* Dunkle Nierenzeichen häufig. Helle Zeichen bei einer diuretischen Überbelastung.

☐ *Herzsektor:* Dicke weiße Krausenaufhellungen und Verschmierungen.

☐ *Endokriner Funktionskreis:* Diese Zeichen müssen nicht vorhanden sein, sind aber bei Vorhandensein aufschlußreich für die Situation.

Als Kennzeichen einer *prädiabetischen* Stoffwechsellage finden wir die

☐ *leuchtend dunkelorange Krausenrandzone* (Irisbild 17 – 8 Farbteil)

☐ *Multipel auftretende braune Pigmente* unterhalb der Linie 15′ – 45′ sind stets als Hinweis auf eine Diabetesanlage zu werten. Wegen der Pigmentfarbe auf die Leber achten!

Tabelle 3

Pigment	erworben	ererbt	Spezifitätsgrad für Diabetes latenz
Brandrote Pigmentformen der braunen Iris in wolkenartigen, homogenen Auflagerungen	–	+	+++
Körnerkranzpigment	+	–	+++
Insuläres Schnupftabakpigment	+	–	+++
Orangefarbiges „Apfelsinenpigment“ Der Felke-Klinik-Pascoe-Schule	+	–	+++
Schwarz-braunes Diabetespigment	–	+	++
Hämorrhagisches Schollenpigment	–	+	++
Nomen-nescio-Pigment	–	+	++
Zentrale, braunrote Heterochromie	–	+	+
Scharzes Hepar-Pigment	–	+	+
Panierkrustenpigment	–	+	+
Hellgelbes Pigment	+	–	+
Weiße-blaßgelbe Pigmentinseln zusammen mit hämorrhagischen Schollenpigmenten	+	+	+

+ = schwach ++ = mittel +++ = stark

*) mit freundlicher Erlaubnis der Firma Pascoe aus Acta biologica veröffentlicht.

17.8 Diabetes im Konjunktivalbild

Im allgemeinen sagt man, daß die Konjunktiva nur eine geringe Ausprägung diabetischer Veränderungen zeigt. Gefäßdilatationen und -stenosen, beide vom Glukosespiegel abhängig, können gewisse Hinweise geben. Auch Kalibersprünge und Knäuelbildung werden genannt. BÖHME hat darauf hingewiesen, daß bei 80% der von ihm untersuchten Diabetiker ein Mäandergefäß gefunden wurde. Daß der Diabetes sehr schnell zu einem Problem der venösen Abschnitte der Endstrombahn wird, ist einleuchtend. Nur ist es eben so, daß diese Zeichen nicht Diabetes – *spezifisch* sein müssen, auch der Mäander nicht. Untersuchungen (JANERT-OLBERT) haben ergeben, daß bei Diabetikern aller Altersklassen Veränderungen der Bulbusbindehaut-Gefäße bestehen, die aber nur dann eine signifikante Veränderung zeigen, wenn der Diabetes länger als acht Jahre besteht.
HARDERS hat unter Mitarbeit von KALANKE* folgende Kriterien bei einer Gruppe von 119 Diabetikern ermittelt:

- ☐ Eine pathologisch verminderte A/V Relation, d. h. im wesentlichen eine Dilatation kleiner Venen, zeigte eine Korrelation mit dem zunehmenden Lebensalter, der Laufdauer des Diabetes und der Blutdrucklage. Diese Veränderung ist deutlich stärker als bei einer zweiten Vergleichsgruppe von gleichaltrigen nicht diabetischen Kontrollpersonen.
- ☐ Andere pathologische Gefäßfunde, wie Kaliberschwankungen an Arterien und Venen, Sacculationen an Venen und Angularitäten der Kapillaren verhielten sich im gleichen Sinne.
- ☐ Ausgesprochene Mikroaneurysmen der Bindehautgefäße fanden sich bei 16 von 119 Diabetikern in einer näheren Korrelation zur Diabetesdauer als zum Alter des Patienten, während sie in einer Kontrollgruppe nur bei einem Patienten gefunden wurden. Dieser Befund ist im Einzelfall ohne diagnostische Bedeutung für Retinopathie, denn bei den 35 Patienten mit Retinopathie waren nur in 9 Fällen konjunktivale Mikroaneurysmen vorhanden.

*) HARDERS, H. (1961), Morphologie und Funktion der Bulbusbindehautgefäße bei Diabetes mellitus, IVe Congres Fed. Inst. Diab., Genève 1961

Immer aber bleibt ein beträchtlicher Rest von Sujektivität in der Beurteilung erhalten. Ähnliche pathologische Veränderungen können auch bei Hochdruck, Arteriosklerose und anderen Situationen vorkommen.
Eine treffendere Aussage kann man von der netzartigen Struktur* der Bindehautgefäße am Limbusrand erwarten, deren Auftreten bei Diabetikern häufig ist. (Abb.: 17–5).
WEISS wies zuerst auf einen fast typischen Befund an Kapillaren hin, indem er das Verbindungsstück zwischen dem arteriellen und venösen Anteil hervorhob (Abb.: 17–7), das heute von ANGERER als AV-Schleife bezeichnet wird. Das Verbindungsstück ist erweitert und

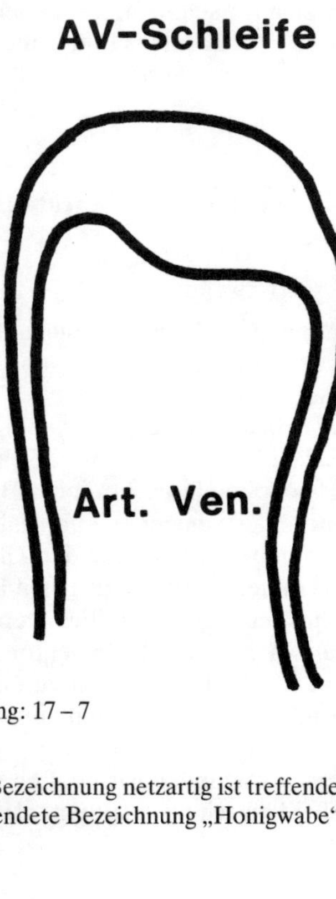

Abbildung: 17 – 7

*) Die Bezeichnung netzartig ist treffender als die oft verwendete Bezeichnung „Honigwabe".

tritt teilweise so stark hervor, daß der arterielle Schenkel vollständig verschwinden kann.
Vom Standpunkt der Befunderhebung ist es nicht in jedem Fall wichtig zu wissen, welche Krankheit ein Konjunktivalphänomen anzeigt, sondern es ist bedeutungsvoller zu wissen, ob die bestehende Krankheit auch die Gefäße in ihr Geschehen mit einbezogen hat. Die Konjunktivalgefäße haben hier einen hohen Stellenwert für die Vorfelddiagnose.

18. Leber und Gallenblase

18.1 Die Leber

Die größte Verdauungsdrüse des Körpers hat verschiedene wichtige Aufgaben zu erfüllen, wie Gallenproduktion, Entgiftung, Blutabbau, Glykogenspeicher, Harnstoffproduktion.
Die Leber liegt größtenteils im Oberbauch, eng angeschmiegt an die rechte Zwerchfellkuppel. Sie ist in zwei ungleichgroße Lappen unterteilt, den größeren rechten und den kleineren linken. In der Iris hat die Leber ihren Platz von 35′–40′ in der rechten Iris in der sechsten kleinen Zone. Sie reicht auch in die fünfte, teilweise sogar bis in die vierte kleine Zone hinein. Die Leber*rückseite* liegt bei 20′–22′ ebenfalls in der rechten Iris (siehe Hinweis im Abschnitt Gallenblase). (Abb.: 18–1)

18.1.1 Die Zeichen der Leberfunktionsstörungen

Die Erkennung von Störungen der Leberfunktion ist nicht die dankbarste Aufgabe der Augendiagnose.
Chronische Leberprozesse geben nur in wenigen Fällen deutlich differenzierbare Zeichen. Die Leber liegt topographisch in einem Bereich – dem Irisrand –, der weniger reaktionsfähig ist als die mehr innen liegende Fläche der Ziliarzone. Außerdem können diese limbusnahen Bereiche häufig durch Trübungen beeinflußt werden.
In einer *blauen* Iris sind im Lebersektor gewöhnlich nur radiäre Auflockerungen zu erkennen, die den Eindruck einer Verdunklung hervorrufen.
In der *braunen* Iris finden wir bei Leberstörungen (auch bei klinisch noch stummen!) schmutzig-schmierige Auflagerungen im peripheren Drittel des Lebersektors (VIDA). Dies liegt schon allein daran, daß durch Dysfunktion der Leber oft eine *erhebliche mesenchymale Belastung* entsteht. Wichtig sind in erster Linie die pathophysiologischen Überlegungen zu Begleit- und Folgeerscheinungen bei Hepatopathien, um so Rückschlüsse auf die Bedeutung der oft uniformen oder unspezifischen Leberzeichen ziehen zu können. Wichtig ist ferner gerade in diesem Zusammenhang das Thema Konstitution (Seite 63).
Die Leber erhält als parenchymatöses Organ wenig Bindegewebe. Deshalb stehen entzündliche Reaktionen kaum im Vordergrund. Ein Teil des Entzündungsinfiltrats ist als sekundäre Folge vorausgegangener Parenchymschäden aufzufassen (DOERR).

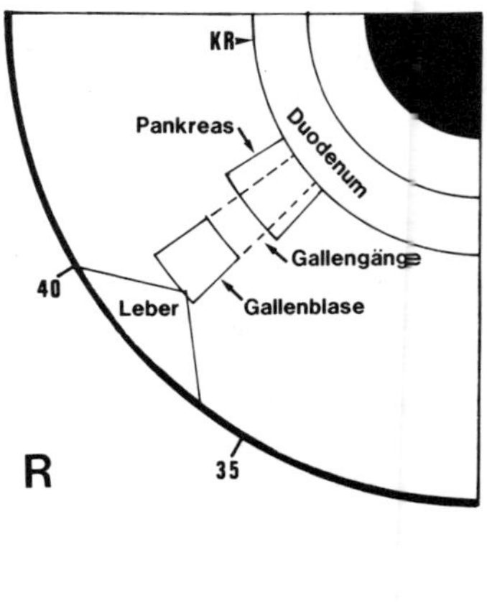

Abbildung: 18 – 1

18.1.2 Das Leberdreieck (36′–40′)

Dieses Dreieck, dessen Basis mit dem Ziliarrand parallel verläuft, reicht mit seiner Spitze bis in die vierte kleine Zone hinein. Es ist *makroskopisch* besser erkennbar, als mit dem Mikroskop. Abgegrenzt wird es durch eine Transversale (s. S. 51), doch die Dreiecksform kann auch allein durch eine Verdunklung dargestellt werden, ohne daß man eine Transversale erkennt. Diese Verdunklung zeigt eine Dysfunktion, z. B. durch eine mangelnde Durchblutung, an. Eine Aufhellung weist auf eine Reizung (Entzündung, jedoch nicht auf eine Virus-Hepatitis) hin. Zu sehen sind aber *die Folgen* einer Hepatitis. Außer diesem Dreieck können weiße bis gelbliche Wolken im Lokalisationsbereich auftreten. Frühzeitig werden bei Leberfunktionsstörungen schwache bis stärkere bräunliche kleine Flecke auf dem Unterlidrand sichtbar. Leitgefäße, die über die Sklera auf den Lebersektor hinweisen, sind eine wertvolle Unterstützung der Diagnose, besonders dann, wenn in diesen Leitgefäßen Stauungszeichen auftreten. Ziehen sich feine Linien von der Krause bis auf den Lebersektor hinunter, so geht das Geschehen vom Duodenalbereich aus und führt zu einer aufsteigenden Entzündung, zu Gallenstauungen, Gallengang- und Leberentzündungen.

18.1.3 Stauungsleber, Leberzirrhose

Die Stauung entsteht durch gestörten Abfluß des Venenblutes in die Cava inferior, wobei als Folge eine Rechtsherzinsuffizienz eintreten kann. Die Flüssigkeitsstauung führt zum interstitiellen Ödem und zu einer Reaktion im Grundgewebe mit Vermehrung der Bindegewebsfasern zunächst im portalen Bindegewebe. Die Tendenz zur Zirrhose ist damit gegeben (H. H. VOGEL).

Im Lebersektor (und im anschließenden Lungensektor) zeigen sich häufig *vaskularisierte* Transversalen. Diese deuten auf das Rezidiv einer Hepatopathie hin oder auf einen bereits chronisch gewordenen Zustand. Das Herz (rechts 46′–49′) ist durch eine meist nur kleine Lakune erkennbar. Am Limbusrand bilden sich *geschweifte bräunliche Staketen* (Abb.: 4–16) (nicht nur vor dem Lebersektor, sondern meist bis 25′ reichend). Auf der Sklera treten bei der Zirrhose oft braune fischschuppen- oder dachziegelförmige braune Zeichen auf (Leberschollen, Abb.: 18–2 Color). Während man die Fischschuppenform mehr der LAENNEC'schen* Form zuordnet (oft in Verbindung mit einer braunen Karunkel), soll die Dachziegelform mehr für die HANOT'sche** Form der Leberzirrhose sprechen. Bei den Konjunktivalgefäßen treten Porzellangefäße auf, und die vorgegebene Neigung zu Pfortaderthrombosen kann sich durch "gerahmte Mäander" (Abb.: 29–1b) ausdrücken.

Weiße Staketen am Limbusrand deuten auf eine Fokaltoxikose hin, die durch Streptokokken entstanden ist. Bei diesem Zeichen muß auf eine aus diesen Umständen entstandene Leberbelastung geachtet werden.

U. SUTTER weist aus eigener Erfahrung darauf hin, daß sich bereits bei Kindern, die frühzeitig Antibiotika bekamen, ohne daß dabei eine entsprechende Sanierung des Darmmilieus vorgenommen wurde, bräunliche Schollen und Staketen abzeichneten.

Die Leber ist durch die Arteria hepatica, die Vena Portae und die Vena cava inferior in den Kreislauf eingeschaltet und hat damit gravierende Möglichkeiten, pathologisch wirksam zu werden. Damit ist auch die Mitwirkung an der mesenchymalen Verschlackung eindeutig gegeben.

18.1.4 Leber und Fettstoffwechsel

Die Leber hat die Fähigkeit, einen großen Teil der aus dem Fettgewebe freigesetzten Fettsäuren aufzunehmen. Diese Fettsäuren können entweder verestert und in das Blut als VLDL abgegeben oder zu Ketonkörpern oxidiert werden. Die Leber kontrolliert beide Stoffwechselketten. Sie ist sowohl anatomisch wie physiologisch ideal dazu geeignet, über das Schicksal der Fettsäuren im Körper zu entscheiden.

In diesem Zusammenhang muß auch der Arcus lipoides corneae (S. 151) in die Leberdiagnose einbezogen werden, genauso, wie die Skleralfär-

*) LAENNEC, R. Th. H., Arzt, Paris, 1781–1826, atrophische Form der Zirrhose.

**) HANOT, V. Ch., Arzt, Paris 1844 bis 1896. Hypertrophische Form, entspricht der primären biläiren Zirrhose.

bungen und die lipiden Hügel. (Abb.: 18–3 Color). Auch Xanthelasmen an den Oberlidern stellen entsprechende Adnexzeichen dar.**

18.1.5 Die WILSON'sche Krankheit

Diese Erkrankung macht sich in der Kornea durch den KAISER-FLEISCHER-Ring bemerkbar (s. S. 150).

18.1.6 Die hepatogenen Pigmente

Diese Pigmente, die sich von Gelb bis Braun und sogar bis Schwarzbraun aufbauen, sind in erster Linie *topolabil* und weisen in jedem Fall auf den Zusammenhang mit der Leberfunktion hin. Dieser durch das Pigment betonte Zusammenhang bezieht sich stets auf das Organ, dem das Pigment angelagert ist. Die *topostabile* Form liegt dann direkt auf dem Lebersektor. Hier und an anderen Stellen kann in umittelbarer Limbushöhe die bräunliche Lunula liegen, deren Aussage ebenfalls auf eine Hepatopathie hinweist. (Abb.: 4 – 16)

18.1.7 Hepato-zerebrales Syndrom

Es finden sich: Zirrhosezeichen, Verdunklung des Leberfeldes, Abschattung des Ziliarrandes im Kopfbereich von 50′–10′ meist in beiden Iriden. Oft treten nur einige dieser Zeichen auf. Toxische stickstoffhaltige Substanzen werden in der Leber nicht mehr entgiftet und damit über den großen Kreislauf dem Gehirn zugeführt. Hierbei soll man auch an das latente Pfortadersyndrom denken.

18.1.8 Hepatogen induzierte zerebrale Insuffizienz

Diese bei Alkoholikern so häufige Situation drückt sich in der Iris durch die Koppelung von Leber- und Kopfzeichen aus. Wir finden einen im Lebersektor partiell auftretenden oder partiell verstärkten Arcus lipoides corneae und dazu Unschärfe und Abschattung im Kopfbereich 50′–10′ in beiden Iriden. Diese Verbindung weist auf mangelhafte Durchblutung des Kopfes und damit auf eine verminderte Gehirnleistung hin.
Ein totaler Arcus lipoides corneae kann im Lebersektor verstärkt sein, ein deutlicher Hinweis darauf, daß die Störung ihren Ausgang in der Leber nahm, was gegebenenfalls auf Alkoholabusus zurückzuführen ist. Dieser Abusus kann mehr in der Regelmäßigkeit als in der Menge liegen! Grundsätzlich müssen in diesem Zusammenhang die Pankreasstellen bei 50′ und 40′ rechts (Pankreaskopf) betrachtet werden (Zusammenhang Pankreas/Alkohol!)

*) Näheres bei ANGERER, Ophthalmotrope Phänomenologie

18.1.9 Portale Enzephalopathie

Diese Krankheit hat in der Iris Ähnlichkeit mit der hepatogen induzierten zerebralen Insuffizienz, nur daß in diesem Fall der gestörte *Eiweiß*stoffwechsel die besondere Rolle spielt. Bei dieser Stoffwechselsituation sollte man in erster Linie auf den gerahmten Mäander und auf die in der Konjunktiva allgemein vorliegende Gefäßsituation achten, denn zu den auslösenden Faktoren einer späteren portalen Enzephalopathie gehören in erster Linie Blutungen aus Oesophagusvarizen und Ulcus duodeni. Dazu kommt eine eiweißreiche Ernährung bei einer verminderten Eiweißtoleranz (MÜTING). Da durch eine erhöhte Eiweißzufuhr außerdem das Problem der Basalmembranbelastung (WENDT) auftaucht, ist iridologisch auch das Mesenchym (S. 7) zu überprüfen.

18.1.10 Hepato-kardiales Syndrom

Zusammenfassende Bezeichnung für Kreislauf- und Herzfunktionsstörungen, die bei Erkrankungen der Leber und der Gallenwege als Grundleiden entstanden sind. Im humoralpathologischen Sinne ist die Fehlleistung der Entgiftungsfunktion der Leber mit einer sich daraus ergebenden Intoxikation von Herz und Kreislauf als wesentliche Ursache anzusehen.
In der Iris muß man unbedingt auf das Mesenchym (S. 184) achten, auf das Lymphsystem (S. 120) und auf das Herz (S. 155), alles im Zusammenhang mit den Leber- und Gallenzeichen.

18.1.11 Hepato-renales Syndrom

Hierbei sind es die Nieren, die zuerst Zeichen setzen. Abdunklungen auf dem Nierensektor weisen auf die verminderte Funktion hin, die durch die von der Leber induzierten Stoffwechselstörungen zurückzuführen sind. Die Leberzeichen setzen spät ein, Skleralverfärbung (Ikterus) tritt nicht auf.

18.1.12 Hepato-ovarielles Syndrom

Metropathische Erscheinungen, die als Folge eines Hyperöstrogenismus bei Leberstörungen auftreten. Wichtig ist neben den Beschwerden (und Zeichen in der Iris) einer Dys- oder Hypermenorrhoe das verdunkelte Leberfeld als Zeichen einer begleitenden Leberstörung, von der die Patientin meist noch nichts bemerkt hat.
Hepato-testikuläres Syndrom
Auf Zirrhosezeichen in Verbindung mit verdunkelten Hodenzeichen achten.

18.1.13 Das latente portale Syndrom

Diese in Abb.: 18–4 skizzierte Situation muß als selbständige dynamische Einheit verstanden werden. Die Erstbeschreibung stammt von SCHIMMEL, der die folgenden iridologischen Hinweise erarbeitete:

Lebersektor:	Leitgefäße, Transversalen, z. T. vaskularisiert, helle Strukturzeichen, Wische und Flocken, Verdunklungen, Verschmierungen, topolabile und topostabile Pigmente, wie Bilifuszinpigment, körnige Pigmentformen in „stumpfem Gelbton“ nach SCHNABEL, Porphyrinpigment, krausenständiges Hepar-Pigment nach SCHNABEL.
Blut- und Lymphzone:	Hellungen um die Krause (ziliarwärts), helle Verschmierungen und toxische Imprägnationen.
Milzsektor:	Gleiche Struktur-Aufhellungs- und Verdunklungszeichen wie im Lebersektor, dazu topostabile und topolabile Pigmentformen, wie hämolytisches und prähepatisches Bilifuszinpigment, ockerfarbige tobolabile Pigmente. Lasurpigment nach SCHNABEL, welches als strukturloses, feinschichtiges, oft in großen Flecken in Krausennähe auftretendes Zeichen sichtbar wird.
Herzsektor (re und li):	Helle Zeichen, insbesondere des kardialen Krausenanteils sind besonders betont. Vaskularisation, speziell vom Herz- zum Milzsektor ergänzen die Hinweise auf eine bedrohliche koronare Symptomatik.

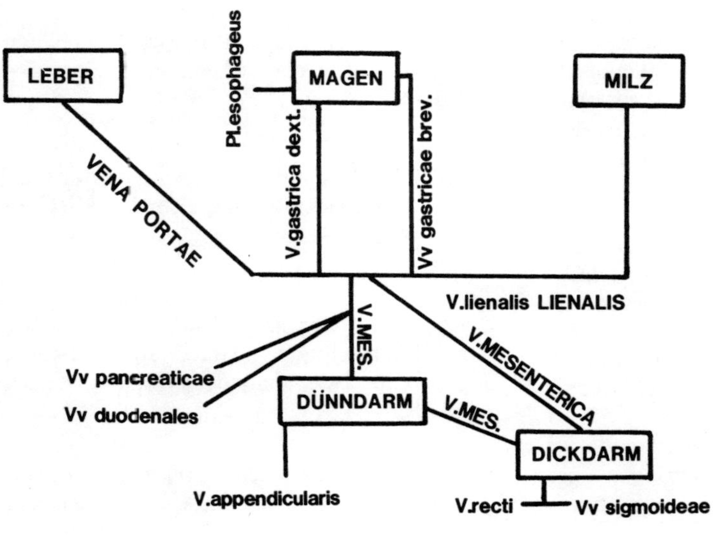

Abbildung: 18 – 4
Die Querverbindungen im portalen System

Mastdarm-sektor: Hellungen, Verschmierungen, Pigmentationen, besonders am Ziliarrand, Leitgefäße.

Pupille: Kranio-zervikale Abflachung re 50′ bis 5′, li 50′ bis 10′. Abflachung im Lebersektor rechts.

Soweit die Ausführungen SCHIMMELS.

Bei der Aufzeichnung der iridologischen Möglichkeiten dürfen wir den „gerahmten Mäander“ nicht vergessen (S. 190), der als Konjunktivalzeichen die Aussage der anderen Zeichen wesentlich unterstreicht, bzw. schon frühzeitig auf die sich anbahnende Situation eines portalen Syndroms hinweist.

Hepathopatien, ganz allgemein betrachtet, können durch eine chronische Appendizitis unterhalten werden und damit therapieresistent sein (B.F.D.Testung und S.E.G.)

Zusammen mit der Leber sind grundsätzlich auch der Gallensektor (38′–40′ rechts) und in der linken Iris das Milzfeld (20′) zu betrachten.

Als visuelle diagnostische Ergänzungen seien hier noch folgende Stichworte aufgezählt: Hautpigmentierungen, Pigmentverluste, Ikterus, Gefäßspinnen, Palmarerythmen, Purpura und Nagelveränderungen.

18.2 Gallenblase, ableitende Gallenwege

Unter der Bezeichnung Cholezystopathien faßt man sämtliche Erkrankungen der *extrahepathischen* Gallenwege zusammen mit der Gallenblase als Mittelpunkt. Cholezystopathie ist also ein Sammelbegriff (BRÜHL).

Aus dem Leberhilus treten meist zwei Ductus hepatici aus, die sich bald zu einem Ductus hepatici communis vereinigen. Dieser läuft abwärts und nimmt lateral den Ductus cysticus (Gallenblasengang) auf und heißt nun ductus choledochus, dessen Endstück der klinisch bedeutungsvollste Abschnitt des Gallengangsystems ist. Dieser mündet zusammen mit dem Ductus pancreaticus auf der Papilla duodeni major (VATERI) in den Zwölffingerdarm. Die Gallenblase ist ein birnenförmiger Sack von ca. 10 cm Länge. Sie ist auf der Rückseite der Leber mit ihr durch Bindegewebe verhaftet, weshalb zu überlegen ist, ob nicht in den meisten Fällen auffällige Zeichen im Bereich der Leberrückwand besser als Gallenblasenzeichen gewertet werden sollten.

Trotz dieses engen Zusammenhangs ist das extrahepatische Gallensystem ein eigenes entwicklungsgeschichtliches und anatomisch-physiologisches System, während Gallebildung und intrahepatisches Gallensystem noch zur Leber gehören.

Gallenwege und Pankreas stehen anatomisch, pathophysiologisch und klinisch in einem engen Zusammenhang, so daß eine Differenzierung bei Erkrankungen dieser Organe schwierig werden kann. (Abb.: 18–1) Nicht nur, daß gewisse Symptome von Seiten der Gallenwege von denen des Pankreas kaum zu unterscheiden sind, so können auch pathologische Geschehnisse an einem System die Miterkrankung des anderen Organs bewirken (GYR). In der Irisdiagnose ist eine Differenzierung beider Organe durchaus möglich. Durch die mehr zur Mitte der Ziliarzone liegenden Gallenblasenzeichen sind sie vom krausenständigen Pankreaszeichen zu unterscheiden und der Betrachtung besser zugänglich als die Leberzeichen.

Topographisch ist die Gallenblase in der rechten Iris bei 38′–39′ in der vierten kleinen Zone eingeordnet.

18.2.1 Zeichen bei Erkrankungen der Gallenblase und der extrahepatischen Gallenwege

Lakunen

Zeichen einer Organschwäche, hier meist eine Kontraktionsschwäche. Hereditäre Belastung, angeborene Organminderwertigkeit nach ADLER.

Krypten

Defektzeichen, die nach chronischen Vorgängen innerhalb der Gallenblase entstanden sein können. Nicht unbedingt als Steinzeichen zu werten (siehe Gallensteine). An Ca-Latenz denken! Vor allem dann, wenn mehrere Krypten vorhanden sind (lakunöse Nester).

Entzündliche Vorgänge
Die entzündlichen Gallenblasenaffektionen sind zu erkennen an Aufhellungen im Sektor (weiße Wäsche). Diese Zeichen können bis an die Krause gehen und umfassen dann die Gallengänge einschließlich Choledochus. Man kann deutlich erkennen, daß das Zeichen am Gallenpunkt beginnt. ALLGÖWER und TONDELLI weisen darauf hin, daß bei der Differentialdiagnose auch an einen möglichen Harnwegsinfekt gedacht werden muß.

Koliken
Feine weiße gezackte oder geschlängelte Linien, die über das Gallenblasenfeld laufen, zeigen Schmerzen und Koliken an, bzw. die Bereitschaft dazu. Auch Kontraktionsfurchen, die auf dem Gallenblasensektor unterbrochen sind, haben die gleiche Bedeutung.

18.2.2 Gallensteine

KRIEGE hat s. Zt. im Zusammenhang mit einer Arbeit über die Entstehung von Nierensteinzeichen in der Iris folgende Erklärung gegeben: Wenn Steine in der Gallenblasenwand Verletzungen setzen, müssen *dunkle* Zeichen entstehen, denn die Schleimhaut wird stellenweise funktionsuntüchtig. So kann ein einzelner Stein durchaus mehrere Verletzungen setzen. Wenn Steine durch die Sonografie heute entdeckt werden, ohne daß Steinzeichen in der Gallenblase oder der Niere iridologisch zu erkennen sind, dann handelt es sich um „stumme" Steine, die eben keine Verletzungen (s. oben) gesetzt haben. Ein Zählen der Gallensteine auf Grund der entstandenen Krypten ist nicht möglich!
Bei Gallensteinen sollte man auch sofort nach Nierensteinen suchen, da hier oft eine Duplizität der Ereignisse vorliegt, von der der Patient nichts merken muß.

*Stauungs*zustände
Kinetische Behinderungen zeigen sich in einer gehäuften Anordnung von limbusnahen Gefäßen auf der Sklera im Bereich des Gallenblasensektors. Auf dem Sektor können vaskularisierte Gefäße auftreten und die Pupille kann in Richtung zum Gallenblasensektor hin entformt (abgeflacht) sein.

18.2.3 Galle-Herz-Beziehungen

Es besteht durchaus die Möglichkeit, daß von der Gallenblase aus Angina-pectoris-ähnliche Zustände gesteuert werden, deren reflektorische Zusammenhänge noch nicht restlos geklärt sind. Dadurch kann bei einem Patienten lediglich der Eindruck entstehen, daß er einen Angina-pectoris-Anfall erleidet, aber es ist auch möglich, daß durch kardiovaskuläre Reflexe ein echter pektanginöser Anfall ausgelöst wird, vor allem bei vorgeschädigtem Herzen. Iridologisch müssen also auch die Beziehungen der Organe zueinander in Erwägung gezogen werden.

18.2.4 Braune Karunkel

Die braune Karunkel deutet auf pathologische Veränderungen im Bereich der Gallengänge hin.

18.2.5 Postcholezystektomie-Syndrom*

Es handelt sich um ein dyspeptisches Syndrom biliärer Art verschiedener Ursachen (Choledochus-Stein, Odditis, Pankreatitis usw.). Diese oft von Patienten geäußerten Beschwerden nach einer Cholezystektomie stellen einen variablen gastrointestinalen Beschwerdekomplex dar. Differentialdiagnostisch sind Gastroenteritis, Pankreatitis, Duodenalulzera und Verwachsungsbeschwerden auszuschließen. Das i. v. Cholangiogramm bleibt organisch ohne Befund (TOMATIS).
Diese erwähnten differentialdiagnostischen Notwendigkeiten können auch irisdiagnostisch abgeklärt werden.

*) Zur Bedeutung und Entwicklungsgeschichte des Syndrombegriffes siehe LEIBER/OLBRICH, Die klinischen Syndrome, Bd. 1, S. XVIII und S. XXIII.

18.2.6 Beziehungen Galle-Nebenhöhlen

Zwischen diesen Organen, speziell Galle-Sinus frontalis, bestehen enge – auch klinisch gesicherte – Zusammenhänge. Bei therapieresistenten Fällen des einen Organs deshalb auch das andere irisdiagnostisch abklären und entsprechend therapieren. (Abb.: 25–3)
Zusammenfassend kann man zum Thema Leber-Galle-Zeichen sagen:
Wenn wir zum Leber-Galle-System auch noch das Duodenum hinzunehmen (Abb.: 18–1), haben wir auf verhältnismäßig engem Raum pathologisch wichtige Organe zusammengedrängt, deren Differentialdiagnose bei Oberbauchbeschwerden Probleme stellen kann. Die Trennung von Duodenum und Vesica fellea ergibt sich für den Irisdiagnostiker dadurch, daß Duodenumzeichen stets *innerhalb* der Krause zu sehen sein müssen, während Gallenblasenzeichen *außerhalb* der Krause in der vierten kleinen Zone liegen. Die Leber aber setzt ihre Zeichen stets zum Irisrand hin. Auch das krausenständige Pankreaskopfzeichen ist eindeutig differenzierbar.
VIDA sagt in seinem Buch*: „Die ... gemachte Feststellung, daß die Beurteilung der Oberbauchprozesse durch die Irisdiagnose ein dankbares Gebiet der Methode darstellt (81 % Treffer), kann unbedenklich aufrecht erhalten bleiben, wenn man die akuten Krankheiten abzweigt." Für die Leber als solche gilt die oben erwähnte Einschränkung der oft mageren Zeichensetzung.

*) VIDA, Klinische Prüfung

19 Hornhautphänomene

19.1 Der Kayser-Fleischer-Ring

Die Ophthalmologie rechnet den KAYSER-FLEISCHER-Ring* zu den sekundären Hornhautpigmentierungen, er befindet sich in Limbusnähe.
Histologisch sieht man zwei parallele Zonen in der hinteren DESCEMET'schen Membran**, die aus Kupferpartikelchen bestehen. Diese Einlagerungen enden am SCHWALBEschen Grenzring, lassen also das Trabekelwerk frei.
Elektronenoptisch konnte nachgewiesen werden, daß die Kupferablagerungen innerhalb des Ringes zur Peripherie hin dichter werden.
Chemisch besteht die Einlagerung aus Kupferverbindungen, speziell aus Kupfer-Proteinat. Die Verbindungen diffundieren aus dem Kammerwasser in die Kornea (Membrana DESCEMET). Optisch macht sich der KAYSER-FLEISCHER-Ring als grünbraune (gelblich-grüne) etwa 1–1,5 mm breite Verfärbung bemerkbar. Die Schwierigkeit des Erkennens macht ein Mikroskop nötig.
Der Ring ist pathognomisch für den Morbus WILSON. Er ist als Leitsymptom dieser seltenen Erkrankung schon früh sichtbar. M. WILSON (hepatolentikuläre Degeneration) wird durch eine Störung der molekularen Synthese des Zäruloplasmins aus den Leber-Kupfer-Proteinen verursacht. Der Patient speichert Kupfer in der Leber, den Nieren, in der Hornhaut und in den Basalganglien des Gehirns. Durch diesen Defekt entstehen eine Leberparenchymschädigung, eine degenerative Veränderung des extrapyramidalen Systems und eine Hyperaminoazidose (HOFMANN/HANSELMAYER).
Eine Relation zwischen Intensität der Hornhautveränderung und dem Schweregrad der Erkrankung besteht nicht.
Nicht nur in der Hornhaut, sondern auch in der Linse können Kupferablagerungen diagnosti-

*) KAYSER, B., Ophthalmologe, 1869–1954; FLEISCHER, B., Ophthalmologe, Erlangen, geb. 1874. KAYSER war der Erstbeschreiber.
**) DESCEMET, Jean, Anatom, 1732–1810

ziert werden, die sich in Form einer Sonnenblumen-Katarakt darstellen (HAMMERSTEIN). ANGERER weist differentialdiagnostisch auf den Kornealtumor-Ring und auf den Skoliosis-Ring hin. Als Abwandlung wird von ihm der BECHTEREW-Ring erwähnt.

19.2 Der Arcus lipoides corneae

Beim Betrachten der Iris fällt in einer Reihe von Fällen der Arcus lipoides corneae auf, der – die Nomenklatur drückt es aus – kein Iris-, sondern ein Kornea-Phänomen ist.
Bereits im Jahre 1856 hat HIS* in einer Arbeit über die Kornea auch den Arcus lipoides corneae erwähnt, der damals noch ausschließlich Arcus senilis genannt wurde. Seine Beschreibung weist aber eindeutig auf seinen Charakter als Zeichen einer Degeneration** hin. Auch CANTON (1850) und VIRCHOW (1852) hatten gleiche Ansichten geäußert.
TAKAYASU*** konnte dann 1901 nachweisen, daß es sich bei dieser Erscheinung um Fettkügelchen handelt, die in die Hornhautsubstanz *eingelagert* sind (also keine Degenerationserscheinung). Auch damals schon ist das luzide Intervall (Abb.: 19–1 [Color]–19–5) als entscheidendes Kennzeichen des Arc. lip. corneae angegeben worden.
Bei der bis heute sehr umfangreichen Literatur

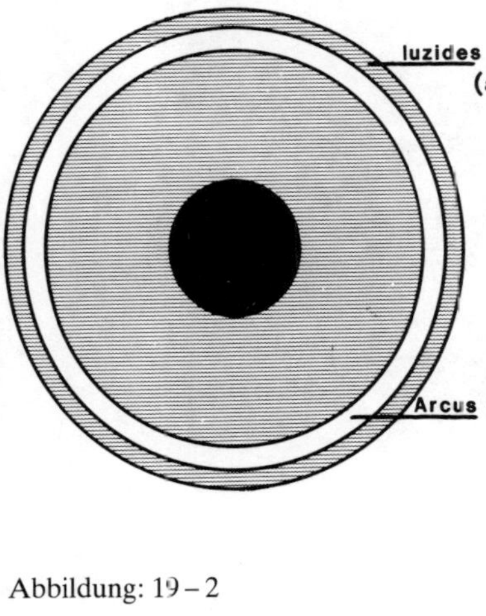

Abbildung: 19 – 2

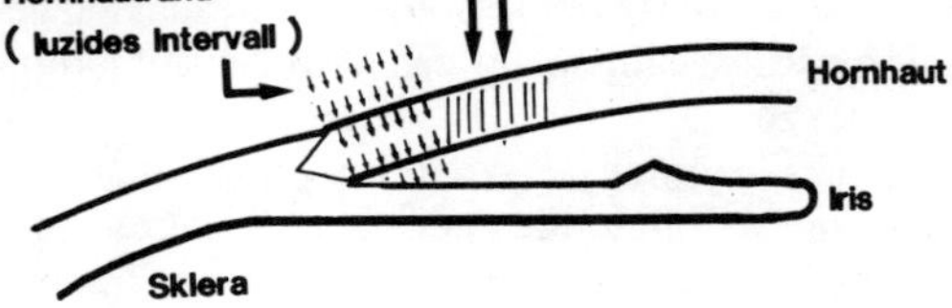

Abbildung: 19 – 3

zum Thema ist es unverständlich,daß man 1960 (!!) noch behaupten konnte, daß es sich bei diesem Phänomen um einen Sodium-Ring (Natrium-Ring) handele, der auf Kochsalzmißbrauch und auf die Einnahme von Natriumsalizylaten zurückzuführen sei und der im *Irisgewebe* entstehe!****
Der Arcus lipoides corneae gehört heute zur Gruppe der Xanthome und ist damit eine Erscheinungsform innerhalb der Xanthomatosen. Es handelt sich dabei um eine altersabhängige Veränderung im engsten Zusammenhang mit den Hyperlipidämien infolge von Ablagerungen von Lipiden in den Geweben, hier speziell im Gewebe der Kornea.
Alle Xanthome haben Gemeinsamkeiten in bezug auf histologische, chemische, immunologische und pathogenetische Beziehungen.
Das Fett des Arcus lip. besteht aus Cholesterin, Phospholipiden und Neutralfett. Es ist morphologisch und chemisch mit den extrazellulären, perifibrillären Fettröpfchen der Arterienintima vergleichbar (SMITH, 1973, zit. nach UNDEUTSCH).
Die Kombination von Hyperlipoproteinämie (β-lipoproteine) und lokal erhöhter Durchlässigkeit der Gefäßwand begünstigt die Ausbildung des Arcus lip. besonders (WALTON, 1973). Daraus ergibt sich, daß bei der Betrachtung des Auges auch auf die Konjunktivalgefäße zu achten ist.
Die Wertigkeit der Xanthome als Frühsymptom der Hyperlipidämie ist begrenzt. Aber die Zahl

*) HIS, Beiträge zur normalen und pathologischen Anatomie der Cornea, 1856
**) wird nicht mehr als Degeneration angesehen
***) TAKAYASU, M. (1907) Beiträge zur pathologischen Anatomie des Arcus senilis. Archiv f. Augenheilkunde 43:154–162
****) JENSEN, Bernard, The Science and Practice of Iridology

der Xanthome und die Intensität der Darstellung des Arcus lipoides in der Kornea lassen gewisse Rückschlüsse auf das Maß der Hyperlipidämie zu.

Die Erscheinung des Arcus lipoides corneae tritt als meist bilaterale periphere, ringförmige, weißliche Trübung auf und ist vom Limbus durch eine klare Zone (Ende der BOWMANschen Membran) abgesetzt. Diese Zone nennt man das „luzide Intervall".

Die Entstehung dieses luziden Intervalls hängt mit dem Gefäßverlauf (Randschlingennetz) und dem Diffusions- oder Osmoseverhalten des Korneagewebes zusammen. Es kommt mehr Flüssigkeit vom Rande her in die Kornea hinein, als aus ihr an der gleichen Stelle austritt, was mit der

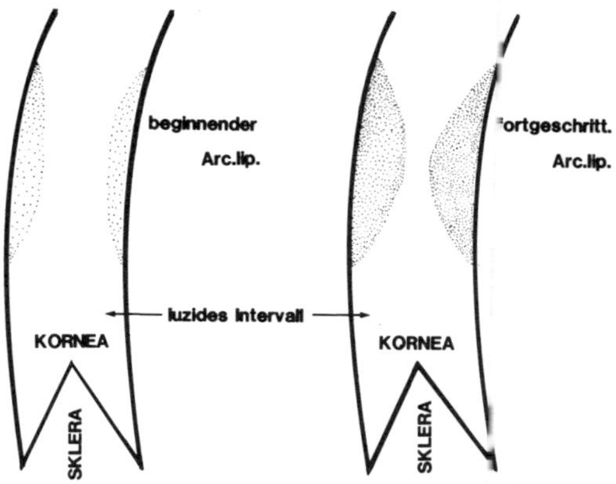

Abbildung: 19 – 4

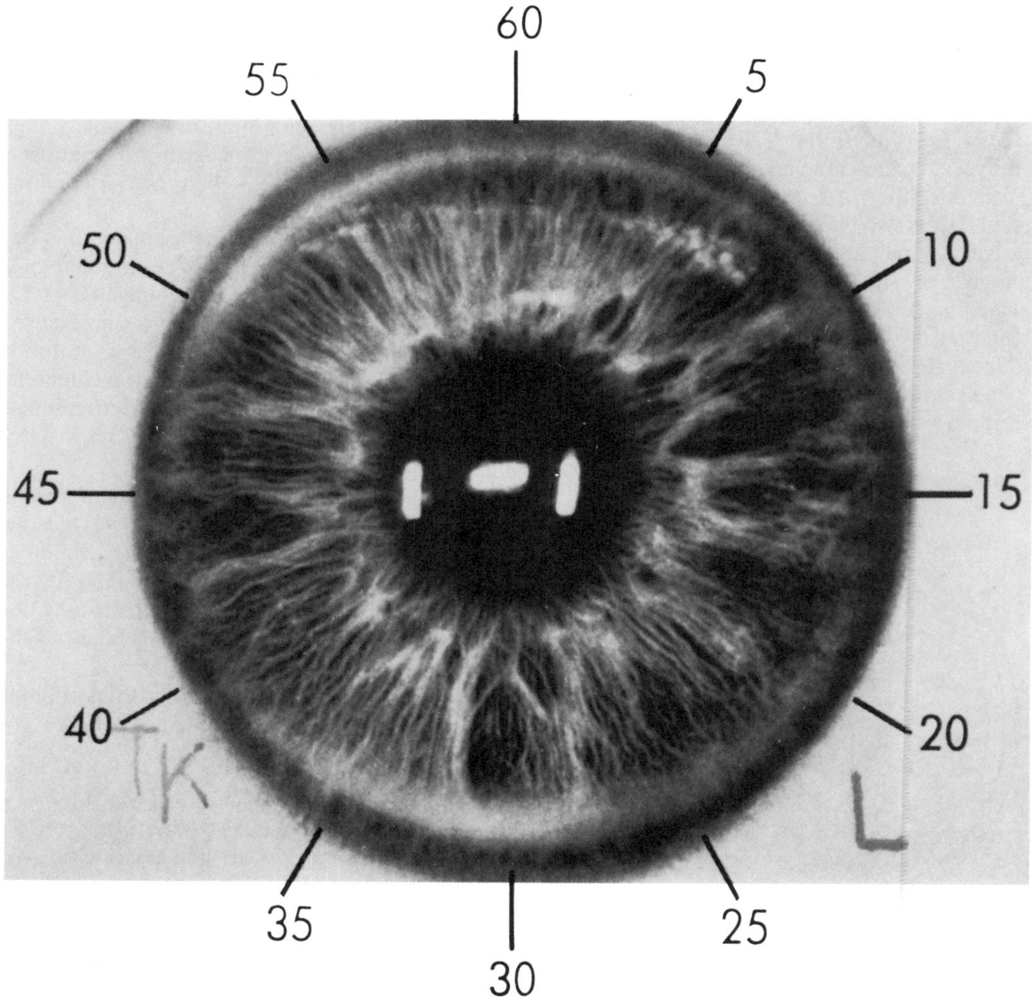

Flüssigkeitsabgabe an der Korneaoberfläche zusammenhängt. Hinzu kommt, daß in den Randpartien der Kornea, wo der Filtrationsdruck aus den Gefäßen aufhört, plötzlich die Geschwindigkeit, mit der die Ernährungsflüssigkeit in die Kornea eindringt, nachläßt. Man kann an Präparaten (ROHRSCHNEIDER) jedesmal um die Gefäße des Randschlingennetzes eine Zone *fettfreien* Gewebes erkennen (luzides Intervall), welche wohl dem Gebiet entsprechen dürfte, in dem sich der Filtrationsdruck noch stärker bemerkbar macht. In diese Stelle des Kornearandes wird die Flüssigkeit zusammen mit den darin enthaltenen Nährstoffen hineingepumpt. Die Flüssigkeit wird aufgesogen, das Fett bleibt bei einem Überangebot dort liegen, wo der Druck nachläßt.

Der Arcus lipoides kann geschlossen oder partiell auftreten. Im letzteren Fall ist in den Organen mit Störungen zu rechnen, in deren Sektor dieses Zeichen auftritt. Als Beispiel sei hier an den Lebersektor erinnert. Der Ring kann sich im Laufe der Zeit ausdehnen, behindert jedoch nie die Sehfähigkeit des Auges. Wenn der Ring im höheren Alter auftritt, kann er auch *ohne* Hyperlipidämie zustande kommen. Dann ist es ein echter „Arcus senilis“.*

Differentialdiagnostisch sind abzuklären:

- ☐ Randgeschwüre oder Narbenbildung der Kornea
- ☐ *Embryontoxon,* meist angeboren, ähnlich aussehende weißliche Randtrübungen der Kornea (oft im Zusammenhang mit „blauen Skleren“), wobei kein luzides Intervall vorhanden ist.
- ☐ *Keratitis sclerosificans.* Von der Sklera her schieben sich am Hornhautrand an einer oder mehreren Stellen, manchmal im ganzen Kreisumfang, graue Infiltrate zungen- oder halbmondförmig auf die Hornhaut. Diese nimmt hier das gleiche Aussehen an wie die Sklera, und der vorher vorhandene normale Limbus corneae ist nicht mehr erkennbar.
- ☐ *Limbusgürtel* nach VOGT. Hier handelt es sich um einen im Lidspaltenbereich auftretenden Limbusgürtel. Die degenerativen Veränderungen liegen in den oberflächigen Schichten mit destruktiver BOWMAN'scher Membran und feinkörnigen Kalziumablagerungen in diesem Gebiet. Das luzide Intervall ist nur selten vorhanden (SCHMITT/DODEN).

Grundsätzlich kann der Arcus lipoides in jedem Alter auftreten, obwohl man ihn als altersabhängige Erscheinung in seiner ausgeprägten Form dem höheren Lebensalter zuordnet, zumal sich die Entwicklung über einen längeren Zeitraum erstreckt. Heute ist man der Ansicht, daß ein vor dem 40. Lebensjahr auftretender Ring auf einer Infiltration auf Grund eines erhöhten Fettangebots vom Blut aus beruht und somit als sicheres Symptom einer Fettstoffwechselstörung zu werten ist.* Diese Ansicht ist durch wissenschaftliche Untersuchungen weitgehend gesichert. Der Arcus lipoides corneae ist als Hinweiszeichen auf eine mögliche Herzinfarktgefährdung anzusehen. Bei Frauen tritt der Bogen seltener auf als bei Männern.

*) Aber auch in diesem Fall muß das luzide Intervall zu sehen sein.

*) Ein weiteres Signal einer derartigen Störung ist die Synchisis scintillans, die schneeige Glaskörpertrübung.

Abbildung: 19 – 5
Partieller Arcus lipoides corneae von 50' bis 10' und von 20' bis 40'. Hierbei auch an Kopf-Fuß-Linie denken. Enge Iriskrause, Geschlossene und offene Lakunen

20. Die Milz

Die Milz gehört zu den *sekundären* lymphatischen Organen, zusammen mit den Tonsillen und der Appendix. Sie liegt im linken Oberbauch unter dem Zwerchfell in Höhe der 9. bis 11. Rippe. Ihr eigentliches Gewebe, die Pulpa, füllt eine derbe Kapsel. Die *weiße* Pulpa besteht aus lymphatischem Gewebe, das um die arteriellen Gewebe herum angeordnet ist, sowie aus Lymphfollikeln. Die *rote* Pulpa stellt ein Hohlraumsystem dar.
Die Milz macht während der Entwicklung einen Funktionswandel durch: In der Fetalzeit besitzt sie eine *Blutbildungs*funktion, nach der Geburt ist sie wesentlich am *Abbau* der Blutzellen (Blutmauserung) beteiligt. Sie ist kein absolut lebensnotwendiges Organ, hat aber vielschichtige funktionelle Aufgaben zu erfüllen.
Topographisch liegt die Milz in der linken Iris bei 20′ bis 25′ in der sechsten kleinen Zone. Ihrer Zugehörigkeit zum Blut- und Lymphsystem nach kann sich eine Funktionsstörung der Milz sektoral bis an die Krause heran bemerkbar machen. Stets ist auf die 3. kleine Zone (Lymph- und Blutzone) total und im Milzbereich zu achten. An den Zusammenhang mit der Leber ist von der Systemdiagnose her zu denken. Es kann zum sogenannten verdunkelten Milzdreieck kommen, wodurch eine schwere Funktionsstörung der Milz dargestellt wird.
Die Milz ist ein typisches Organ, welches in erster Linie durch eine *Funktionsstörung* sichtbar wird, nicht durch Organ*defekte*. Im Sinne einer *Organzeichnung,* sagt DECK, findet man die Milz nur sehr selten in der Iris dargestellt.
Hier beweist sich einmal mehr die Tatsache, daß die *Iris*diagnose in erster Linie eine *Funktions*diagnose ist.
Störungen der Funktion korrespondieren oft mit auffallenden Aufhellungen der 3. kleinen Zone, Blut- und Lymphzone, im Bereich des Milzsektors. Dies hängt mit dem prozentual hohen Anteil an lymphtaischem Gewebe in der Milz zusammen. Ähnlich dem Leberdreieck entsteht am Ziliarrand ein dunkles Zeichen (20′ bis 25′ links), das sich als „Milzdreieck" darstellen kann. Dazu kommt in vielen Fällen eine Staungstransversale und ein Tangentialgefäß auf der Sklera.
Die Erfahrung hat gezeigt, daß sich dieses dunkle Milzzeichen aufhellt, wenn bei einem Tumorgeschehen bestrahlt wird. Bei einer Splenomegalie ist immer mit einer Aufhellung im Krausenbereich zu rechnen. In die Diagnose eines Morbus Hodkin muß der Milzbereich mit einbezogen werden. Man findet in den meisten Fällen einen verschmierten Krausenrand, eine Ansammlung von Lymphbrücken und einen dunklen Hautrand.

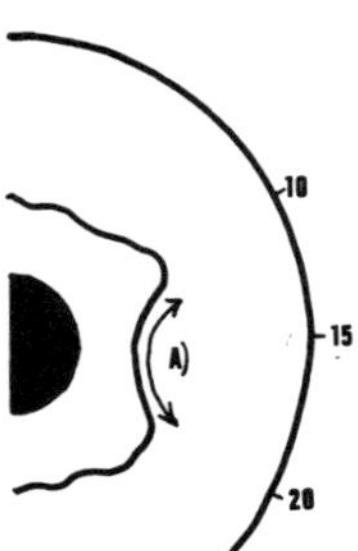

Abbildung: 20 – 1a

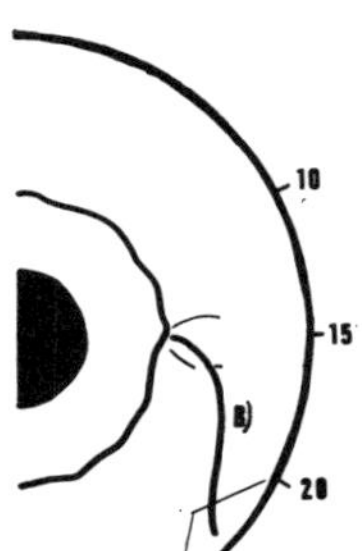

Abbildung: 20 – 1b

20.1 Milzpigmente

Die Erkrankungen der Milz induzieren auch Pigmentanhäufungen in der Iris. So ist es durchaus denkbar, daß die Heterochromie (zentrale H.) im Zusammenhang mit Funktionsvorgängen in der Milz steht.*
Von den Pigmenten stehen die „ockerfarbenen" im Zusammenhang mit dem Leber-Milz-Bereich (hepato-lienales Syndrom, HERGET/SCHIMMEL). Die im Milzsektor *offene* Krause sowie das *dunkle* Milzdreieck sind als typisch für eine Dysbakterie anzusehen.
Liegt sogar eine „aortal-lienal-konfigurierte Krause" (Abb.: 20–1a) vor, muß an einen ROEMHELD gedacht werden.
KRIEGE sprach von „kleinen dunklen Punkten" im Milzsektor bei Funktionsstörungen (siehe auch Mesenchym und Lymphsystem).

Irisdiagnostisch besteht zwischen dem Herzen und der Milz insofern ein Zusammenhang (Bedeutungsdiagnose, Blutweg), als man eine von der Milz zum Herzen aufsteigende Transversale (auch in vaskularisierter Form) als Zeichen einer *Disposition* zum Herzinfarkt ansehen kann. (Abb.: 20–1b)
SCHIMMEL weist ausdrücklich darauf hin, daß Milz- und Pankreasstörungen nicht nur am häufigsten, sondern auch am stärksten die Herzfunktion beeinträchtigen können. (Siehe Kap. 21)

21. Das Herz (Cor)

Das Herz liegt im vorderen Teil des Mediastinums. Es wird mit einem abgestumpften Kegel verglichen, der auf der Seite liegt; die Spitze zeigt nach ventral links unten, die Basis nach dorsal rechts oben. Die systematische Anatomie unterscheidet ein rechtes venöses und ein linkes arterielles Herz. (Abb.: 21–1) Aus der anatomischen Lage ergibt sich, daß ⅔ links und ⅓ rechts der Linea mediana sterni liegen. Nicht nur die Herzspitze liegt auf dem Zwerchfell auf, sondern auch ein großer Teil der rechten Außenwand.

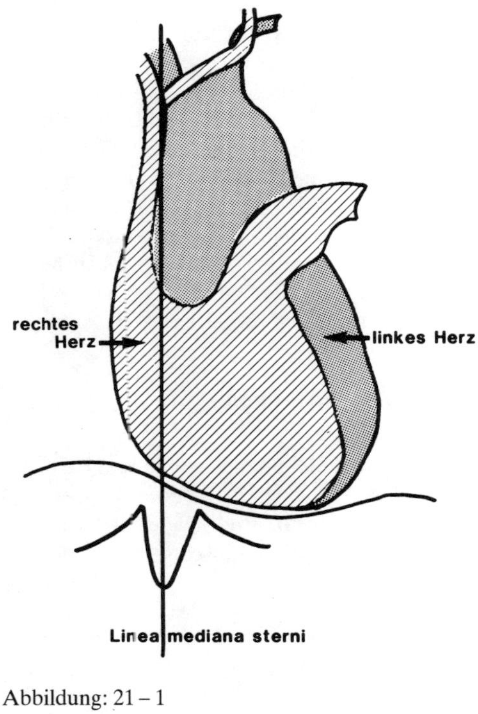

Abbildung: 21 – 1

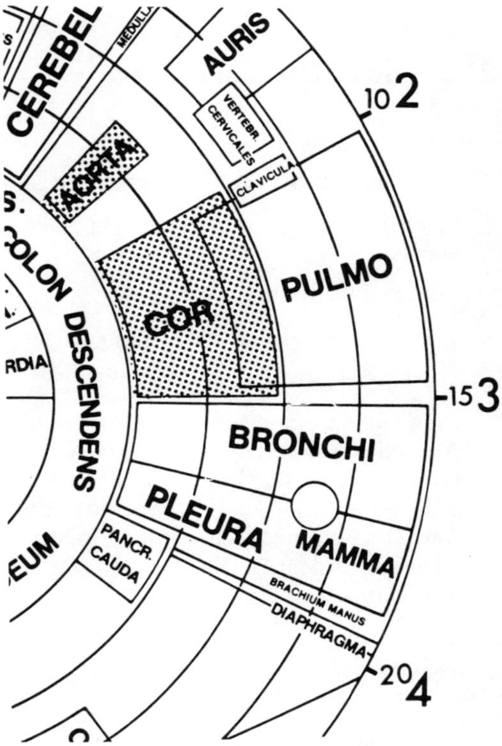

Ausschnitt aus der Topographie der linken Iris

Abbildung: 21 – 2

Das Organ muß in beiden Iriden lokalisiert sein, wobei ohne Frage dem Zeichen in der *linken* Iris die größere Bedeutung zukommt. Interessant ist, daß die Topographie des Herzens (Linksherz) seit I. v. Péczely (1873) nicht geändert werden mußte. Verhältnismäßig spät lokalisierte W. SCHMIDT 1936 das Rechtsherz.
Das Herz liegt topographisch links von 13′ bis 17′ und rechts von 46′ bis 49′ *direkt am Krausenrand.* (Abb.: 21–2) Aus der Größe des Herzzeichens kann nicht auf die *Größe* des Organs ge-

schlossen werden, wohl aber auf die *Bedeutung* des Herzzeichens für seine Funktion (siehe auch DD Herz/Lunge).
Grundsätzlich darf man sagen, daß Funktionsstörungen des Herzens aus der Iris gut zu diagnostizieren sind. Der große Vorteil der Befunderhebung liegt auch hier darin, daß die am Herzgeschehen beteiligten Organe ihre Zeichen schon früher gesetzt haben und in die Überlegungen mit einbezogen werden können.

21.1 Die Zeichen in der Iris

Grundsätzlich gliedern sich die Herzzeichen in

- ☐ Lakunen, geschlossen und offen, Halbseitenlakunen
- ☐ Linien (Radiären)
- ☐ Transversalen (auch vaskularisiert)
- ☐ Substanzzeichen
- ☐ chromatische Zeichen, dargestellt durch Auf- oder Anlagerungen von Pigmenten im Herzsektor. Dadurch werden *Zusammenhänge* (Fernwirkungen) dargestellt zwischen einer Organstörung als Initiator der Pigmentbildung und dem Herzgeschehen (z. B. hepato-kardial).

Die geschlossene Lakune

Es handelt sich um genetisch determinierte Zeichen. Nach ADLER ist es eine angeborene Organminderwertigkeit, nach RISSLE ist es die „Pathologie der Familie". Hier liegt eine Situation vor, die auf eine Disposition zu Herzerkrankungen hinweist, die sich aber, da es sich um eine *geschlossene* Lakune handelt, beim Träger *nicht zur Krankheit ausweiten muß!* Bei Belastungen kann es allerdings zu Störungen kommen, die meist schon mit einer tonisierenden Behandlung behoben werden können. Die Prognose ist günstig. Auf begleitende Zeichen ist grundsätzlich zu achten (z. B. Leber, Niere, Kopfsektor, Arcus lipoides corneae).
Die *eingeklemmte* Lakune (drückt die Krause ein). Hier geht es um Disposition zu Myokarditis und Endokarditis, vor allem um die rheumatischen Formen. Die Umgebung dieser Lakune ist auf Aktualisierungszeichen abzusuchen!
Lakunen, *kleine längliche,* auf dem Herzsektor mit gleichzeitigem Abbau des temporalen Pupillenrandes sind Merkmale atrophischer Vorgänge am Herzen (ANGERER).

Die offene Lakune

Offene Lakunen sind *Schwächezeichen,* die ebenfalls determiniert sein können. Sie sind hier der Ausdruck einer Herzschwäche, die noch kompensiert sein kann. Bei erhöhter Belastung oder im Alter kommt es zu oft erheblichen Beschwerden. Die Umgebung auf Aktualisierungszeichen absuchen! Offene Lakunen werden oft bei Patienten gefunden, bei denen erblich-konstitutionelle Erkrankungen, wie essentielle Hypertonie, essentielle familiäre Hypercholesterinämie und Lipämie (auch *ohne* Arcus lipoides corneae), sowie Gicht vorliegen können. An dieser Stelle ist auch ein Hinweis notwendig auf Herzmißbildungen, Vorhofseptumdefekt, Ventrikelseptumdefekt, Fallot III, IV, V, Truncus arteriosus communis persistens, Stenosen der verschiedensten Möglichkeiten (HERGET/SCHIMMEL). Alles Situationen, bei denen die Irisdiagnose nur Hinweiszeichen setzen kann, deren Abklärung klinisch notwendig ist.
Ist eine *offene* Herzlakune mit Pigment versehen, ist dies ein Hinweis auf Sinusarrhythmie.
Die **Quallenlakune** kann man als offene und zugleich als Abart der Halbseitenlakune ansprechen. Der krausennahe Teil der Umrandung ist wulstartig, die Lakune öffnet sich nach außen wie die Anhängsel der Qualle. Sie ist ein Hinweis auf destruktive Prozesse im Herzsektor.

Die Halbseitenlakunen

Unter *Halbseiten*lakunen versteht man Zeichen, die nur *einseitig* – nach oben oder unten – durch einen Bogen begrenzt sind. Dadurch ergibt sich nach der anderen Seite ein konturloser Verlauf in das umgebende Irisgewebe. Durch Schattenwirkung wird der Eindruck des „Druckbogens" oft noch verstärkt.
Der *obere* Druckbogen wird mit Myokardschäden in Verbindung gebracht. Die Schwere des

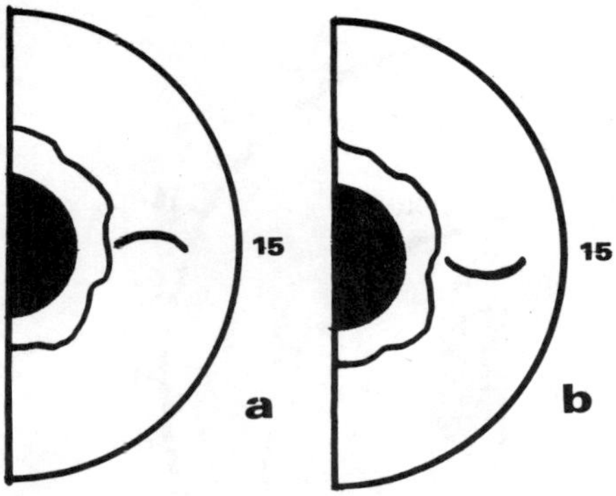

Abbildung: 21 – 3

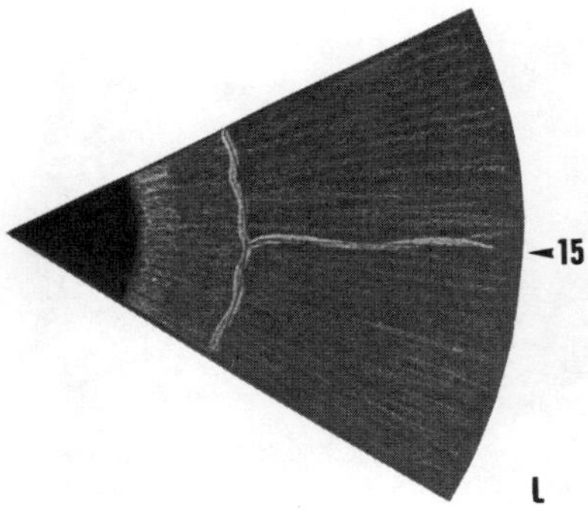

Abbildung: 21 – 4

Schadens entspricht der Ausdehnung des Zeichens. 21–3a

Der *untere* Druckbogen weist auf eine abdominelle Symptomatik hin, die Bauchbeschwerden müssen zuerst behandelt werden, denn eine echte Insuffizienz des koronaren Kreislaufs kann extrakardial vom Abdomen ausgelöst werden und als begleitende abdominelle Dysfunktion oder ungeordneter abdomineller Befund wesentlichen Einfluß auf das Herzgeschehen ausüben. 21–3b

Linien (helle oder dunkle Radiären)

Diese Zeichen weisen auf *nervöse* Störungen der Herztätigkeit hin, man spricht auch von „Herzneurosen" (wobei bemerkt sei, daß nicht das Herz, sondern der Patient neurotisch ist).

Die Linien verlaufen als leicht geschlängelte, teilweise helle, teilweise abgeblaßte Radiären von der Krause zum Irisrand durch den Herzsektor.

Das *Anfangszeichen* einer nervösen Herzbelastung ist stets eine *feine weiße Linie* im *linken* Herzsektor der linken Iris. Ist diese dunkelgrau eingerahmt, handelt es sich um einen schon lange bestehenden Zustand. Mehrere leicht gewellte, sehr helle Radiären deuten auf nervöse Herzbeschwerden im sensorisch-sensiblen Bereich hin. (Abb.: 21–4)

Die *Ärgerlinie* (MADAUS/FLINK) ist eine einzelne graue bis dunkle Linie (oder es sind deren mehrere), die von etwa 13′ bis 18′ den Herzsektor radial überqueren.

Helle Radiären, wie in Abb. 21–5A dargestellt, weisen auf Kurzatmigkeit hin, während die Radiären wie B auf ein Abschnürungsgefühl am Herzen hindeuten, das man auch als Pseudoangina pectoris bezeichnet.

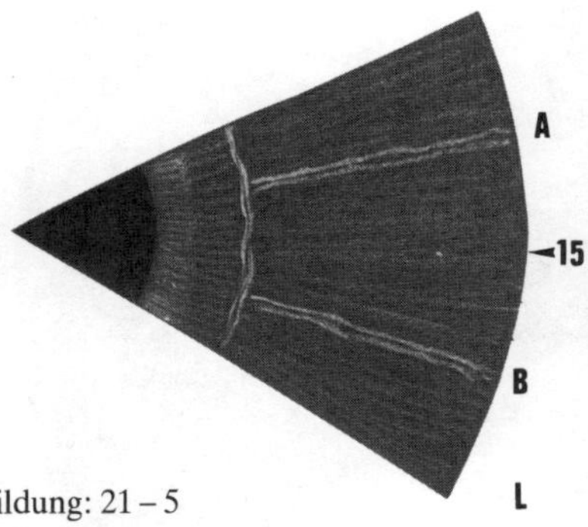

Abbildung: 21 – 5

Vereinzelte helle Reizfasern und dazu Kontraktionsfurchen, die auf dem Herzfeld unterbrochen sind, bedeuten nach KABISCH pektanginöse Beschwerden.

Schmerzlinien, korkenzieherartig (Abb. 21–6), weisen auf Stenokardien hin.

Eine *Silberradiäre* im Herzsektor ist ein Hinweis auf Endokarditis, oft auf dem Grund einer Fokaltoxikose. (Abb.: 21–7)

Interkostalneuralgie in der Herzgegend (Abb.: 21–8)

Diese Schmerzen werden vom Patienten oft als „Herzschmerzen" angesprochen. Das Zeichen liegt unterhalb 15′ bis 17′. Meist liegt ein Überschuß an Harnsäure vor.

*Verkalkungs*linie

So wird eine dicke Trabekel genannt (KRIEGE), die eine Herzlakune total oder partiell umran-

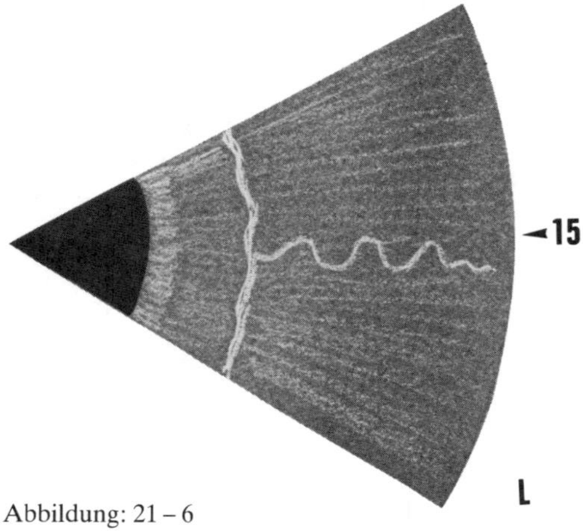

Abbildung: 21 – 6

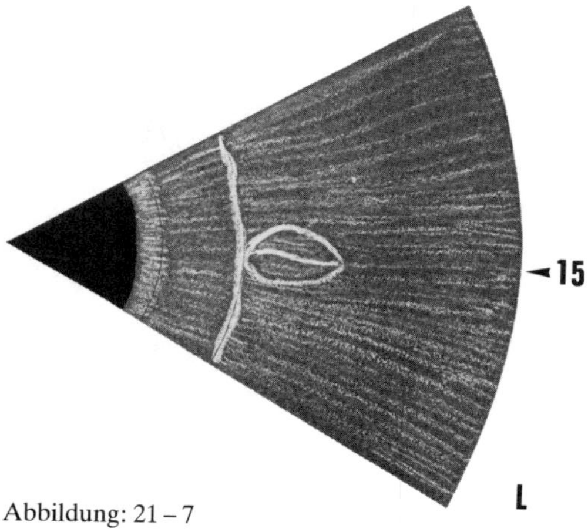

Abbildung: 21 – 7

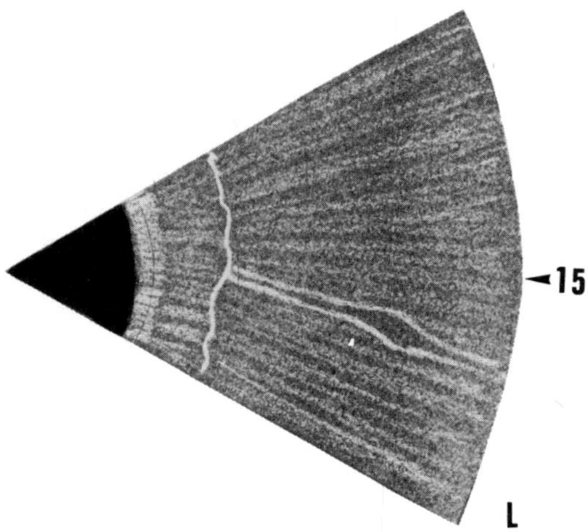

Abbildung: 21 – 8

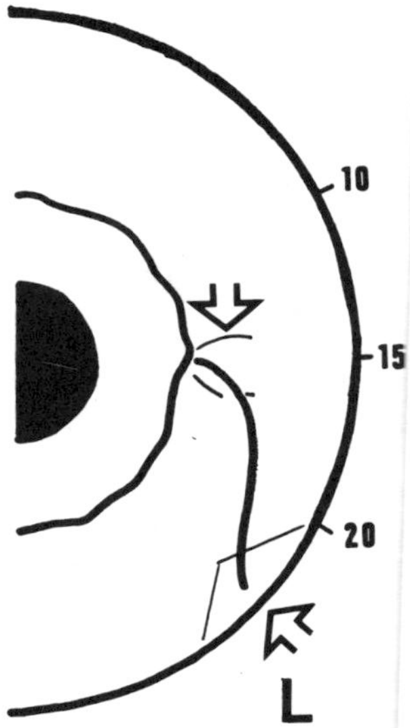

Abbildung: 21 – 9

det. Sie weist auf Zustände hin die in eine Arteriosklerose übergehen. Auch hier ist auf Begleitzeichen zu achten, z. B. Gefäßzeichen in der Konjunktiva, wie z. B. Porzellangefäße oder Tümpel. Diese Verkalkungslinie darf nicht mit der Halbseitenlakune verwechselt werden.
DD:
Bei Ärgerlinie, hellen, gezackten Radiären, hellen Tophi und nächtlichen Techykardien muß eine rheumatische Karditis ausgeschlossen werden (SCHIMMEL).

Transversalen im Herzbereich

Vaskularisierte Herztransversale
Jede Transversale, die vom Herzfeld aus zur Milz verläuft, zeigt Infarktgefahr an.
Keilförmige Vaskularisation im Herzfeld ist ein Hinweis auf Herzinsuffizienz und Infarktgefahr.
Haargefäß am Krausenrand, Hinweis auf Herzinsuffizienz (MARKGRAF Bd. 1, 66).
Das *tiefstehende Herzzeichen* in der linken Iris
Liegt das Herzzeichen (Lakune) unter 15' links, dann bestehen vegetativ bedingte Herzbeschwerden in Verbindung mit dem Magen und dem Darm (Magen-Darm-Zeichen!). Die Ursache ist ein gesteigerter Parasympathikotonus.

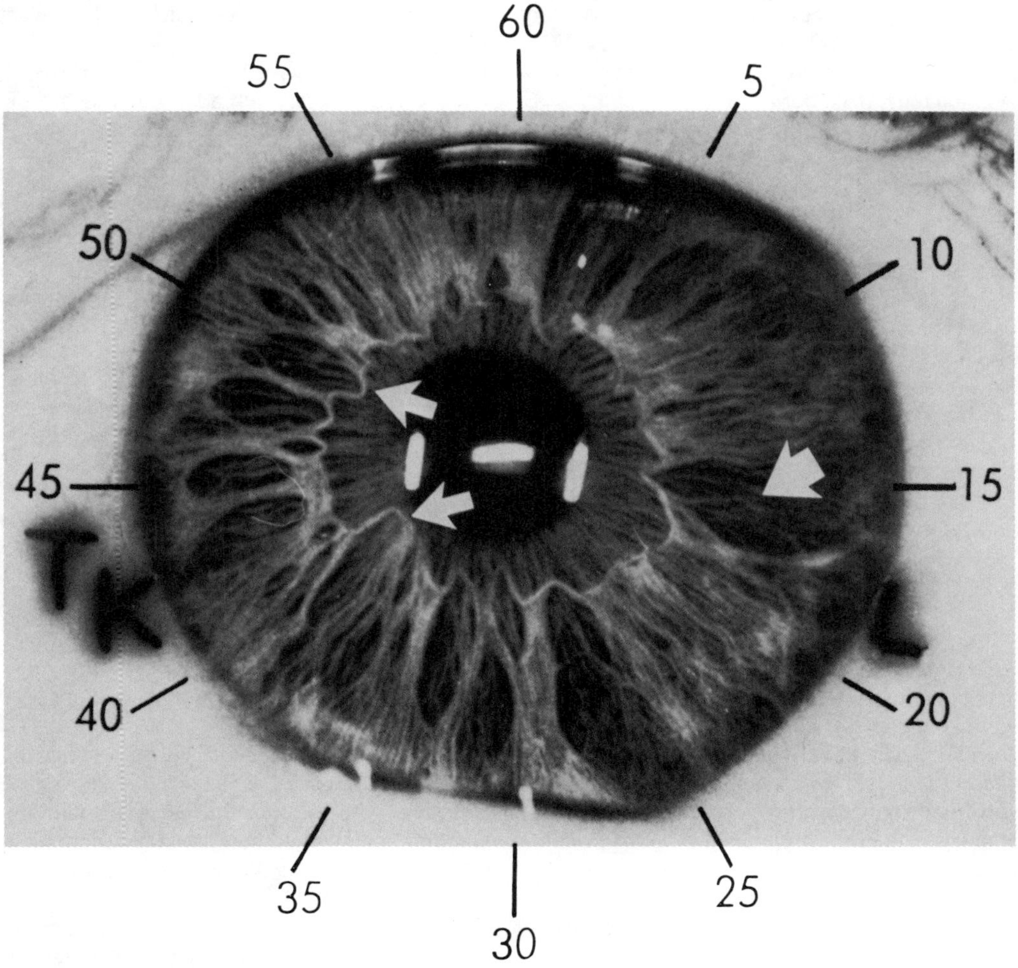

Abbildung: 21 – 10
linke Iris
39' Pankreas corpus, Lakune drückt Krause ein!
50' Lakune drückt ebenfalls Krause ein!
15' bis 18' Herzlakune mit unteren Druckbogen, Lakune drückt ebenfalls Krause ein.

Koronargefäße

Temporal exzentrische Pupillenanordnung bedeutet unzureichende Blutversorgung der Koronargefäße; in der Konjunktiva gibt das eingeschnürte Gefäß einen Hinweis auf *Koronarspasmen.*
Bei *Koronarsklerose* tritt bilateral temporal oder nasal ein Arcus lipoides corneae auf.

*) SCHMITZ-PETRI, W. (1981) Das Lymphovasale Fließsystem in ANGERER, Band IV, S. 525 ff.

Reizleitungssystem

Lunula (Herzmond) (Abb. 4–16c)
Die *Lunula* entsteht als bläuliche Sichel auf der Sklera mit geringem Abstand von der Iris (Zchg.). Im linken Auge (temporal) zeigt sie eine Sinus *tachy*kardie an und im rechten Auge (temporal) eine Sinus *brady*kardie.

Lunula, *pigmentiert* (Abb.: 4–16c)
Diese Form tritt sichelartig und bräunlich pig-

mentiert temporal bei Herzleiden auf, bei denen die Leber (Stauung) auslösend beteiligt ist. Diese Erklärung trifft nicht zu für die Augen von Asiaten und Afrikanern.*

Substanzzeichen

Im Herzsektor sind Substanzzeichen (Defektzeichen) ein Hinweis auf abgelaufene Prozesse, in erster Linie im Endokard. Die alten Diagnostiker sahen eine besondere Bedeutung dieser Zeichen in unmittelbarer Nähe der Krause. Alle Versuche, diese Defektzeichen einer bestimmten Herzklappe zuzuordnen, sind abzulehnen. Eine besondere Bedeutung kommt diesen Substanzzeichen dann zu, wenn sie in einer *offenen* Herzlakune liegen. Sie weisen dann auf Prozesse im Endo- und Myokard hin.

Herzinfarkt

Eine *sichere* Voraussage des Myokardinfarkts ist bis heute aus der Iris nicht zu stellen. Auch die Klinik hat in dieser Hinsicht ihre Grenzen.
Die Herzzeichen sind in diesem Abschnitt eingehend beschrieben worden und eine ganze Reihe von ihnen können allein oder in Kombination als Hinweise auf einen drohenden Infarkt gewertet werden. Immer wieder muß darauf hingewiesen werden, daß die Ursache eines Herzinfarkts nicht allein im Herzen – und damit im Herzsektor der Iris – zu suchen ist.
In jedem Fall ist der Patient als Ganzheit zu betrachten und damit kann jeder seinen *individuellen* Herzinfarkt bekommen. Ein Infarkt ist immer die Folge von verschiedenen Dysfunktionen und somit Teil eines viel umfassenderen Geschehens, besonders aus naturheilkundlicher Sicht, deren unabdingbare Erkenntnis lautet: Nicht das einzelne Organ ist krank, sondern der Mensch als funktionelle Einheit. Es geht auch hier nicht nur um die Zeichen*summation,* sondern ebenso um die Zeichen*korrelation,* wobei die wörtliche Übersetzung mit „Wechselbeziehung" besonders aufschlußreich und relevant ist.
Neben den an anderer Stelle genannten Iriszeichen können als gravierende Hinweise auf die Möglichkeit eines Herzinfakts gelten:

- ☐ Die *vaskularisierte* Transversale, die von der Milz zum Herzsektor aufsteigt. (Abb.: 21-9) Auch der nicht vaskularisierten Form kommt eine Signalwirkung zu.
- ☐ Krypten (tiefe Substanzzeichen) in Krausennähe im Herzsektor und innerhalb einer offenen Lakune.

Wenn wir durch die Gesamtbewertung der Situation eine diagnostische und prognostische Möglichkeit besitzen, dann haben wir schon sehr viel erreicht, und es wird weniger Überraschungen durch einen „völlig unerwarteten" Herzinfarkt geben, wenn wir auch die Konjunktivalgefäße als Gefäßfunktions-Indikatoren heranziehen.

Dyskardien

Dyskardien sind *funktionelle* Herzstörungen mit Mißempfindungen. Die Klinik hat dafür eine Reihe von Bezeichnungen, die darin übereinstimmen, daß es sich bei einer Dyskardie nicht um eine Organerkrankung im klinischen Sinne handelt.
Die Symptomatik ist vielfältig; meist sind es unangenehme Mißempfindungen in der Herzgegend, die sich zu stechend-brennenden und ziehenden Schmerzen steigern können.
Hier liegt das vor, was BROY an anderer Stelle mit „das nur nervöse" Herz bezeichnet hat.* Die Zeichen für Dyskardien treten auf, auch wenn eine genetische Herzbelastung in Form offener oder geschlossener Lakunen *nicht* vorliegt.
Es handelt sich um Aufhellungen an der Krause im Herzsektor, helle Radiären, Randaufhellungen an genetisch bedingten Zeichen. Alle diese Zeichen weisen auf *vorhandene* oder zu *erwartende* Dyskardien hin. Zwischen Erwartung und Vorhandensein liegt ein individueller Zeitfaktor.
Von besonderer Bedeutung ist hier wieder die „Rundum-Diagnose aus dem Auge", die umfassende Hinweise darüber gibt, wo die eigentliche Ursache zu suchen ist. Es gibt eine ganze Reihe

*) siehe F. G. REINHOLD, Anlagebedingte Melanosen in Limbusnähe, Methodik & Grenzen 1982, 10, S. 305

kausaltherapeutischer Hinweise, so beeinflussen Pankreas und Milzstörungen die Herzfunktion sehr häufig und dann auch entscheidend. Auf weitere Zusammenhänge mit Organstörungen ist an anderer Stelle hingewiesen.**

21.2 Das korrelative Verhalten von Herz und Verdauungstrakt

In der verdienstvollen Arbeit von F. X. MAYR finden wir eine Reihe von Hinweisen, die man – ohne daß der Autor diese Absicht gehabt hätte – als Bestätigung der Aussagekraft der ophthalmotropen Phänomene ansprechen kann. Zu den Organen bzw. Organsystemen, sagt MAYR, die stets und vom ersten Beginn an in mannigfaltiger Weise durch die Verdauungsstörungen in Mitleidenschaft gezogen werden, gehören das Herz und die Gefäße. Immer wieder kann man durch Regulierung der Verdauungsbeschwerden die Störungen von Seiten des Herzmuskels, des Klappenapparates und der Gefäße in den Griff bekommen. Alle erwähnten Symptome lassen sich ohne Schwierigkeiten bei der Erhebung des Befundes aus der Iris und ihren Adnexen erkennen. Es ist nicht immer nur die Schuld des Herzens, wenn heute verhältnismäßig junge Menschen einen Herzinfarkt erleiden.
An den Konjunktivalgefäßen ist die Blutfülle und die Blutleere abzulesen, deren reflektorische Reizung der Endungen des Vagus und Sympathikus auf das Herz wirkt; der absteigende Dickdarm setzt seine Stauungszeichen und den dadurch bedingten Zwerchfellhochstand in der linken Iris. Die Darmgifte sind starke Herzgifte (Nosodentestung!). Die Folgen sind infektiös toxische Wirkungen auf die Gefäßwände, wodurch sich ein erhöhter Strömungswiderstand ergibt (Konjunktivalgefäße!).

Das kardio-renale Syndrom

In der linken Iris liegen auf dem Herz- und Nierensektor große Lakunen. Gelegentlich ist auch rechts ein Herzzeichen zu sehen. Diese Organschwäche-Kombination ist frühzeitig zu therapieren (DECK).

Das kardio-abdominelle Syndrom

Hier gibt es eine Herzlakune mit oder ohne Defektzeichen und als abdominelles Zeichen die Stauung im Colon descendens-Bereich in der linken Iris im Sinne eines ROEMHELD (21-10).

Das Dreieck Leber-Milz-Herz

Das Regulationssystem Milz-Leber ist für den oxidativen Stoffwechsel, besonders des Herzens, von großer Bedeutung.

Lymphgefäße des Herzens

In die Beurteilung einer Herzstörung muß das Lymphsystem (Kap. 15) einbezogen werden.
Drei Netze von Lymphkapillaren gibt es im Herzen:

- ☐ Das subendokardiale,
- ☐ das myokardiale und
- ☐ das subepikardiale.

Die weitreichende Verteilung der Lymphkapillaren im Herzen zwingt zur Einbeziehung des Lymphsystems in die Herzdiagnose besonders dann, wenn das Lymphsystem (dritte kleine Zone) unmittelbar am Herzsektor besonders deutlich verändert ist.
Eine solche Lymphstörung ist für das Myokard entscheidend. Wenn z. B. eine myokardiale Thrombose entsteht, sind die Folgen in hohem Maße vom Verhalten des Lymphsystems abhängig. Wenn sich zur Herzvenenthrombose zusätzlich noch ein Verschluß der Lymphgefäße gesellt, führt das fast immer zum Exitus letalis.

21.3 Die Aorta

Der Aortenbogen liegt außerhalb des Herzens und damit liegt seine Lokalisation in der linken Iris auch außerhalb des Herzsektors. Die Aorta liegt links von 7′–8′ (auch bis 10′) am Krausenrand in der dritten kleinen Zone. Die pathologi-

*) BROY, J., Das „nur nervöse“ Herz in Methodik und Grenzen, Heft 3/1981, S. 67 ff

**) Es gibt den Begriff „bauchbedingte Dyskardien“!

sche Bedeutung der Zeichen entspricht den allgemeinen Regeln der Zeichenbewertung.

Das Rechtsherz-Zeichen

Dieses Zeichen in der rechten Iris beginnt ebenfalls an der Krause und liegt von 45′–50′. SCHMIDT fand, daß dieses Zeichen vor allem bei Patienten mit muskulärer Insuffizienz mit-Pfortaderstauung auftrat. Grundsätzlich ist nach Lungen- und Leberzeichen zu fahnden!

21.4 Chromatische Zeichen am (im) Herzsektor

Die *chromatischen* Zeichen (Pigmente) können dem Herzzeichen *an-* oder *auf*gelagert sein. Die Bedeutung beider Lokalisationen ist gleich.
In jedem Fall ist das Pigment (topolabiles Pigment) ein Hinweis darauf, daß die Herzbeschwerden in direktem Zusammenhang mit der Funktion des Organs stehen, das für die Entstehung des Pigments verantwortlich ist. Diese Schlüsse zieht man aus der *Farbe,* während die evtl. besondere *Form* eine Bedeutungserweiterung darstellt (siehe auch Kap. 4). Meist sind es hell- bis braunrote Pigmentflecke, die Patienten neigen oft zum Grübeln.

21.5 Kreislauf- und Gefäßsystem

Topographisch ist es nicht möglich, dem Kreislauf- und Gefäßsystem einen bestimmten Platz in der Iris zuzuweisen.
Wenn wir von der sechsten kleinen Zone absehen, die als verdunkelter Hautrand Daten zur Veränderung im Gefäßsystem liefert (Kap. 27), dann bleiben nur die Konjunktivalgefäße als aussagekräftig über. Die Blut- und Lymphzone (dritte kleine Zone) besitzt weitaus mehr Aussagekraft über das Lymphsystem als über den Blutkreislauf.
Grundsätzlich kann man davon ausgehen, daß der Zustand der Gefäße in der Conjunctiva bulbi als pars pro toto auf die Gefäße des ganzen Körpers übertragen werden kann. Dazu gibt es umfangreiche Aussagen der Klinik und der Ophthalmologie. Dieser Überblick trifft genau das, was der Augendiagnostiker wissen möchte. Es kann niemals sein Anspruch sein, auf ganz bestimmte Arterien oder Venen schließen zu wollen. So bleibt auch immer noch die Frage offen, ob man Arterien und Venen in jedem Fall im Konjunktivalbild unterscheiden kann. Das ist nicht einfach und in vielen Fällen nicht mit letzter Sicherheit möglich.
Die Abbildungen in Kap. 29 zeigen die mit dem Kreislauf und dem Gefäßsystem zusammenhängenden Konjunktivalzeichen.

22. Nieren und Blase

22.1 Die Nieren (renes)

Die Nieren sind als paarige Organe unterhalb des Zwerchfells, beiderseits der Wirbelsäule gelegen. Die Länge beträgt 10–12 cm, der Querdurchmesser 5–6 cm. Im Längsschnitt erkennt man schon makroskopisch Nieren*rinde, Nierenmark* und Nieren*becken* mit Harnleiter.
Die Nieren erfüllen drei für den Organismus wichtige Funktionen:

- ☐ Die Ausscheidung harnpflichtiger Substanzen
- ☐ Die Regulation des Wasser- und Elektrolythaushalts, sowie des Säure-Blasen-Gleichgewichts.
- ☐ Die Kontrolle des extrazellulären Flüssigkeitsvolumens und des arteriellen Blutdrucks

Unter diesen physiologischen und pathophysiologischen Aspekten sind Iriszeichen zu werten.
Die Nieren in ihrer Gesamterscheinung sind bei Störungen zeichenfreudig in der Iris. Besonders vorteilhaft wirkt sich aus, daß für Parenchym und Pyelon *getrennte* Lokalisationen vorhanden sind.
Das Nieren*parenchym* setzt seine Zeichen von 28′–30′ rechts und von 30′–32′ links. Abb. 22-1
Das Nieren*becken* von 30′–32′ rechts und von 28′–30′ links.* Die Nierenzeichen beginnen an der Krause.
Der Harn*leiter* hat seine Lokalisation bei rechts 32′ und links 28′, jeweils von krausennah bis zum Irisrand durchgehend.

22.1.1 Iriszeichen allgemein:

Auch hier gelten die Grundregeln für Zeichen, wie sie in Kap. 4 dargestellt sind.
Dunkle Zeichen im Bereich des Nierenparenchyms bedeuten immer eine Organ*schwäche.* Geschlossene Lakunen weisen auf abgeschlossene, kompensierte Funktionsstörungen hin, während *offene* Lakunen eine dekompensierte Situation signalisieren.
*Substanz*zeichen (schwarz, tief) weisen auf Parenchymschäden hin, deren Prognose ungünstig ist.
Helle Zeichen weisen auf entzündliche Prozesse (Nephritiden, Pyelitiden) im akuten Zustand hin. Es handelt sich um weiße Punkte, Wische, Wolken, Striche in den entsprechenden Sektoren des Pyelons und des Parenchyms. Im Zustand der Chronizität gehen diese Zeichen in eine gelbliche Farbe über (aufpassen bei einer im Grundton gelblichen Iris!).
Wegen einer eventuell bestehenden Zystopyelitis besonders auch auf Blase und Harnleiter achten.

*) Umfangreiche Arbeiten zur Differenzierung von Pyelon und Parenchym in der Topographie hat DECK 1953–1954 geleistet

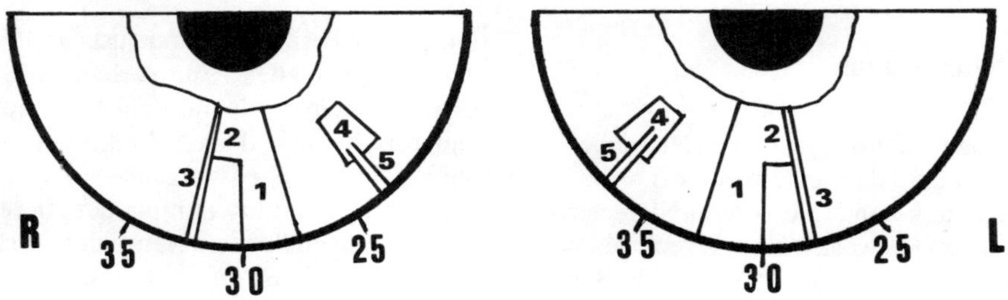

Abbildung: 22 – 1
1 Nieren als Organ
2 Nierenbecken
3 Harnleiter
4 Blase
5 Harnröhre

22.1.2 Spezielle Zeichen

Funktionsschwäche

Das Nierenfeld zeigt eine verhältnismäßig geringe Abdunklung, die in der vierten kleinen Zone (Muskelzone) verbreitert ist. Patienten mit diesem Zeichen lassen wenig Wasser, oder – was noch häufiger ist – sie lassen einen sehr hellen Urin, der auf Konzentrationsstörungen im Nierenmark hindeutet. Hier auch auf die „Nierennägel" achten, Patienten müssen mehr trinken. Ganz besondere Beachtung erfordern die sehr schwachen Abdunklungen (mit dem bloßen Auge oder der Lupe besser zu erkennen als mit dem Mikroskop), die „unscheinbaren Nierenzeichen", hinter denen sich Ausscheidungsschwächen verstecken, von denen der Patient kaum etwas merkt und die oft über Jahre hinweg stumm bleiben. Sind sie erst einmal manifest, dann ist es zu spät und die Mesenchymbelastung, die Rheumatitiden und die pcP mit allen Komplikationen sind kaum noch in den Griff zu bekommen. Oft liegen hier auch frühkindliche Nephritiden in der Anamnese.

Nierenschrumpfung

Bei einer Schrumpfniere findet man im Nierensektor (Parenchym) dunkle bis schwarze Punkte oder Striche als Zeichen eines Gewebeumbaus. Die Schwere des Krankheitsbildes verlangt eine sorgfältige und übergreifende Befunderhebung (Überweisung). Weitere Iriszeichen bei Schrumpfniere sind Schwächezeichen auf dem Herzsektor und ein großes Nebennierenzeichen. Zu differenzieren ist das Schrumpfnierenzeichen von der Wabenlakune (Seite 47).

22.1.3 Nierensteine

Solange die Konkremente sich im Nierenbecken befinden, ohne daß es zu einer Läsion der Schleimhäute kommt, werden im Nierensektor äußerst selten Hinweise auf eine Nephrolithiasis gefunden. Die Ätiologie der Nierensteinzeichen verläuft in folgender Weise: Verletzung der Schleimhäute – Entzündung – Vernarbung. Hieraus ergeben sich dann die dunklen Reflexzeichen auf dem Nierenbeckensektor, ohne daß damit ein Zusammenhang mit der Zahl der Nierensteine gegeben wäre.

Andererseits – so sagen HERGET/SCHIMMEL – ist die Iris ein untrüglicher Spiegel humoralpathologischer Vorgänge bei Patienten mit Steindiathese. Misch-Iriden – ins Grünliche schimmernd – und hydrogenoide (oder rheumatiode) Flocken in der Zone der aktiven Schleimhäute werden als „nephrogene" Iriden bezeichnet. Eine auffallend helle Lymphzone (dritte kleine Zone) ist immer ein Hinweis auf eine pH-Verschiebung.

Kleine weiße Entzündungszeichen im Pyelonsektor müssen als mögliche Vorläuferzeichen für Nierensteine gewertet werden.

Harnleitersteine. Harnleiterläsionen

Steine in diesem Bereich machen sich als ein oder mehrere untereinanderliegende dunkle Zeichen bemerkbar. Diese Erscheinung nennt man „Steinstraße". Zur Entstehung muß man auf die Ausführungen über die Entstehung der Steinzeichen zurückgreifen. Da der Harnleiter drei physiologische Engen aufweist, werden auch an diesen Stellen die Läsionen gesetzt und treten dann als dunkle Zeichen in Erscheinung. Deshalb findet man auch so oft in diesem Sektor mit geringen Abständen drei Zeichen untereinander. Häufig laufen neben dieser „Steinstraße" zwei weiße Linien als Einfassung von der Krause zum Irisrand hinab. (Abb.: 22 – 2 Farbteil)

Lymphsystem und Niere

Die Nieren besitzen ein sehr ausgebreitetes Netz von Lymphgefäßen. Eng verbunden ist dieses Gefäßnetz einerseits mit dem Interstitium und andererseits mit dem Sekretionsapparat der Nieren. Die Stauungsvorgänge von Eiweiß werden vor allem im Interstitium der Nieren durch das Lymphgefäßsystem verhindert. Schon aus diesem Grunde ist im Zusammenhang mit den Nierenzeichen auch stets das Lymph-System (dritte kleine Zone) im Sektor und in der Gesamtheit zu betrachten. Folgen dieser Störungen können z. B. Lymphödeme sein.

Harnstauungsniere (Stauungsniere, Sackniere)

Sie entsteht dadurch, daß durch Druck der Harnleiter abgedrückt wird (Stenose) und der Harn im Nierenbecken gestaut wird. Die hierdurch eintretende Erweiterung des Nierenbekkens erkennt man in der Iris daran, daß sich im Nierensektor die Fasern auflockern, verbunden mit vielen schwarzen Zeichen in diesem Bereich. In ausgeprägten Fällen verlaufen die Irisfasern in großem Bogen über die anliegenden Organfelder hinweg.
Die **Wanderniere** ist zu erkennen an der Verlagerung des Nierensektors in den Bauchraum hinein. Man erkennt deutlich einen Bogen, der, von der Krause ausgehend, weit in den temporalen unteren Quadranten hineinragt. Oft findet man Einbuchtungen der Krause bei rechts 45′ und links 15–20′, die durch Druck der verlagerten Niere auf den Darm entstehen.
Wanderniere und Stauungsniere können dadurch unterschieden werden, daß bei der Wanderniere keine schwarzen Zeichen entstehen, denn die Funktion bleibt erhalten.

Niere – Lunge

Die Beziehungen Niere – Lunge sind von Wichtigkeit. So gibt es z. B. keine Lungentuberkulose ohne Nierenzeichen (rechts ererbt, links erworben). Je nach Dauer des Zustandes treten zusätzlich in der Iris im Kopf- und Lungensektor (Atmungsorgane insgesamt) die strohgelben Nuancierungen einer sekundär toxischen Imprägnation auf. Auch FELKE vertrat schon die Ansicht, daß zwischen den Atemwegen und dem Urogenitaltrakt bei Infektionen Zusammenhänge bestehen.

22.1.4 Nierenpigment

Als organspezifisches Pigment ist meist mehr eine Verfärbung als eine Auflagerung vorhanden:

- ☐ Strohgelbe Totalverfärbung der Iris
- ☐ Partielle strohgelbe Verfärbungen, z. B. der Krause im Kopfbereich
- ☐ Goldgelbe Totalverfärbung der Iris
- ☐ Ringförmige zentrale Heterochromie mit Gelbtönung oder strohgelber Farbe
- ☐ schleimig-fasriges strohgelbes Pigment

ANGERER erweitert die chromatischen Zeichen bei Nierenerkrankungen, indem er die Ausscheidungsinsuffizienz darstellen läßt durch

- ☐ leichtgelb (strohgelb) pigmentierte Halbseitsbögen (Organgebunden)
- ☐ helle, durchsichtige Pigmentwölkchen über einem wie ein dünnes Tuch über dem Irisstroma liegenden Untergrund.

Im Bereich Nieren und ableitende Harnwege weisen chromatische Zeichen auf eine besondere Infektbereitschaft hin. Leberpigmente auf dem Nierensektor weisen eindeutig darauf hin, daß die Nierenbelastung im Zusammenhang steht mit Ausscheidungsstörungen der Leber.

Kompensatorische Nierenfunktionsverlagerung

Oft fragt der Diagnostiker nach Beschwerden in der einen Niere, und er bekommt vom Patienten den Hinweis auf Störungen in der andere Niere! Hier liegt ein Kompensationsverhalten vor, das entsteht, wenn eine der beiden Nieren funktionsschwach wird und die andere Niere diese Schwäche „kompensieren“ muß und damit zugleich überlastet ist. Der gleiche Vorgang ist bekannt, wenn eine Nephrektomie vorgenommen wurde.

22.2 Die Blase (Vesica urinaria)

Die Blase ist ein Hohlorgan, das im kleinen Bekken unmittelbar hinter dem Schambein liegt. Ihre Wand besteht aus drei Muskelschichten, die aus glatten Muskelfasern gebildet werden. Sie dient als Reservoir für den Urin. An die Blase schließt sich die Urethra, die Harnröhre, an.
Die Zeichen einer gestörten Funktion werden in beiden Iriden sichtbar. Und zwar rechts bei 22′–24′ und links bei 36′–38′ jeweils in der vierten kleinen Zone (Muskelzone). Anschließend zum Irisrand hin verläuft die Urethra. (Abb.: 22–1)
Blasen*entzündungen* zeigen weiße Wische, wei-

ße Linien auf dem Blasensektor. Bei abgelaufenen Zuständen auch wohl eine hell umrandete Abdunklung. Treten krampfartige Schmerzen bei einem chronischen Blasenleiden auf, so kann man auch auf dem Blasensektor unterbrochene Kontraktionsfurchen finden.

Blasen*schwäche* ist eine Muskelschwäche und zeigt sich als Abdunklung, als dunkles Wischzeichen oder als Lakune auf dem Organsektor. Eine große Ausdehnung des Blasenzeichens in Richtung Irisrand deutet auf die Gefahr einer Blasenlähmung hin.

Die alten Irisdiagnostiker bezeichneten ein Blasenzeichen rechts als ererbt und links als erworben (eventuell infektiös).

22.2.1 Zusammenhänge Ohr – Blase

Diese auch von der Klinik beobachteten Zusammenhänge schlagen sich zuerst als Ohr-Blasenlinie (S. 79) nieder. Dazu schreibt MADAUS: „Die Natur schafft sich also für jede komplizierte Störung der Organe, welche keine Verbindung nach außen haben, ein anderes Organ zur Übertragung, wo eine Ausscheidung stattfinden kann. Dieses Organ liegt in der Iris dem belasteten gegenüber. Unterdrückung der Blasentätigkeit, Wasseraufhalten, führt zu Ohrenkatarrhen.“

Der MADAUS-FLINK-Schüler Th. KRIEGE ergänzt dahingehend, daß er sagt: „Die Ohr-Blasen-Linie hat Bedeutung als Infektionslinie. Ist diese Linie in der rechten Iris durchgehend dunkel gezeichnet, so bestanden schon bei den Vorfahren Blasenleiden. Als Praktiker muß man wissen: Wenn bei Kindern Ohrenleiden auftreten, waren die Vorfahren blasenleidend. Aus diesem Grunde wird die rechte Ohr-Blasen-Linie auch Verbindungs- oder Vererbungslinie genannt, weil sie eine Verbindung zu den Eltern und Großeltern mit ihren Belastungen herstellt. Sieht man links im Blasenfeld ein Zeichen, so sollte man auch an Geschlechtskrankheiten denken. Bei Blasenzeichen in der linken Iris suche man stets auch nach einem Aortenzeichen (li 10′, krausenständig).“

Der Kliniker, H. MÜLLER ist im Zusammenhang mit Nieren- und Blasenerkrankungen auch auf diese Verbindungen eingegangen und sagt u. a.: „Auch ist von anderen Patienten des öfteren auf Ohrenbeschwerden hingewiesen worden, die offensichtlich in einem Zusammenhang zu Erkrankungen der Nieren und des Urogenitaltraktes standen. Wechselbeziehungen zwischen Ohr und Niere lassen sich bei aufmerksamer Beobachtung und Nachforschung der Anamnese immer wieder feststellen. Ohrmißbildungen, auch zusammengerollte oder abstehende Ohren finden sich übrigens nicht selten mit Verdoppelungen des Ureters, mit zystisch veränderten Nieren sowie mit Hydronephrose und Nierenaplasie vergesellschaftet.“

Aus der Praxis heraus lassen sich Anhaltspunkte finden, daß auch rezidivierende Stirnhöhlenentzündungen mit absteigender Tendenz dann besonders häufig zu finden sind, wenn gleichzeitig eine Belastung der Nieren und der Blase vorliegen.

Blasensteine stellen sich nach den Regeln für Steinzeichen dar.

Der Nieren- und Blasensektor ist ein gutes Beispiel dafür, daß man aus der Iris Zusammenhänge ableiten kann. So finden wir die Verbindungen Niere-Lunge, Niere-Lymphe, Blase-Ohr und Blase-Aorta.

23. Der Genitalbereich und Mammae

23.1 A. Männliche Geschlechtsorgane

- □ Harnröhre: Rechte Iris bei ca. 4′, linke Iris ca. 36′, vom Blasensektor nach außen gehend.
- □ Prostata: Rechte Iris 25′, linke Iris 35′. Das Zeichen beginnt an der Krause, kann aber auch weiter ziliarwärts liegen. (Abb.: 23-1)
- □ Hoden und Nebenhoden: Rechts 35′ und links 25′ in der II. und III. großen Zone (Übergang von der vierten kleinen Zone zur fünften kleinen).

23.1.1 Entzündungs- und Reizzustände

Weiße Wische und Wolken vom Blasensektor bis zur Krause deuten auf eine Prostatitis hin. Liegen diese Zeichen aber schon im Blasensektor, dann handelt es sich um eine Blasen- und Harnröhrenentzüdung. Ein feiner weißer Strich auf der Harnröhrenlokalisation rechts soll das Zeichen für eine akute Geschlechtskrankheit sein (KRIEGE). Bei geschlechtlicher Überreizung findet man weiße Wische in allen Sektoren der Geschlechtsorgane, also auch auf dem Hodensektor (KRIEGE). Differentialdiagnostisch muß man bei ziehenden Schmerzen im Hoden auch an Nierensteine denken und den Nierensektor einschließlich Harnleiter in der Iris betrachten. Bei Jugendlichen ist an drei Stichworte zu denken, wenn man helle Reflexzeichen im Prostatasektor sieht: Moped-Syndrom – sexuelle Überreizung – zu enge Jeans!

23.1.2 Unterfunktion

Dunkle Zeichen, also graue bis dunkle Wische, Wolken oder Linien zeigen auch in diesem Bereich Unterfunktion oder Schwächen des betreffenden Organs an. Schwarze kleine Punkte oder grauschwarze gezackte Punkte sind Zeichen von Verhärtungen bzw. Wucherungen. Diese Zeichen findet man besonders im Bereich der Prostata.

23.1.3 Die Prostata

liegt nahe der Krause bei 24′–25′ rechts und bei 35′–36′ links (die Blase *beginnt* in der Muskelzo-

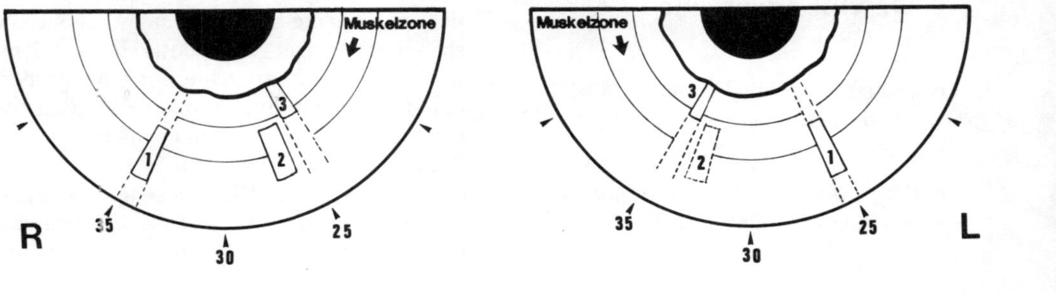

Abbildung: 23 – 1
1 Ovar – Testis
2 Uterus
3 Prostata
Die gestrichelten Linien weisen auf Ausbreitungsmöglichkeiten dieser Zeichen hin. Zu links 2 siehe Text.

ne, 5. kleine Zone). Trotzdem ist die Differenzierung von Prostata und Blase nicht immer leicht und in jedem Fall sorgfältig zu überprüfen.
Die gestrichelte Linie in Abb.: 23-1 deutet darauf hin, daß das Prostatazeichen nicht *nur* an der Krause liegen muß. Je mehr die Prostata die Blasenfunktion beeinträchtigt, desto näher muß das Zeichen der Blasenlokalisation liegen. Auf die Zusammenhänge von Prostataerkrankungen mit dem Knochensystem muß hingewiesen werden und ebenso darauf, daß von der Prostata ausgehende Schmerzen in der Damm-, Kreuzbein- oder Leistengegend lokalisiert werden.
Denken muß man auch an die Möglichkeit des gleichzeitigen Auftretens von Prostata- und Blasenerkrankungen.*
SCHIMMEL sagt zur Prostata: „Je unklarer die Symptomatik und je länger die Anamnese, umsomehr weisen helle Zeichen auf eine chronische Prostatitis hin. Dunkle Zeichen in Form von Schwächezeichen, Lakunen und Substanzzeichen lassen genetische Schwächen an Prostata und Blase erkennen, welche immer wieder zu Beschwerden Anlaß geben können ... Helle Zeichen, Wische und Radiären etc. im Zusammenhang mit dunklen Strukturzeichen können als Hinweis auf eine Aktivierung von genetischen Schwächen, in diesem Zusammenhang z. B. als chronisch rezidivierende Postatitis interpretiert werden."
Auf das vegetativ-urogenitale Syndrom als Spätfolge einer Prostatitis muß hingewiesen werden.

23.2 B. Weibliche Geschlechtsorgane

- ☐ Ovarien: rechts 34′–35′, links 25′–26′, jeweils in der dritten großen Zone (Abb.: 23 – 2).
- ☐ Uterus: rechts 23′–24′, zweite große Zone (Muskelzone, 4. kleine Zone).
- ☐ Vagina: rechts 26′, dritte große Zone.

(Mammae als sekundäre Geschlechtsorgane siehe Seite 170)

23.2.1 Die *Ovarien* haben – wie beim Manne die Testikel – enge Beziehungen zum Stirnhirn. Bei Entzündungszeichen im Ovarsektor findet man

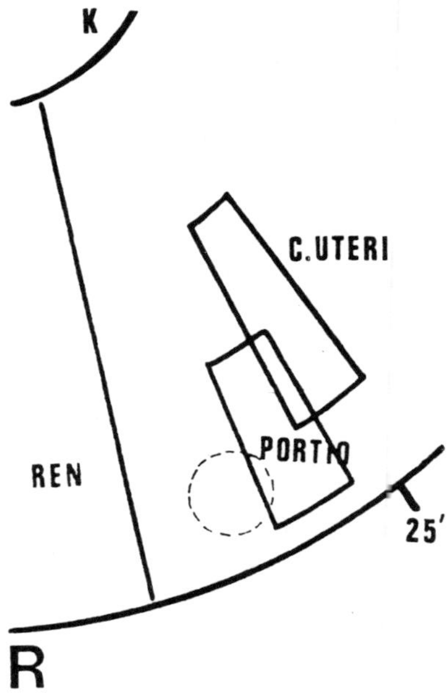

Abbildung: 23 – 2

nicht selten im gleichen Auge auch die entsprechenden Zeichen im Stirngebiet. Bei dunklen Zeichen einer Unterfunktion ist die sogenannte Stirn-Eierstocklinie zu finden (siehe Harmonische Verbindungslinien). Das Auftreten dieser Linie zeugt stets von Störungen im Geschlechtsleben mit Auswirkungen auf Gehirn und Gemüt (KRIEGE). Patienten mit diesem Zeichen sind niedergeschlagen und oft depressiv. Ein- oder doppelseitiger Stirnkopfschmerz weist auf latente Ovarfunktionsstörungen hin.
Eierstocksgeschwülste (oft auch Zysten) zeigen sich als ein in die Breite gehendes, dunkles Zeichen (Verdrängungszeichen). Hier muß man stets auf die Krause achten, die bei größeren raumfordernden Prozessen zur Pupille hin eingedrückt wird (an Malignität denken!).
Zusammenhänge bestehen ferner zwischen Ovarialfunktion und Lymphsystem vor allem vom Lymphsystem aus auf die Ovarien. Eine Funktionsstörung der Ovarien kann z. B. eine Tonsillitis verursachen und umgekehrt. Das Gynäkovertebrale Syndrom ist im Abschnitt Wirbelsäule behandelt.

*) siehe in diesem Zusammenhang die Ohr-Blasen-Linie (Aktive Geschlechtslinie) im Abschnitt „Harmonische Verbindungslinien".

23.2.2 Im *Uterussektor* (Abb.: 23-1) auftretende weiße bis gelbliche Flußzeichen (Wische, die bis zum Irisrand gehen) sind ein Zeichen für einen akuten Katarrh und damit für Ausfluß, während ein *dunkles* Flußzeichen auf chronische Zustände hinweist.
Findet man eine *dunkle* Linie, die mitten durch den Uterussektor zieht, so leidet die Patientin gewöhnlich an Hitzwellen, die eigentlich erst im Klimakterium auftreten sollten (KRIEGE).
Die *Verlagerung* des Uterus erkennt man daran, daß die Irisfasern in diesem Sektor auseinandergehen und gegebenenfalls dunkle Linien einschließen. Die Zeichen reichen dann bis dicht an den Nierensektor heran. Bei einer Verlagerung zum Darm hin zeigt sich eine Verschiebung der Irisfasern bis nach 22′–20′, also zum Rückenfeld. Weil es dabei oft zu einem Druck auf den Mastdarm kommt, erkennt man dann die Zeichen auch in der *linken* Iris neben dem Mastdarmfeld. Der Mastdarm selbst ist dann oft eingedrückt.
Bei einer Senkung geht das Uteruszeichen nach unten durch und reicht fast bis zum Ziliarrand.

23.2.3 Bei *Neoplasmen* in diesem Bereich muß man auf eine Einbuchtung der Krause achten, denn bei allen Neubildungen (raumfordernden Prozessen), besonders bei umfangreichen wie Ovarialzysten, Myomen etc., kommt es zu diesen Einbuchtungen der Krause, selbst dann schon, wenn noch kein eigentliches Geschwulstzeichen zu sehen ist. Im weiteren Verlauf bildet sich dann das in die Breite gehende Geschwulstzeichen in dem entsprechenden Organfeld aus.
Im Gegensatz zu den raumfordernden Prozessen zeigt sich ein *Karzinom* am Uterus zunächst nur in Form sehr kleiner, etwa stecknadelkopfgroßer dunkler Punkte, um die die Irisfasern auseinandergehen. Erst im Endstadium werden diese Punkte größer und fast schwarz.
Besondere Aufmerksamkeit verdient in diesem Zusammenhang die Lokalisation der Portio. An dieser Stelle, die sich nicht genau mit der Lokalisation des Uterus in der Iris deckt (Abb.: 23-2), beginnen die meisten Krebsfälle am Uterus. Bereits kleinste dunkle Zeichen sind verdächtig und müssen klinisch abgeklärt werden. Dies um so mehr, als auch schwere Geburten sehr ähnliche Zeichen hinterlassen können.
Findet man „Kontraktionsfurchen“ (Seite 97), die auf dem Uterussektor unterbrochen sind, dann leidet die Patientin an schmerzhaften Krämpfen während der Periode.
In der rechten Iris liegt der Uterus dem Kleinhirn gegenüber (Kleinhirn-Uterus-Linie, Seite 80); Patientinnen, bei denen diese Linie gezeichnet ist, neigen zu Hysterie*, sie reden laut und viel. Patienten dagegen, bei denen in der linken Iris die Kleinhirn-Mastdarm-Linie gezeichnet ist, neigen zu Hypochondrie, sie sind still und tragen ihre Leiden ohne viel zu klagen.
Die Lokalisation des Uterus auch in der linken Iris wird nicht von allen Irisdiagnostikern anerkannt. (KRIEGE lehnte sie grundsätzlich ab.) Wenn wir aber überlegen, daß z. B. eine Senkung oder eine Verlagerung des Uterus Folgen auf andere Organe durch Druck im abdominellen Bereich haben kann, dann muß auch der Uterus seine Zeichen als „Folgezeichen“ in der linken Iris setzen können. (Abb. 23-1) Primär aber bleibt das Uteruszeichen in der rechten Iris das *Leitzeichen.*
VIDA weist ausdrücklich darauf hin, daß *Substanz*zeichen mit auffallender Treffsicherheit auf maligne Unterleibsgeschwülste hinweisen, so daß eine gynäkologische Untersuchung notwendig ist. Subakute und chronische Eierstocksentzündungen sind ebenfalls gut erkennbar. Auch hier sind Substanzzeichen vorhanden, die bei entzündlichen Prozessen, besonders wenn sie etwas älter sind, von auffälligen Reizzeichen begleitet sind.
Als Ergänzungsdiagnose aus dem Auge muß auf die Konjunktiva des Unterlides hingewiesen werden. In der II. Zone der horizontalen Einteilung und nasal gelegen finden sich Hinweise auf Störungen im Urogenitaltrakt.**
Das Unterlidödem muß durchaus nicht immer nur mit den Nieren in Zusammenhang gebracht werden. Es kann auf eine hormonelle Disharmonie hinweisen, wobei bekannt ist, daß die Sexualhormone auch den Flüssigkeitshaushalt steuern (ANGERER). Auch GABLER-ALMOSLECHNER weist auf den Zusammenhang zwischen Unterlid und Sexualleben hin.

*) Hysterie=Mutterweh; Mutter=Gebärmutter
**) Markgraf, A., Die Konjunktiva als Indikator funktioneller Störungen. In Methodik und Grenzen, 13 (1982), S. 3ff.

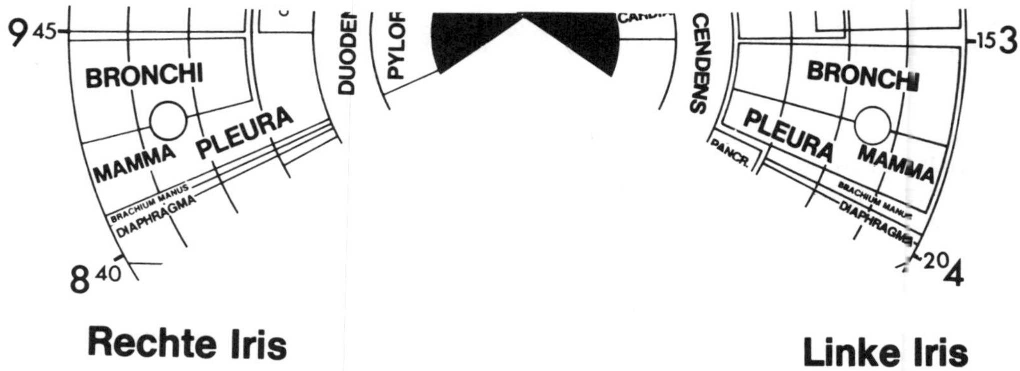

Abbildung: 23 – 3

23.3 Die Brustdrüsen (Mammae)

Die Brustdrüsen, anatomisch Anhangsgebilde der Haut, stellen die größten Hautdrüsen dar. Sie liegen bei der Frau im Bereich der 3.–6. (7.) Rippe und bilden sich an den entsprechenden Stellen in beiden Iriden temporal ab: Rechts 43′ und links 17′, jeweils in der fünften kleinen Zone. (Abb.: 23-3)
Die Zeichensetzung *unterhalb* der Mittellinie von 15′ bis 45′ ist der Hinweis auf eine Veränderung im Drüsengewebe der Mamma (in Abb.: 23-4 mit M 1 bezeichnet). Ist auch der Punkt M 2 *oberhalb* der erwähnten Linie gezeichnet, dann handelt es sich um eine kritische Situation. Dieses Zeichen M 2 ist unter dem Gesichtspunkt der vorn/hinten-Lokalisation zu betrachten (s. auch S. 78). Es handelt sich dann um einen in die Tiefe gehenden Prozeß, das aber bedeutet ohne

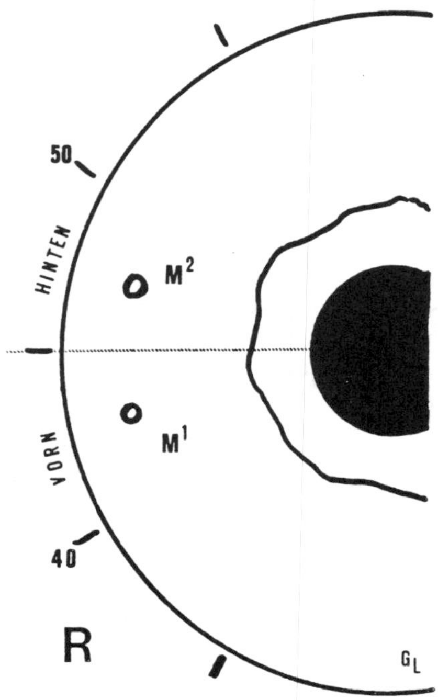

Abbildung: 23 – 4

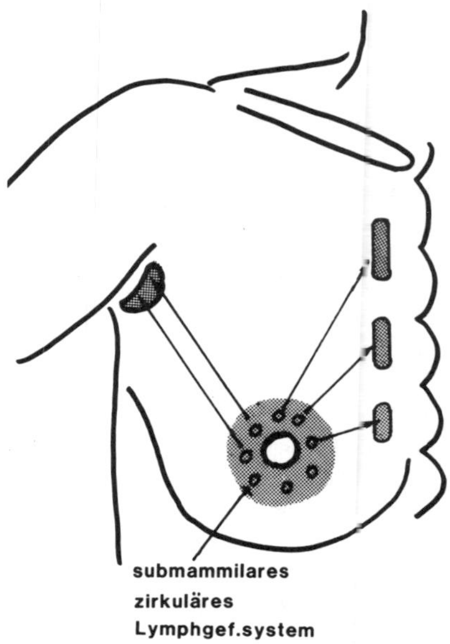

Abbildung: 23 – 5

Zweifel ein Zeichen höchster Brisanz (s. auch Pankreaskopf bei 50′).
Der Punkt M 2 kommt praktisch ohne M 1 nicht vor, es sei denn, es handelt sich um ein Geschehen, das mit der Mamma nichts zu tun hat (Knochensystem, Lunge).
Wichtig ist der Zusammenhang mit dem Lymphsystem. (Abb.: 23-6) Dieses kann partiell (sektorgebunden) in den Iriden gezeichnet sein oder total in einem fortgeschrittenen Stadium. Die Metastasierung auf dem Lymphwege ist eine gesicherte Erkenntnis.
Form und Farbe der in jedem Fall *kleinen* Zeichen entsprechen den allgemeinen Richtlinien über Zeichen in der Iris (Seite 38ff.).
Unabhängig vom Geschlecht des Patienten ist jede Transversale im Urogenitalfeld, ob mit oder ohne Vaskularisation, ein Hinweis auf Myom, Uterus-Karzinom, Prostata-Karzinom (MARKGRAF).

24 Die Atmungsorgane

(Abb.: 24-1 + 24-1)

- ☐ Nase: rechte Iris ca. 8′, linke Iris ca. 52′*
- ☐ Rachen und Kehlkopf: rechte Iris 13′–15′, linke Iris 45′–47′
- ☐ Luftröhre: nur rechts 13′–14′
- ☐ Lungen: rechte Iris 45′–50′, linke Iris 10′–15′, jeweils von der Muskelzone zum Irisrand reichend (siehe DD Herz/Lunge Abb.: 24-2)
- ☐ Rippenfell: rechte und linke Iris jeweils von 15′–19′ und 41′–45′**

Das Rippenfell gehört organisch nicht zu den Atmungsorganen, muß aber an dieser Stelle seiner topographischen Lage und des sachlichen Zusammenhangs wegen besprochen werden.

Entzündungen der oberen Luftwege, wie sie besonders in Form von Schleimhautkatarrhen bei Erkältungen vorkommen, zeigen weiße Flocken oder Wolken (Wische) auf der Zone der aktiven Schleimhäute (Übergang von der fünften zur sechsten kleinen Zone). Weiße Wische, die bis an den Irisrand gehen, sind Zeichen für fließende Katarrhe (vor allem akute).

*) Die Nasen-Nebenhöhlen werden im Abschn. Kopf behandelt.

**) unter dem Gesichtspunkt vorn/hinten (Seite 78) ist auch auf eine Zeichensetzung im entsprechenden Sektor zu achten.

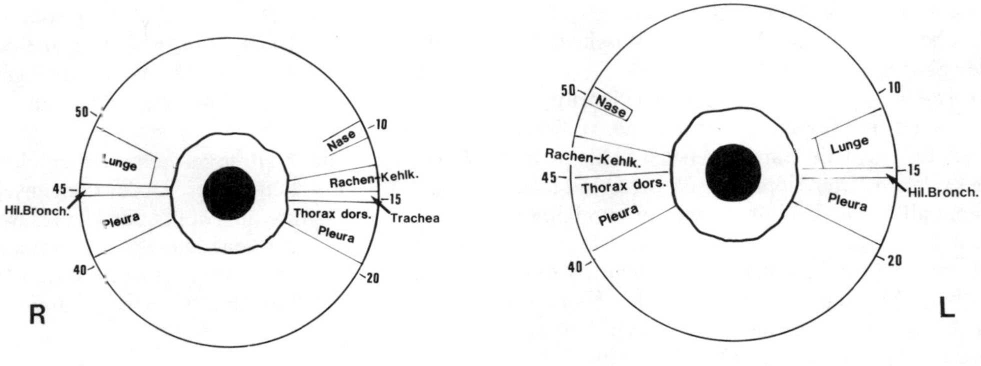

Abbildung: 24 – 1

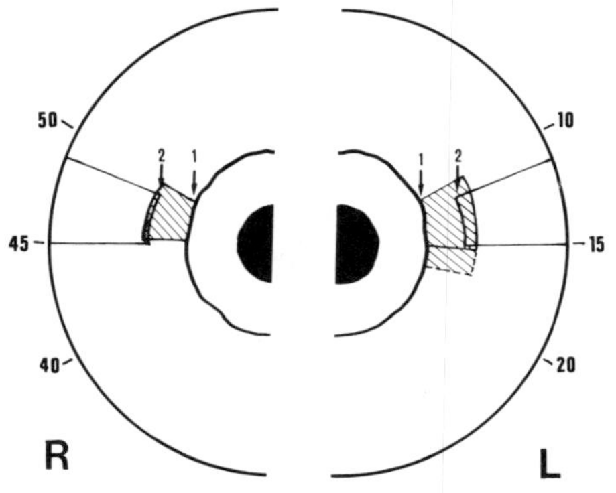

Abbildung: 24 – 2
Differentialdiagnose zwischen Herz- und Lungenzeichen. Herzzeichen (Pfeile 1) beginnen *stets* an der Krause, Lungenzeichen (Pfeile 2) beginnen *nie* an der Krause, sondern immer in der Muskelzone, 4. kleine Zone.

Chronische Katarrhe der oberen Luftwege erkennt man daran, daß die weißen Zeichen gelblich werden (Hinweis auf beginnende Chronizität) und gegebenenfalls auch in grauen, dunklen Wischen.
Lakunen = Schwächezeichen: Anfälligkeit dieser Organe im Bereich der oberen Luftwege bedeuten in jedem Fall eine Schwäche, d. h. erhöhte Anfallsbereitschaft auf Grund einer genetischen Belastung. (s. auch S. 47) Es muß im Laufe des Lebens nicht unbedingt zu einer ausgesprochenen Krankheit kommen.
Besonders zu beachten sind die Zeichen, die sich im Gebiet der Bronchien, des Rippenfells und der Lungen bilden.
Die *Bronchien* werden sehr oft von den Störungen in den Nasennebenhöhlen mit beeinflußt (Sinubronchitis). Man findet dann die gleichen Zeichen, wie Tophi, Flocken und Wische in beiden Sektoren.
Trockene Rippenfellentzündung (Pleuritis sicca), setzt im Rippenfellsektor feine weiße Linien, die bis in die Hautzone (sechste kleine Zone) reichen. Die Rippenfellsektoren sind in jedem Fall rechts und links sowie vorn und hinten zu betrachten.
Feuchte Rippenfellentzündung (Pleuritis exsudativa). Man erkennt eine von der Hautzone nach innen gehende bogenförmige Verdunklung von 15′–17′ links und von 43′–45′ rechts. Findet man gleichzeitig helle Entzündungszeichen und kleine schwarze Zeichen im Rückenfeld bei 43′ in der linken und bei 17′ in der rechten Iris, dann besteht die Gefahr einer Vereiterung. Liegen die Entzündungszeichen bevorzugt in der Seitenansicht (s. S. 71), so handelt es sich um einen langwierigen Prozeß, besonders wenn die Zeichen nasalwärts von 40′–45′ in der linken Iris zu sehen sind. Hierbei muß man stets an Tuberkulose denken (auf Nierenzeichen links achten!)
Rippenfellverschwartungen treten gewöhnlich nach einer Pleuritis exsudativa auf, können aber auch ohne ersichtliche Ursache entstehen. Sie zeigen sich als feine Spinnwebzeichen oder auch als Transversalen (s. S. 51).
Lungenödem. Nach SCHMITZ-PETRI* lautet die neueste Definition des Lungenödems: „Ein Lungenödem entsteht dann, wenn in der Lunge zwischen Produktion und Abtransport des Kapillarfiltrats eine Diskrepanz zustande kommt. D. h., es entsteht in all den Fällen, wo das Lymphgefäßsystem des Lungeninsuffizienten nicht imstande ist, die Lunge trocken zu halten."
Im Auge sehen wir im Lungensektor eine ausgedehnte Verdunklung (Funktionsschwächezeichen), zugleich ist der Zustand des Lymphsystems in der dritten kleinen Zone zu überprüfen, besonders auf den an den Lungensektoren angrenzenden Stellen.

24.1 Tuberkulose, Veranlagung zu Tuberkulose, Tuberkulotoxikose

Die *Tuberkulose* ist aus den vorhandenen Zeichen kaum zu diagnostizieren, denn die Zeichen sind *nicht spezifisch.* Sicherer in ihrer Aussage sind eine Reihe von *Verdachtszeichen,* die den möglichen pathogenetischen Weg aufzeigen. Eine klinische Absicherung ist in jedem Fall notwendig.
Verdachts- und *Hinweis*zeichen sind gelblichweiße Ablagerungen im Bereich der Lungensektoren, die in Form von Tophi oder kleiner weißer Wölkchen auftreten. Diese Zeichen liegen aber nicht wie die Erkältungszeichen in der Zone der aktiven Schleimhäute – d. h. im *Bogen* –,

*) loc. cit.

sondern sie liegen *senkrecht* untereinander und lassen eine sehr dunkle Hautzone frei. (Abb. 4–5)
In der älteren Literatur finden wir folgende Angaben zu diesem Thema:
„Neben den Zeichen im Bereich der Lungensektoren muß man auf Zeichen in der Darmzone achten. Hier findet man dicht an der Krause liegend die sogenannten Schnabel-Lakunen (der Form nach!); diese können aber auch getrennt von der Krause liegen. Wichtig, und den Verdacht auf Tbc verstärkend, sind Stauungszeichen im *linken* Nierensektor (dunkles Nierenfeld), hochgewölbte Nierennägel und dazu Stauungszeichen im *linken* Lungensektor."
Kavernen sind sehr schwer als dunkle Zeichen zu erkennen. Sie sind unten rund und oben abgeflacht, vergleichbar mit dem Querschnitt durch eine flache Teeschale. In dem dunklen, grauen Zeichen liegt dann ein schwarzer Punkt.

Veranlagung zu Tuberkulose (hereditäre Belastung)

Es gibt eine Reihe von Hinweiszeichen, bei deren Vorkommen man an eine erbliche Belastung denken muß. Dabei ist allerdings zu bedenken, daß etwa 90 % der Bevölkerung einen Erstinfekt erlitten haben, damit also durch eine larvierte Tuberkulose belastet sein können (Nosodentherapie)*. Zu diesen Hinweiszeichen gehören Lumenphänomene.

24.2 Lumenphänomene

Der *Kokon* (Cocon nach SCHNABEL) wurde so genannt, weil er dem Kokon eines Seidenspinners ähnlich sieht. Dieser Kokon ist eine singuläre Erscheinung und bisher nicht in beiden Augen zugleich beobachtet worden. Symptomatisch weist dieses Phänomen auf Tuberkulose in der Familie hin, und – wie SCHNABEL sagt – auch der Träger hat eine Tuberkulose durchgemacht.
Der *Seiltänzer* (Abb.: 9-3/2) sitzt auf einem Seil, das von Krause zu Krause über die Pupille hinweg gespannt ist. Auch hier ist der Hinweis auf Belastung mit Tuberkulose gegeben, meist ist es eine Tuberkulotoxikose der Organe im Bauchraum.
Man spricht bei diesen Zeichen von einer intrauterinen tuberkulösen Infektion. Ein Vorgang, der glaubhaft wird, wenn man sich den Blutkreislauf im embryonalen Auge betrachtet.
Beim Patienten können Leiden auftreten, die in dieser tuberkulösen Belastung ihren Ursprung haben, ohne daß dieser auffällig in Erscheinung tritt (Nosodentestung!).
Das *flottierende Seil,* KOCHsches Seil oder KOCHscher Faden (siehe auch Pupillenphänomene S. 87) ist gleichfalls ein Hinweis auf hereditäre Belastung mit Tuberkulose.
Der *Torbogen* gehört zur Iriskrause und zeigt sich als ein von der Krause abzweigender Faden, der auch in einem Bogen wieder an der Krause ansetzt. Er schwebt frei in der Vorderkammer im Bereich der I. großen Zone (der Krausenzone) und ragt *nie* in das Pupillenlumen hinein.
Die *Kochsche Bindehautwelle* und das *Pinguekula*-Haar mit Eitersack.
Die Welle stellt eine Schleimhautfurche in der Bindehaut des Unterlides dar. Unter dem Sinus liegen Erhebungen, die in dem hellen Rot der Bindehaut als kleine gelbliche Knötchen zu sehen sind. Gekoppelt ist dieses Zeichen sehr oft mit dem Pinguekula-Haar mit Eitersack.* Die beiden Zeichen stellen eine Toxinbelastung auf Grund einer Tuberkulose im Sinne einer lymphatischen Anergie dar (ANGERER). Das hyperergische Phänomen ist dann der KOCHsche Faden (s. dort).
Das „gekämmte Haar" nach MAUBACH kennzeichnet den Zustand der Lunge, bei dem sich der Luftgehalt des Organs vermindert hat – z. B. bei Flachatmern. Ein solches Phänomen liegt nur dann vor, wenn nach *mindestens drei Fasern* eine breitere – dunkle – *Unterbrechung* auftritt. Nur mehrere nebeneinander liegende Fasern in diesem Sektor sind kein „gekämmtes Haar". (Abb.: 24-4)
Eine *Disposition* zu tuberkulösen Erkrankungen stellt auch das „TBC-Bläschen am Limbusrand" dar, das als kleines, transparentes, oft leicht livides rundes Bläschen in Limbusnähe in Erscheinung tritt. Manchmal ragt es weit in das Areal der Kornea hinein.**

*) HEMM, W., in ANGERER Band IV, Kap. V

*) Ausführlich in ANGERER, Band 2

**) MARKGRAF, Konjunktivalsymptome, Bild 15

24.3 Tuberkulotoxikose

Während es früher nur die oben erwähnten Themen „Tuberkulose" und „Veranlagung zu Tuberkulose" gab, müssen wir heute auch auf die Tuberkulotoxikose eingehen. Man meint damit „... das Verweilen von toxischen Zerfallsprodukten des Myobacterium tuberculosis var. humanus (typus humanus) – in Ausnahmefällen um solche von Myobacterium tuberculosis var. bovisum (typus bevinus) – nach einer Infektion" (SCHIMMEL).

Auch moderne Tuberkulostatika verhindern die Entwicklung einer Tuberkulotoxikose nicht, weil diese Mittel die *Zerfallsprodukte* der Bakterien nicht eliminieren können. Daraus kann eine lebenslange und vererbbare Belastung des Lymphsystems entstehen, aus der sich Zweiterkrankungen entwickeln können, die in erster Linie als Blockade des Mesenchyms durch die Zerfallsprodukte entstehen.

In der Iris – vorzugsweise in blauen Iriden – findet man ein „wellenförmiges Stroma" im Lungensektor, und in Iriden aller Schattierungen sieht man oft multiple Transversalen im topographischen Bereich der Lunge. Hierbei soll man auch an die mesenchymale Verschlackung denken (Kap.: 28), bei der ein mangelndes Vermögen des Immunsystems vorliegt, mit den toxischen Produkten einer tuberkulösen Infektion fertig zu werden, d. h. unfähig zu sein, diese zu eliminieren.

Eine weitere Möglichkeit der Diagnose einer tuberkulotoxischen Belastung brachte LINDEMANN in einem Vortrag auf dem Colloquium internationale für ophthalmotrope Phänomenologie 1979*, indem er auf feinste parallel verlaufende Konjunktivalgefäße hinwies, die ein- oder beidseitig auf den Lungensektor zulaufen.

Die Diagnose „tuberkulotoxische Belastung" ist insofern schwer zu verifizieren, als nicht alle Patienten eine klare anamnestische Aussage machen können. Bei einer in dieser Hinsicht stummen Anamnese muß man einfach davon ausgehen, daß die Iriszeichen deutliche Hinweise geben, und man muß sich therapeutisch nach diesen Zeichen richten. LEON VANNIER, der französische Homöopath und Irisdiagnostiker prägte schon vor Jahrzehnten den Begriff des „Tuberkulinikers, des tuberkulotoxisch Belasteten ohne objektiven Befund".

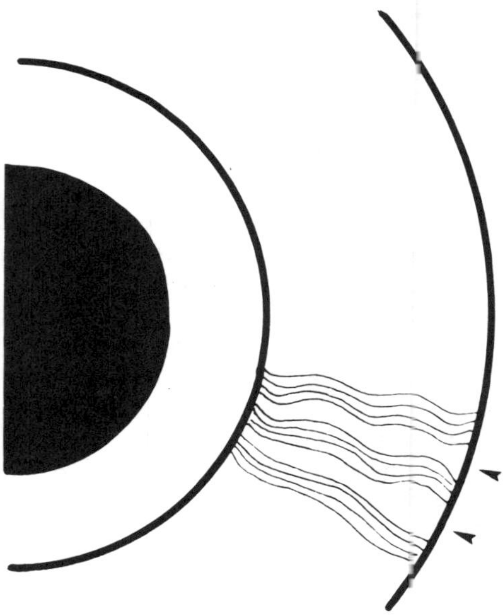

Abbildung: 24 – 3
„Gekämmtes Haar" nach MAUBACH
Wichtig hierbei ist, daß nach 3–4 hellen Strängen ein dunkler, schmaler, Zwischenraum kommen *muß!* Anderenfalls ist es kein „gekämmtes Haar"!

Wir müssen aufhören, die Tuberkulose schematisch nur als Infektionskrankheit zu betrachten.** Am unberechenbaren Verlauf einer Tuberkulose ist weniger der Tuberkelbazillus als vielmehr der Organismus mit seiner konstitutionell unterschiedlichen Widerstandskraft ausschlaggebend.*** Die Iris gibt uns hier gute Hinweise, weil sie den ganzen Körper – vor allem das Mesenchym – darstellt und Zusammenhänge aufdeckt.

*) abgedruckt in Methodik & Grenzen 79/12/355 ff.
**) MAUBACH, Konstitutionsdiagnose
***) ENGELHARDT, zit. nach MAUBACH

25. Der Kopfbereich

Dieser Irissektor umfaßt den Kopf vom Kehlkopf (Trachea/Oesophagus) aufwärts. Ausgespart in der Topographie ist der Lungensektor und das Herz. (Abb.: 25–1)
Der Kopfsektor umfaßt

- ☐ Kehlkopf
- ☐ Mundhöhle mit Kiefer und Zähnen
- ☐ Tonsillen
- ☐ Nase und Stirn mit den Nebenhöhlen
- ☐ Ohr
- ☐ Gehirn mit Epiphyse und Hypothalamo-hypophysärem System.

Dem Auge in der Iris einen Platz zuzuweisen, um dort Störungen (Sehstörungen etc.) zu erkennen, würde zu weit gehen.
Der *Kehlkopf* liegt bei 13′ rechts und 46′ links und imponiert in erster Linie durch helle Zeichen als Ausdruck von Reizungen/Entzündungen. Trachea und Oesophagus setzen ihre Zeichen bei rechts 14–15′ und links 44′–45′, jeweils bis zum Irisrand durchgehend.
Die *Mundhöhle mit Kiefer und Zähnen* liegt rechts bei 10′–14′ und links 46′–50′. Hier sind die Veränderungen im Zahnbereich zu erkennen und zwar durch Verdunklungen und teilweise kleine schwarze Punkte. Diese weisen auf Herde hin, deren spezielle Lokalisation durch andere Methoden (z.B. B.F.D.) festgestellt werden muß.
Die *Tonsillen* liegen rechts bei 10′–12′ und links bei 48′–50′ krausenständig oder wenig davon abgesetzt. Sie haben eine wesentliche Bedeutung in der Infektabwehr, somit können sie leicht zum Fokus werden. Bei einem Tonsillenstumpf nach einer Operation kann dieser als potentieller Herd Erkrankungen wie chronische Appendizitis (Abb.: 21–2), Cholezystitis und chronische Pyelonephritis steuern. Auch die Verbindung Ovarien-Tonsillen ist bekannt. Nach einer Tonsillektomie kommt es sehr oft zu Lymphblockaden im Kopfbereich mit Rückstau bis in den Raum Nasen-Nebenhöhlen-Ohr.
Dunkle Zeichen geben einen Hinweis auf Funktionsschwäche oder auf Zerstörung des Tonsillengewebes. Entzündungen geben die bekannten hellen Zeichen. Gleichzeitig auf das Lymphsystem – gesamte dritte kleine Zone – achten und die Appendix nicht vergessen!
Nase, Kieferhöhlen und Stirnhöhlen haben ihre besondere Bedeutung als potentielle Herde. Sie liegen topographisch auf einem so engen Raum zusammen gedrängt, daß man sie funktionell auch stets gemeinsam betrachten muß. Da es sich um ein Schleimhautgeschehen handelt, ist der Zustand der Zone der aktiven Schleimhäute in der Gesamtheit von Wichtigkeit. Als Zeichen kommen hier vor allem Flocken, Wische und Woken in Frage, die in den meisten Fällen farblich bereits in gelblich und gelblich-bräunlich übergehen. Topographisch ist dieser Bereich rechts von 4′–8′ und links von 53′–56′ eingeordnet.

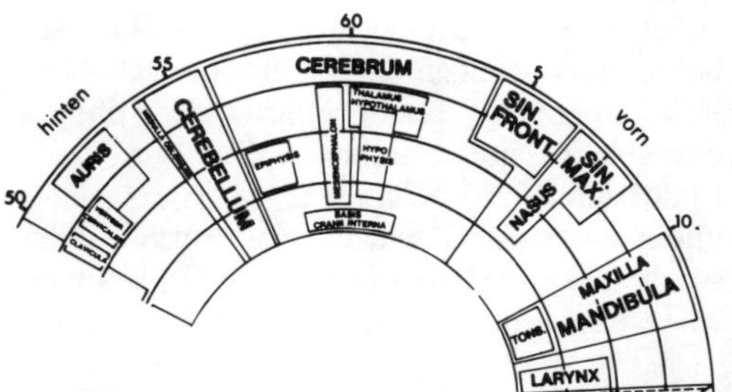

Rechte Iris

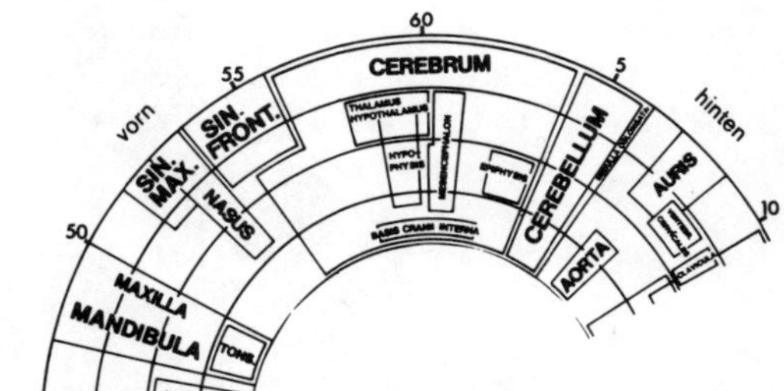

Linke Iris

Abbildung: 25 – 1

Bei allen Nebenhöhlenaffektionen ist rechts das Gallenfeld und links das Milzfeld zu betrachten. (Abb.: 25–3)

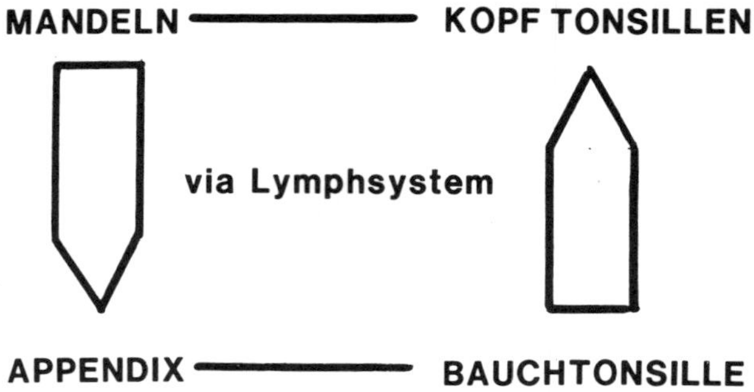

Abbildung: 25 – 2

Mandeln- und Appendix, Kopf- und Bauchtonsille entsprechen sich in ihrer Bedeutung. Die Verbindung zwischen beiden besteht über das Lymphsystem

Das *Ohr* liegt rechts bei 51′–53′ und links bei 7′–9′. Entzündliche Prozesse stellen sich als Aufhellungen dar und Funktionsstörungen als Abdunklungen. Flocken, Wische oder Wolken, meist schon gelblich gefärbt, geben Hinweise auf chronische Zustände als Folgen nicht ausgeheilter Erkältungen im Gesamtbereich Nase/Nebenhöhlen/Ohr. Leitgefäße auf der Konjunktiva geben weitere Hinweise. Die Ohr-Blasen-Linie ist in Kap. 7 behandelt.

Die Zeichen in diesem Bereich werden unterstrichen in ihrer Bedeutung durch Tophi auf der Zone der aktiven Schleimhäute. Diese geben einen eindeutigen Hinweis auf die Gesamtbelastung *aller* Schleimhäute, wobei dann bei partieller Lokalisation der Tophi dieser Sektor besonders belastet ist. In diesem Zusammenhang ist die „Schleimhautschwäche“ besonders wichtig.

Das *Gehirnfeld* reicht von 56′ bis 4′ in beiden Iriden. Darin eingeschlossen liegen die Sektoren für die Epiphyse und das Hypothalamo-hypophysäre System (Kap. 16) und das Cerebellum rechts 53′–56′ und links 4′–6′. (Abb.: 25–1)

In das Gehirnfeld können dunkle Striche einstrahlen, die auf Funktionsschwäche hindeuten.

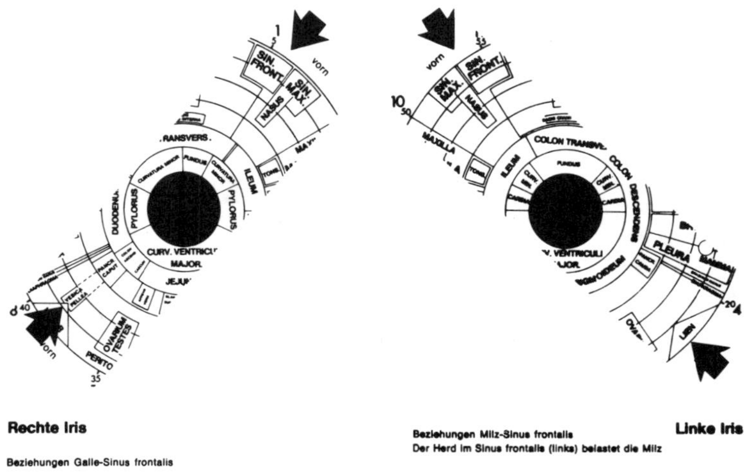

Abbildung: 25 – 3

Diese „Striche" stellen „Nervenzeichen" dar, die auf eine vegetativ-nervöse Symptomatik hinweisen. Beginnen sie direkt am Pupillenrand, liegt die Ursache im ZNS, beginnen sie erst am Krausenrand, dann liegt der Grund im VNS. Der Zusammenhang mit dem Hypothalamus ist deutlich, da dieser das Bindeglied zwischen nervöser und humoraler Regulation darstellt. Solarstrahlen sind im Sektor 50′–5′ in beiden Iriden besonders häufig. (s. Kap. 10)
Kleine, weiße, einzelne Linien im Gehirnfeld deuten auf Überreizungen der Kopfnerven hin (Neuralgien). Man muß daran denken, bei Kopfschmerzen die Zeichensetzung Kopf-Magen-Darm zu überprüfen (Migräne!).
Durchblutungsstörungen im Kopf werden dargestellt durch eine Veränderung am Ziliarrand von ca. 4′–56′ rechts und links. Hier zeigt sich dann eine unscharfe, strukturlose, oft sichelförmige Veränderung, bei der die Irisfarbe abgedunkelt, aber nicht verändert wird. Hier müssen diagnostische Querverbindungen zur Leber und zum Herzen überprüft werden. Ein abgedunkelter Hautrand weist auf Müdigkeit, Vergeßlichkeit, Schwächezustände und Schwindelanfälle hin, besonders dann, wenn auch noch Solarstrahlen vorhanden sind.
Radialfurchen im Gehirnsektor weisen auf einen bis in die Stirn ausstrahlenden Hinterkopfschmerz hin. Hier ist auf Zusammenhänge mit urogenitalen Störungen zu achten und bei Frauen nach der Stirn-Eierstock-Linie zu suchen. (Kap. 7)
Tumorzeichen im Kopfbereich stehen im Zusammenhang mit raumfordernden Prozessen und bewirken dadurch eine Veränderung des Verlaufs der Irisfasern, in deren Zwischenraum sich ein dunkles Zeichen darstellt. Hier im Kopfbereich geht es in erster Linie um das „Tulpenzeichen" nach SCHNABEL in den frontalen Sektoren der Iriden. (Abb.: 25–4) Er sagt: „Dieses Zeichen ist in den frontalen Sektoren der Iriden häufig zu finden und weist dann immer auf ernste interkranielle Veränderungen hin, von denen Gehirngeschwülste die häufigsten sind, während es in anderen Sektoren nasal oder temporal auf ähnliche Störungen in der Wirbelsäule hinweisen kann."

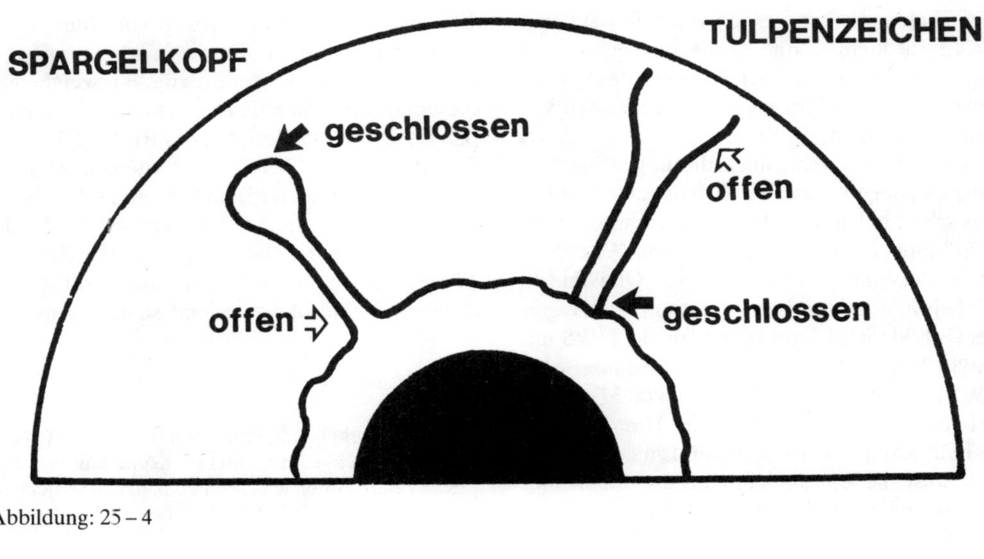

Abbildung: 25 – 4

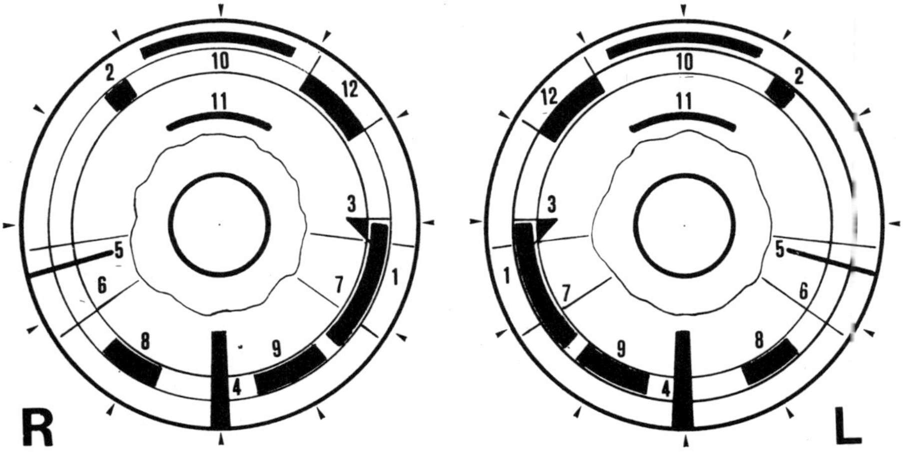

Knochenzone (5. kleine Zone)

Abbildung: 26 – 1
1 Wirbelsäule
2 Halswirbelsäule
3 Schulterblatt
4 Bein
5 Arm
6 Rippen und Pleura vorn
7 Rippen und Pleura hinten
8 kleines Becken
9 großes Becken
10 Schädeldecke
11 Schädelbasis
12 Schädel frontal mit den Höhlen

26. Das Knochensystem (Sceletum)

Das Skelett wird mit seinen einzelnen Teilen in die fünfte kleine Zone, die *Knochenzone* verlegt, obwohl bei einzelnen Gliedern des Systems gewisse Verschiebungen in andere Zonen vorkommen können. (Abb.: 26–1)
Das Knochensystem, auch die unpaarige Wirbelsäule, liegen spiegelbildlich in beiden Iriden. Das schon behandelte Prinzip der Umschaltung vorn/hinten (Kap.: 7) ist auch bei der Wirbelsäulenlokalisation von Bedeutung. Obwohl die Wirbelsäule anatomisch ein zusammenhängendes Gebilde ist, liegen in der Iris die HWS und BWS/LWS getrennt. Die Wirbelsäule *ohne* HWS liegt bei re 15′ bis 23′ und li von 37′ bis 45′. Bei re 15′ und 45′ li endet die Hinteransicht, deshalb kann oberhalb dieser Linie die HWS nicht anschließen. Sie kann aus diesem Grunde nur *hinten* liegen, also re 50′ bis 52′ und li 8′ bis 10′. (Abb.: 26–2) Das Prinzip vorn/hinten gilt auch für die Rippen, die wir in beiden unteren Quadranten finden. Bei Entzündungszeichen in diesem Bereich handelt es sich nicht um die Rippen als solche, sondern um das Rippenfell.
Das Beinfeld 29′ bis 32′ rechts und links stellt das „Funktionsgebiet Bein“ dar und schließt die venösen Verhältnisse ebenso ein wie die Funktionsstörungen der Gelenke, wobei das Knie bei 30′ ungefähr in der Mitte zwischen Krause und Ziliarrand eine überraschend sichere Aussage bringt.*

* Zu einem sehr hohen Prozentsatz befällt die Arthrose die Gelenke der unteren Körperhälfte: 60 % Knie, 20 % Hüftgelenk. Nur 50 % haben subjektive Beschwerden. (H. VILL, EhK 10/83)

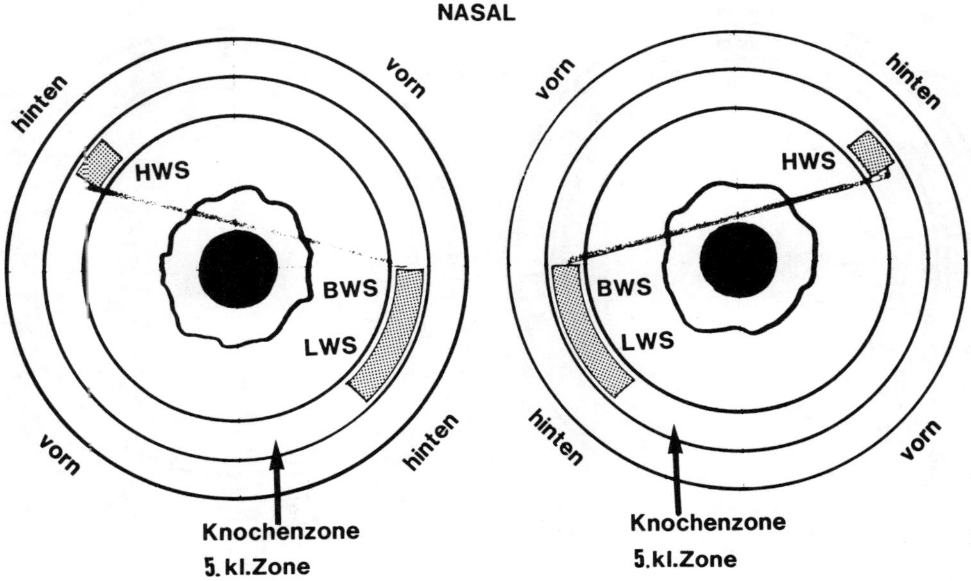

Abbildung: 26 – 2

Wie die Beine, so liegen auch die Arme radiär von der Krause ausgehend (re 42′ und links 17′) bis zum Irisrand. Auch die Schädelbasis liegt außerhalb der Knochenzone und wurde von KRIEGE von 55′ bis 5′ rechts und links in der Nähe der Krause lokalisiert. An dieser Stelle soll man besonders auf Hinweise zurückliegender Verletzungen achten. Die Lokalisation anderer Knochenpartien ist aus der Abb.: 26–1 zu entnehmen.
Verletzungszeichen am knöchernen Apparat zeigen sich als kleine, weiße Striche oder als kurze Transversalen im Bereich des verletzten Knochens. Funktionsstörungen innerhalb der Gelenke (Kapsel, Synovia) bilden sich als *dunkle* Zeichen ab, vor allem bei länger bestehenden Vorgängen. *Akute* Entzündungen geben helle Zeichen. Da es sich bei Prozessen innerhalb der Gelenke in den meisten Fällen um Schleimhautprozesse handelt, ist auch die gesamte Zone der aktiven Schleimhäute zu betrachten, denn für eine Befunderhebung ist es wichtiger, die Gesamtsituation zu sehen als nur die gelenknahe Stelle.

26.1 Störungen der Wirbelsäulenfunktion

Die Schwierigkeit, den Zustand der Wirbelsäule einschließlich der Zwischenwirbelscheiben in der Iris zu erkennen, liegt in erster Linie darin, daß sich im Bereich der Columna vertebralis in der Ziliarzone (also in der fünften kleinen Zone) nur in wenigen Fällen eine eindeutige Situation abzeichnet. Hier überschneiden sich mit der Knochenzone zwei wichtige Bereiche: Das Mesenchym und die Zone der aktiven Schleimhäute. Dadurch ist die Differenzierung der naturgemäß kleinen Zeichen in der Knochenzone nur schwer möglich.
Bei degenerativen Störungen am knöchernen Apparat sieht man dunkle Punkte und zwar besonders im Bereich der HWS und der LWS. Handelt es sich um entzündliche Vorgänge, so sind die Zeichen hell bis weiß. Deutlicher erkennbar sind in den meisten Fällen Störungen im Bereich L5/S1 (etwa rechts 22′ und links 37′). Eine Reihe von Irisdiagnostikern, vor allem die-

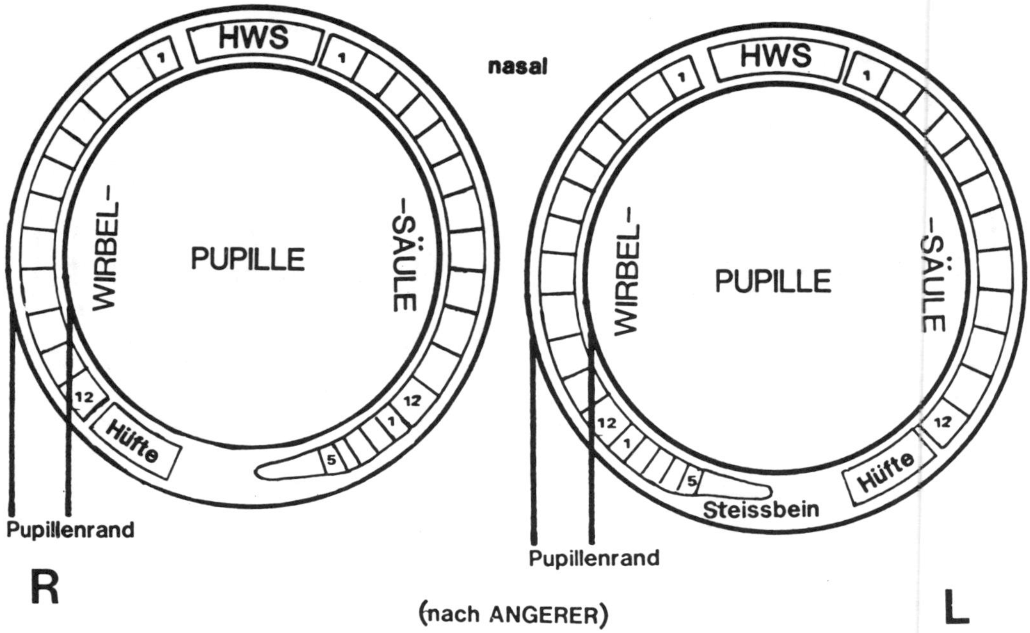

Abbildung: 26 – 3
Lokalisation der Wirbelsäulen-Funktion im Pupillenrand

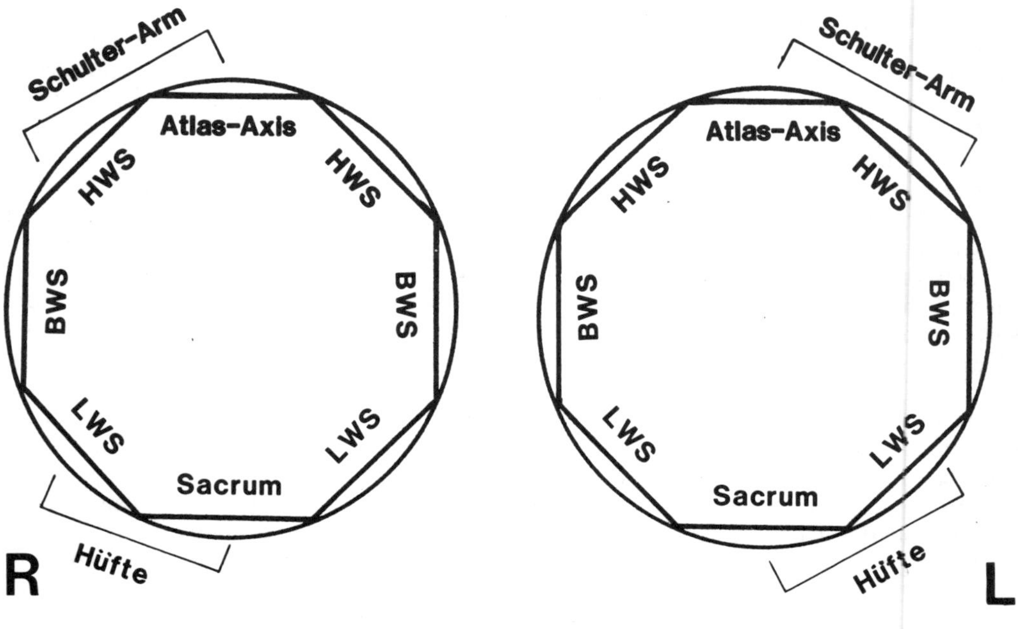

jenigen, die die Chiropraktik ausüben, haben schon früher auf Grund ihrer Beobachtungen feststellen können, daß Pupillenranddeformationen in den verschiedenen Sektoren Hinweise auf entsprechende Störungen in der *Funktion* der Wirbelsäule geben. Wenn die Manipulationen die Störung beseitigt haben, rundet sich die Pupille wieder.* ANGERER** verlegt die Lokalisation der Wirbelsäule auf den Pupillenrand. (Abb.: 26–3)

Wir sagen heute: Die Wirbelsäule als *knöchernes* Organ liegt in der Knochenzone (fünfte kleine Zone), die *gestörte Funktion* der Wirbelsäule zeigt sich in Entrundungen des Pupillenrandes.*** (Abb.: 26–4)

Wenn bei einer partiellen Entrundung eine Beteiligung der Wirbelsäule ausgeschlossen werden kann, dann muß auf die Ausführungen im Kap. 9 zurückgegriffen werden.

Die Aussagekraft dieser Pupillenentrundungen in bezug auf Wirbelsäulenstörungen ist überraschend groß. Die Abflachungen sind auch dann schon sichere Hinweise, wenn sie noch so gering sind und der Patient noch keine Beschwerden angibt. Das ist besonders für die Entwicklung von Hüftgelenkerkrankungen von Bedeutung.

Die „Wirbelsäule als Krankheitsfaktor" ist inzwischen ein fester Begriff geworden. Das bedeutet, daß die Wirbelsäule Initiator, Multiplikator, Provokator und Lokalisator von Krankheitserscheinungen sein und dieser vertebrale Faktor eine ursächliche, begünstigende, komplizierende, unterhaltende und richtende Rolle spielen kann (GUTZEIT). Trotzdem muß man daran denken, daß strukturelle anatomische Wirbelsäulenveränderungen nicht Krankheiten erzeugen *müssen,* sondern auch fakultativ entstehen lassen *können!*

Schon 1957 sagte GUTZEIT, daß es notwendig geworden sei, die überwiegend geübte anatomisch-strukturelle Diagnose durch eine Betrachtung der Wirbelsäulen*funktion* abzulösen.

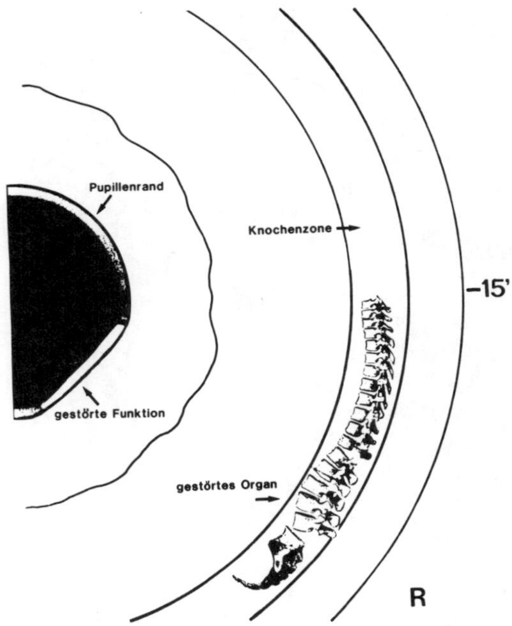

Abbildung 26 – 4
Das *gestörte Organ* in der Knochenzone und die *gestörte Funktion* im Pupillenrand

26.1.1 Das Gynäko-vertebrale Syndrom

Hierbei handelt es sich um Schmerzzustände im Unterleib, die von der Patientin dem Genitalbereich zugeordnet werden. Wenn gynäkologisch kein Befund zu erheben ist, dann liegen Bandscheibenschäden im Bereich Th 8 bis S 4 vor. Es handelt sich also um ein Lendenwirbel-Symptom, das gynäkologische Beschwerden vortäuscht. Der Schmerz ist menstruationsunabhängig und ziehend in beiden Leisten. In einem solchen Fall ist die Pupille sorgfältig auf Deformation im unteren Bereich zu kontrollieren und entsprechend chiropraktisch bzw. therapeutisch vorzugehen.

DD: Zystopyelitis, Leistenbruch, chronische Appendizitis.

26.1.2 Das Lumbosakrale Syndrom

Dieses kann beim Manne durch eine chronische Prostatitis unterhalten werden. Bei Prostatazei-

* Vortrag H. BLEY in Bad Kissingen 1982
** Vortrag beim Colloquium internationale 1980
*** neue Topographie von ANGERER, 1983

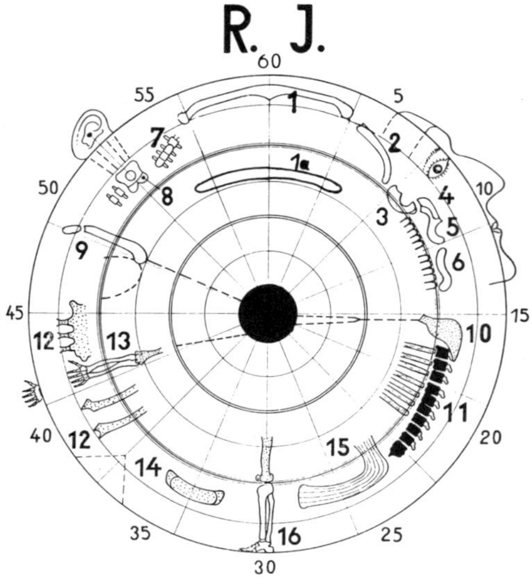

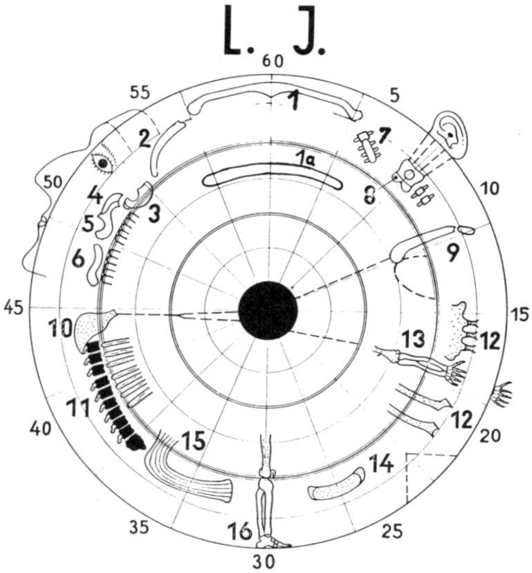

Abbildung: 26 – 5
Ältere Darstellung der Knochenzone (TH. KRIEGE)
1 Schädeldecke
1a Schädelbasis
2 Stirnknochen
3 Augenhöhle
4 Nasenbein
5 Oberkiefer und Zähne
6 Unterkiefer und Zähne
7 Halswirbel
8 Ohr
9 Achsel und Schlüsselbein
10 Schulterblatt
11 Rückgrat und Rippen
12 Brustbein und Rippen
13 Hand- und Armknochen
14 kleines Becken
15 großes Becken
16 Fuß- und Beinknochen

chen einerseits und Zeichen im Funktionsbereich des Sakralteils der WS andererseits muß an dieses Syndrom gedacht werden, d.h., auch bei einer zuerst imponierenden Pupillenabflachung in diesem Bereich muß auf die Prostatazeichen geachtet werden.

26.2 Multiple Sklerose (Encephalomyelitis disseminata)

Nicht im ursächlichen Zusammenhang mit der Wirbelsäule, aber topographisch in diesem Bereich angesiedelt, glauben einige Autoren Zeichen für die MS erkennen zu können. Bei der Wirbelsäule besteht kein einfaches klinisches Zeichen, auf das sich eine Diagnose stützen könnte (HART/SHERMAN).
Die MS ist eine Erkrankung des Gehirns und des Rückenmarks, die zu Gefäßveränderungen und zu einem Zerfall von Nervengewebe führt. Es kommt zu umschriebenen Sklerosierungen (Narben), deren Retikulinfasern Produkte der Gliazellen sind. Sie können bei der MS über das ganze Nervensystem disseminiert sein* (BRÜGGE).
Entsprechend dem unterschiedlichen Befall der Gehirn- und Rückenmarkabschnitte können daher Iriszeichen im Bereich der Wirbelsäule, Medulla oblongata (re 54′ und li 6′) und des Mittelhirns (re 50′, li 1′) auftreten. Man findet dann mehrere schwarze Punkte, die radial untereinander liegen. Im Gegensatz zu den Bandscheibenschäden, bei denen man nur einen Punkt findet und zu dem auch auf der Konjunktiva kleine geschlängelte Gefäße hinführen können, findet man bei der MS keine Gefäßbildung auf der Konjunktiva in den entsprechenden Bereichen.

* von lat. disseminare = zerstreuen

BOURDIOL spricht bei einseitiger Mydriasis von einem Verdacht auf Optikus-Neuritis und empfiehlt nach weiteren Hinweisen auf MS zu suchen.
Andere Autoren weisen darauf hin, daß sich die MS durch helle Radiären bei 40′ links und bei 20′ rechts zeigen soll. Die Diagnose der MS aus der Iris ist bis heute keineswegs geklärt.

26.3 Vertebrathia lymphatica

Es gibt Erscheinungen im Bereich der Wirbelsäule, die durch manuelle Therapie nicht beeinflußt werden können. Man muß dann zuerst an Herderkrankungen und dazugehörige Regulationsstörungen denken (EDER).
Die Wirbelsäule mit ihrem Bandapparat gehört zu den bradytrophen Geweben, die vor allem von der Lymphe, weniger vom Blut, durchströmt werden (NOESKE). Alle Gebiete der Wirbelsäule sind direkt mit bestimmten Lymphabflußgebieten verbunden. Daraus ergibt sich die Notwendigkeit, bei Pupillenabflachungen im Wirbelsäulenbereich zugleich auch funktionskreisorientiert auf die Situation in der Lymphzone zu achten, vor allem, wenn es sich um rezidivierende Beschwerden handelt.

27 Hautzone, Irisrand, Iris-Außenrand

Den äußeren Rand der Ziliarzone, die sechste kleine Zone, bezeichnet man als Hautzone. Hierunter versteht man nicht nur die äußerlich sichtbare Haut (Tegumentum), sondern den gesamten Aufbau der Haut einschließlich Übergang in das Unterhaut-Bindegewebe. (Abb.: 7–7)
Der Irisrand, der sich normalerweise nicht von der Ziliarzone unterscheidet, kann sich in Farbe und Struktur verändern.

27.1 Dunkler Hautrand

Hierbei liegt eine *Randverdünnung* der Iris vor, bei der das Pigmentblatt durchscheint. Dadurch verliert die Struktur an Sichtbarkeit.
Meist handelt es sich um eine schlechte Hautfunktion, um eine von innen her kommende Belastung durch Stoffwechselprodukte, die nur schlecht oder gar nicht ausgeschieden werden können. Reduzierte Hautatmung, kalte, welke und trockene Haut können äußerlich sichtbare Hinweise sein. Auch bei nur partiell abgedunkeltem Hautrand sind die Störungen nicht auf einzelne Körperpartien beschränkt. Wenn sich über einem dunkelen Hautrand helle Stränge radiär bis zum Limbus hinziehen, dann ist das ein Zeichen dafür, daß noch eine gewisse Ausscheidung über die Haut stattfindet. Im Zusammenhang mit einem dunklen Hautrand muß an Störungen der Leber und der Nieren gedacht werden.
Außerdem weist eine Verdunklung des Hautrandes immer auf eine gestörte Durchblutung nicht nur der Haut, sondern auch der Peripherie hin (Konjunktivalgefäße beachten!). Zum Erscheinungsbild gehören kalte Hände, kalte Füße, Schweiß und schnelles Frieren.
Randverdunklungen im zerebralen Bereich – sie treten immer in beiden Iriden auf – weisen auf Durchblutungsstörungen im Kopf hin, Vergeßlichkeit wird beklagt, und seniles Verhalten ist in vielen Fällen zu beobachten (auf Scheitel-Fuß-Linie achten!).

27.2 Heller Hautrand

Hier liegt fast immer ein „verschmierter“ Hautrand vor. Er weist auf Neigung zu nässenden Ausschlägen und zu starker Schweißabsonderung hin. In jedem Fall ist der Zusammenhang mit der Zone der aktiven Schleimhäute und dem Zustand des Mesenchyms gegeben.
Hier sind ursächliche Zusammenhänge zu suchen und in eine Hautzonen-Diagnose zu integrieren.

28 Grundgewebe (Mesenchym)

(Biomembrangeschehen und Transit)

Der Organismus stellt eine funktionale Einheit dar, seine Gewebe und Organe bilden ein System, das die Erhaltung des Organismus in seinem inneren und äußeren Milieu bestimmt.
Der Körper ist nach BERTALANFFY ein Fließsystem, das sich (im gesunden Zustand) im Fließgleichgewicht befindet. Dabei stellt das weiche Bindegewebe* eine wichtige Verbindung zwischen Gefäßsystem und Parenchymzelle dar und es ist gewissermaßen der große Lagerplatz (Deponie), auf dem zunächst alle jene Stoffe abgelagert werden, die der Organismus nicht sofort verwerten oder ausscheiden kann.
PISCHINGER versteht darunter die Funktionseinheit des Gefäß-Bindegewebssystems mit dem vegetativen und nervalen Endnetz. Diese Trias reguliert die interstitielle Flüssigkeit, die ihrerseits das Lebensmilieu für all diese Zellen und die Organzelle herstellt (DRACZYNSKI).
Vom Standpunkt der Humoralpathologie aus ist das Grundgewebe zumindest ein Organoid. Es ist das embryonale Zwischen- und Stützgewebe, das Räume zwischen den äußeren und inneren Keimblattbildungen ausfüllt und von O. HERTWIG 1891 Mesenchym genannt wurde.
Das Grundgewebe ist Transitstrecke zwischen Blut- und Organzellen und ein „Organ", das die Basis des ganzen Körpers darstellt und der „Grund" ist, in dem alle Organe wurzeln. In Verbindung mit den Stoffwechselvorgängen gesehen, ist das Grundgewebe eine Zone der Flüssigkeitsbewegung und des Stoffaustausches, aber auch potentieller Raum für Ablagerungen von Natrium, Wasser und Stoffwechselendprodukten. Das „Organ Grundgewebe" hat seine eigene Gestalt und die eigene Gesetzlichkeit in sich selber.
Die Arbeiten PISCHINGERS und nicht zuletzt die Humoralpathologie überhaupt verlangen eine Einordnung dieses Organoids in die Topographie der Iris, denn die humoralen Faktoren des Krankseins bekommen immer mehr Bedeutung.
Auf jeden Fall greifen Leistungsveränderungen des Mesenchymgewebes und Änderungen des Stoffwechselablaufs entscheidend ineinander und bestimmen die Immunitätslage des Organismus.
Hier muß auch erwähnt werden, daß Entzündungen Vorgänge im Gefäß-Bindegewebssystem sind. Aus diesem Grunde sind sie diagnostisch auch *nur dort* zu erfassen. Organspezifische Untersuchungsmethoden sprechen zu spät an, nämlich erst im Zustand der Degeneration. Mit der Irisdiagnose aber – und mit der Lokalisation des Gefäß-Bindegewebssystems in der gesamten Ziliarzone – erfassen wir die Situation so früh, daß der Patient nicht durch das Netz der „Fachgebietsdiagnostik der üblichen Art" hindurchfällt.

Die Tatsache, daß die *Augendiagnose* eine *Systemdiagnose* ist, zeigt sich bei diesem Thema wieder einmal deutlich.

Das Bindegewebe entsteht aus allen drei Keimblättern des embryonalen Gewebes, vor allem aus dem Mesoderm. Es ist ein Organoid mit zahlreichen in Form und Leistung wechselnden Zelltypen, denn nicht allein das Grundgewebe gehört hierher, auch alle die zahlreichen Formen wie Lymphgewebe, zellretikuläres Gewebe der Milz, des RES (RHS) und viele Schleimhäute, z.B. die des Darmes, um nur ein Beispiel zu nennen. HAUSS und JUNGEHÜLSING sagen, daß sogar das Blut in gewissem Sinne als Mesenchymgewebe aufgefaßt werden kann. Das würde bestätigen, daß die Lokalisation des Mesenchyms (des Grundgewebes) in der Iris von der Blut-Lymphzone (dritte kleine Zone) bis zur Zone der aktiven Schleimhäute ihre Berechtigung hat.
Dieses Organoid hat einerseits einen langsamen Stoffumsatz seiner extrazellulären Produkte (bradytrophe Gewebe) und andererseits eine vielgestaltige zelluläre und biochemische Reaktionsfähigkeit (HARTMANN/DEICHERT).
Das ungeformte Grundgewebe durchzieht kontinuierlich den ganzen Organismus, verbindet,

* v. MÖLLENDORFF nennt es weiches Bindegewebe und H. SIEGMUND aktives Bindegewebe.

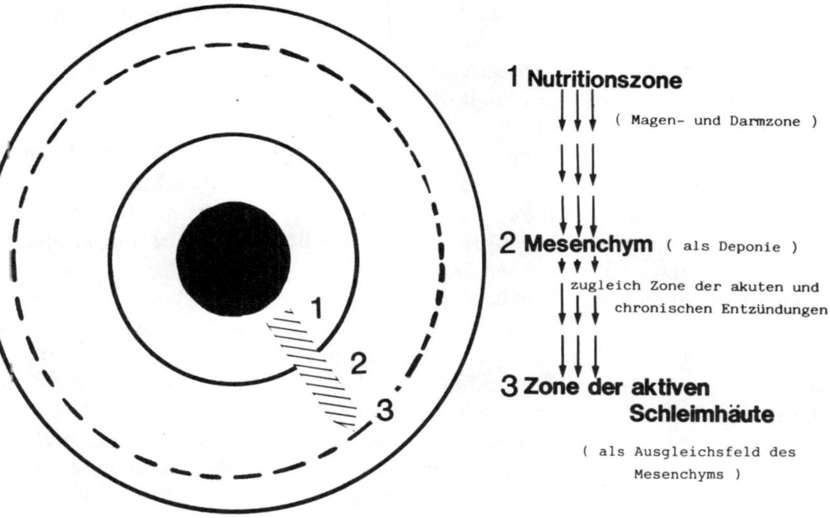

Abbildung: 28 – 1

unterteilt, durchsetzt und umhüllt alle Organe. Schon aus diesem Grunde muß das Mesenchym weiträumig und umfassend topographisch angelegt werden. (Abb.: 28–1) Die Abbildung zeigt den Gesamtbereich des *Grundgewebes* und gleichzeitig die Zone der *aktiven Schleimhäute* als Ausgleichsfeld dieses Organoids. Auf dieser topographisch schmalen Zone am Übergang von der fünften zur sechsten kleinen Zone schlagen sich die Störungen *aller* Schleimhäute nieder (Transitgeschehen).*

Hier sehen wir die Zeichen, deren Form – Tophi, Flocken und Wische – und deren Farbe – von weißlich bis gelblich/bräunlich – den Übergang vom akuten zum chronischen Zustand darstellen.

Diese Zeichen ergeben sich aus den verschiedenen Funktionen des weichen Bindegewebes, die STANDENATH darstellt:

- ☐ Leistungsfunktion, Vermittlung des Stoffaustausches und Flüssigkeitsbewegung zwischen Blut und Zellen.
- ☐ Stoffwechsel- und Speicherfunktion (Wasser- und Salzstoffwechsel, Nahrungsstoffwechsel).
- ☐ Funktion der Konzentrationsregelung.
- ☐ Abwehrleistung.

Wenn wir die Frage stellen, welche Arten von Störungen sich in diesem Organoid manifestieren, dann stehen an erster Stelle die

Mesenchymale Verschlackung,
die partielle oder totale Blockade
bis zur Therapieresistenz.

Hier handelt es sich um eine membranabhängige Störung, denn es gibt keine Erscheinung im menschlichen Körper, physiologischer oder pathologischer Art, die nicht mit einer Membranfunktion zusammenhängt. Die Zellmembranen geraten heute zunehmend in den Einwirkungsbereich toxischer Substanzen, wobei es einerlei ist, ob diese Substanzen endo- oder exogenen Ursprungs sind. Verändert werden dadurch vor allem die Transporteigenschaften dieser biologisch wichtigen Barrieren.

Die Gefahr der Mesenchymbelastung liegt auch darin, daß das Grundgewebe durch die große Oberfläche (1 ml = 10 000 qm) eine außerordentliche Kompensationsfähigkeit besitzt, so

* s. a. LINDEMANN, Das Transitbild der Biomembran in ANGERER Band IV, S. 375 ff.

daß die Ablagerung von toxischen Schichten vorerst reaktionslos verlaufen kann. Diesen Zustand aber sehen wir bereits im vorklinischen Stadium in der Iris, viel später erst erfolgt die Dekompensation, die klinisch manifest wird. MODEREGGER weist mit Recht darauf hin, daß eine Toxinüberfüllung nur aus einer *Mißfunktion des Lymphsystems* herrühren kann. Eine Tatsache, die sich ebenfalls eindeutig in der Iris darstellt. Die Wertigkeit des gestörten Transit ist erkennbar. Nicht als scharf umrissene lokale Krankheit mit eindeutigen Symptomen, sondern als mehrschichtiger Risikofaktor schafft der gestörte Transit über eine primäre Dysfunktion der Grundregulation die Voraussetzungen für eine gerichtete Entwicklung prämorbider Strukturen zu manifesten, klinisch meßbaren Organschäden. Aber diese prämorbide/präklinische Phase ist schon so gravierend im Krankheitsgeschehen, daß man behandelnd tätig werden muß.

Die Früherkennung dieses Zustandes ist mit der Augendiagnose möglich.

Auf die Iris bezogen finden wir hier alle *Auflagerungen, Verschmierungen,* die verschiedenen Formen und Nuancen der *Verfärbungen* und die topolabilen *Pigmente.*

Die *Systemerkrankungen des Bindegewebes** umfassen:

☐ Vererbbare, durch einen Enzymdefekt bedingte Störungen des Proteoglykan- und des Kollagenstoffwechsels, zu denen die *Mukopolysaccharid – Speicherkrankheiten* und die sogenannten *Kollagenkrankheiten* gehören. Die Störungen dieses MPS-Stoffwechsels sind von großem Interesse wegen des häufigen Vorkommens von Hornhauttrübungen, die in Verbindung mit dem PFAUNDLER-HURLER-Syndrom und ähnlichen Erkrankungen auftreten können (C. G. KEITH).

☐ Komplexe, bezüglich ihrer molekularbiologischen Pathogenese noch nicht bekannte Stoffwechselstörungen, zu denen die *Osteoarthrose,* die Erkrankungen des *rheumatischen Formenkreises* und die *Atheromatose*** gerechnet werden.

☐ *Alternsbedingte**** Veränderungen des Bindegewebsstoffwechsels, die auf Bindegewebserkrankungen einen begünstigenden oder modifizierenden Einfluß ausüben können.

An alle diese Krankheiten *muß gedacht* werden, wenn das Bild der Iris die mesenchymale Verschlackung zeigt. Es handelt sich eben beim Mesenchym – dem Grundgewebe des Lebens – um ein den ganzen Körper durchziehendes Gewebesystem. Mit der Darstellung und der topographischen Einordnung ist die Basis für eine ganzheitsbezogene Diagnose und Therapie gegeben.

„Der Mensch ist so alt wie sein Mesenchym."

Die Iris bietet uns die Möglichkeit, Hinweise auf das „Biologische Alter" des Patienten zu erhalten. Die Ziliarzone drückt dieses biologische Alter im Gegensatz zum chronologischen eindrucksvoll aus.
In letzter Zeit ist diese Tatsache durch die Bioelektronische Funktionsdiagnostik nachprüfbar geworden. Die *biologische* Altersstufe bietet uns eine Darstellung der inneren Regulationsfähigkeit des Organismus. Hier erkennen wir die vorhandene Regulations*kapazität* des Körpers und damit seine individuelle biologische Altersstufe. Ein solcher Patient ist prognostisch anders einzustufen als der gleichen chronologischen Alters, aber mit einer niedrigeren biologischen Altersstufe. Mit diesen Hinweisen kann man optimal auf die Situation eingehen.
In diesen Zusammenhang gehört die Mesenchymtheorie der Krebsentstehung, auf die in Kap. 12 eingegangen wird.

* An dieser Stelle kann keine Vollständigkeit angestrebt werden.

** Obliterierende Arteriosklerose, lipidbedingte Lumenverlegung.

*** nicht *alters*bedingt!

28.1 Zone der aktiven Schleimhäute

Die Abb. 28–1 zeigt einen auf der Iris nachvollziehbaren Weg der mesenchymalen Verschlakkung vom Magen ausgehend über den Darm (erste große Zone), das Lympsystem und das Blut (dritte kleine Zone) zum Projektionsfeld des Mesenchyms (Ziliarzone) und schließlich zum Ausgleichsfeld (Zone der aktiven Schleimhäute) hinführend. Die Wege können natürlich in Einzelfällen auch etwas anders verlaufen, aber stets ist die pathogenetische Reihe auf der Iris zu verfolgen. Der Ursprung der Verschlackung – der Blockade – ist festzustellen, wenn man nur im Regelkreis denken will und kann.
(Abb.: 28 – 2 Farbteil)

28.2 Der rheumatische Formenkreis

„Konstitution ist der aus der Erbanlage hervorgegangene, aber durch Umwelteinflüsse veränderbare Zustand eines Individuums und seiner Reaktionen auf äußere und innere Einflüsse."
BERNHARD ASCHNER

Der Ausspruch ASCHNERS trifft in ganz besonderem Maße auf die Entstehung und den Ablauf der Erkrankungen des rheumatischen Formenkreises zu.
Diese Erkrankungen können die Träger *aller* Iriskonstitutionen befallen, denn „Rheuma" ist als umfassende Systemerkrankung anzusehen. Sie ergreift den *gesamten* Organismus und setzt *ausschließlich* an dessen *mesenchymalem* Apparat an.
Wenn also die rheumatischen Erkrankungen eine Bindegewebsschwäche voraussetzen, dann handelt es sich in erster Linie um eine *humorale* Schwäche des Grundgewebes und erst in zweiter Linie um eine *strukturelle* Schwäche.
Bei der Betrachtung des rheumatischen Formenkreises steht die Iris im Vordergrund, die eine mesenchymale Belastung zeigt.
Zu den Iriden, die eine rheumatische *Anlage* ihrer Träger siganlisieren, gehören der klassischen Einteilung nach die *blauen* Iriden, die Iriden der *lymphatischen* Konstitution. Ein jugendlicher Lymphatiker kann ein erwachsener Rheumatiker werden. Diese – wenn auch schwache – Tendenz wird verstärkt durch eine helle Lymph- und Blutzone (dritte kleine Zone). Man muß hier besonders auf in Entwicklung befindliche Tophi und Wische achten. Die hellen Wische sind der Ausdruck einer *erworbenen* entzündlichen Hyperämie im Grundgewebe (Mesenchym). Sie sind in ihrer *rundovalen* Form *nicht spezifisch* für Rheuma. Damit werden nur die *polymorphen* Formen der Wische in Verbindung gebracht (Abb.: 28 – 3 Farbteil).
Daß Bilanzstörungen des Säure-Basen-Haushalts, die Azidosen, im Rahmen der rheumatischen Erkrankungen beobachtet werden können, ist selbstverständlich. Diese machen sich in erster Linie in Aufhellungen bemerkbar, die sich nach ANGERER im Mittelfeld der Ziliarzone darstellen. Diese sind besonders auffällig in blauen Iriden. In braunen und Mischiriden machen sie sich als helle Stellen in der Ziliarzone bemerkbar.
Eine wesentliche Signalwirkung kommt der *hydrogenoiden* Iriskonstitution zu, die häufig anzutreffen ist. Hierbei handelt es sich um eine mittelstarke Veranlagung. Die kompakten Tophi sind noch begrenzt, teilweise schon farblich ins Gelblich-bräunliche übergehend. Die Gelenke sind bevorzugte Stellen, z.B. die Funktionsstörungen der Synovia als Anfang des Geschehens.* Sind auch noch Lymphbrücken vorhanden, so verschlimmert sich die Ausgangssituation.
Lymphbelastung, Mesenchymbeteiligung und die Irritation der aktiven Schleimhäute, das alles ergibt sich aus dem Bild einer hydrogenoiden Iriskonstitution zum Thema „Rheumatischer Formenkreis".
Zu den Dispositionsformen gehören: Harnsauer, hepatisch, dysenzymatisch, dyskratisch und arthrotisch. Hieraus ergibt sich, daß es keine „Rheuma-Iris" als solche gibt und daß es auch kaum „rheuma*spezifische* Zeichen" geben kann (28 – 4 Farbteil).

* Tophi liegen bekanntlich auf der Zone der aktiven Schleimhäute, zu denen auch die Synovia gehört.

Die Arthrose als Teilaspekt des rheumatischen Formenkreises ist eine der bei Frauen oft im Zusammenhang mit dem Klimakterium auftretenden Regulationsstörungen, die nicht nur hormonal, sondern in erster Linie *humoral* bedingt sind.

Eine wichtige Frage ist noch, ob die Zeichen bei entzündlichen Zuständen der rheumatischen Erkrankungen *immer weiß* sein müssen, oder ob Entzündungszustände auch bei *dunklen* Zeichen vorliegen können.

Verfasser geht von der eigenen Erfahrung aus, wenn er sagt, daß die Gelenkzeichen in den allermeisten Fällen ohne Rücksicht auf die Patientensituation *dunkel* sind, denn es handelt sich um eine meist schon *vor* dem Auftraten von Schmerzen vorhandene Funktionsstörung.* Wir erleben es doch immer wieder, daß ein Patient eine entsprechende anamnestische Frage verneint und sie uns dann in späterer Zeit doch noch bestätigt. Das Zeichen bleibt trotz der eintretenden Schmerzen (Entzündungsvorgänge) *dunkel!*

Ein besonderes Zeichen ist die *Dachtransversale,* die, nicht organgebunden (topolabil), auf Knie- bzw. Knie-Hüftgelenk-Arthrose hinweist. Zu den „Rheumazeichen" im weiteren Sinne gehören auch die Riesenlakunen und die Maßliebcheniris, die man beide mit pluriglandulären Insuffizienzen und Bindegewebsschwäche (weiches Bindegewebe) in Verbindung bringt. In vielen Fällen geben die hellen Tophi und andere helle Iriszeichen Hinweise auf eine rheumatische Situation. Ebenso oft aber geben die Kranken in den Bezirken, die mit den hellen Zeichen korrespondieren, keine Beschwerden an, wohl aber in Bezirken, die abgedunkelt sind (siehe Hinweise auf dunkle Kniezeichen). Hierbei muß es sich um gemischte Typen nach CURRY handeln, die infolge ihres Pendelns von azidotisch zu alkalisch eine wechselnde Stoffwechselsituation anzeigen.

Zusammenfassend kann man folgende Zeichen als „rheumatisch/mesenchymal" auflisten, wobei keinem dieser Zeichen eine ausgesprochene Spezifität zukommt:

- ☐ Strukturzeichen= strukturell bedingte Bindegewebsschwäche besonders in drüsigen Organen. Dazu gehören Maßliebcheniris und Riesenlakunen.

- ☐ Reizzeichen, Tophi, Pigmente= humoral bedingte Bindegewebsschwäche.
  Starke Disposition: *helle* Wolken, Wische, Wattebäuschchen, Tophi.
  Schwache Disposition: helle, weiße Linien und Strahlen.
  Harnsaure Diathese: toxisch imprägnierte Wolken, Wische, Tophi, also gleichzeitig Zeichen einer Chronizität.

* Die französischen Irisdiagnostiker bezeichnen z.B. das dunkle Zeichen als Ausdruck einer chronischen Entzündung und/oder einer Unterfunktion.

29. Die Konjunktivalgefäße

(Terminale Strombahn)

In physiologischer und pathophysiologischer Hinsicht stellt die Conjunctiva bulbi das wichtigste kapillarmikroskopische Untersuchungsfeld am Menschen dar. Nur hier ist das Kapillarbett von der kleinsten Arterie bis zur Sammelvene im Zusammenhang zu übersehen, und hier nur sind sowohl quantitative als auch gewisse qualitative Strömungsveränderungen regelmäßig und deutlich wahrnehmbar. Die Gefäße heben sich so deutlich von ihrem Untergrund ab, daß bei entsprechender Vergrößerung auch die Strömungsverhältnisse sichtbar werden.

Als terminale Strombahn bezeichnen wir also eine Funktionseinheit aus kleinsten Arterien, Arteriolen, Kapillaren und kleinsten postkapillaren Venen.

Die Versorgung aller Gewebe im menschlichen Körper ist nicht allein von den großen Blutgefäßen abhängig, sondern auch von den *Strömungsverhältnissen* in diesen kleinen und kleinsten Gefäßen. Sie zeigen sich, deutlich sichtbar für den Betrachter, in Form der *Konjunktivalgefäße* und geben Auskunft über die Strömungsverhältnisse im *Körper*. Schon MÜLLER sagte dazu: „In jedem Fall läßt sich sagen, daß die Augenbindehaut bei Menschen ein wichtiges Beobachtungsobjekt für die Beurteilung der feinsten Gefäßabschnitte darstellt."

Über die reine Organdiagnose hinausgehend sind diese Konjunktivalgefäße in Verbindung mit den Iriszeichen wichtige Parameter zur Beurteilung der Situation des Patienten. Vor allem haben wir hier eine Möglichkeit derFrüherkennung, ein Erkennen des pathogenetischen Weges, und zwar schon bevor der Patient Beschwerden äußert.

Was sich bei einer zehnfachen Vergrößerung im Irismikroskop deutlich darstellt, sind

- ☐ die Gefäßschlängelung,
- ☐ die Gefäßelastizität (Einschnürungen und Ausbuchtungen),
- ☐ die Menge der Gefäße in der Konjunktiva.

Die Möglichkeit, vom Zustand der Konjunktivalgefäße auf den Zustand der Blutgefäße im Körper zu schließen, wurde von den Klinikern teilweise zurückhaltend beurteilt, aber nie völlig ausgeschlossen.

Richtig ist, daß man grundsätzlich vom Gefäßsystem allgemein spricht, ohne sich auf Venen und Arterien festzulegen. Im normalen Auge sieht man oft die einer Arterie zugeordnete Vene, deren Kaliber dann stärker ist als das der begleitenden Arterie. Die Venen sind meist etwas geschlängelter als die sie begleitende Arterie. Sie sind entschieden dünnwandiger als diese, so daß die Blutsäule sehr gut sichtbar ist. Die Farbe ist von der der Arterien kaum zu unterscheiden (KOEPPE).

Das Verhältnis von Arteriolen zu Venolen ist ungefähr 1:3 bis 1:2. Es sind damit mehr Venen als Arterien in der Konjunktiva zu sehen (KITTEL). Für den Augendiagnostiker ist die Tatsache, daß das Gefäßsystem als solches gestört ist, vorrangiges Ergebnis seiner Untersuchung. Erst dann wird die Frage nach Arterien oder Venen gestellt, wozu es auch noch andere Möglichkeiten der Befunderhebung gibt.

Bezieht man die Konjunktivalgefäße in seine diagnostische Überlegungen mit ein, so darf man nicht versäumen, sich durch Blickänderung des Patienten nach rechts oder links, sowie nach oben und unten, einen Überblick über die Gesamtsituation zu verschaffen. Durch diese Blickänderungen können weitere wichtige Gefäßänderungen sichtbar werden.

Bei der Betrachtung der Konjunktiva ist ferner zu beachten, daß Licht und Wärme eine Füllung der Gefäße verursachen können, ebenso das vom Untersucher vorgenommene Heben oder Senken der Lider. Es ist unumgänglich, sich zuerst mit normaler Beleuchtung einen Überblick zu verschaffen, ehe man in die Details geht.

Ein Hinweis sei noch gestattet: Die Gefäße der Netzhaut, die ja dem Gefäßsystem des Gehirns zugeordnet sind, verhalten sich völlig anders als die Gefäße der Bindehaut.

Die folgenden Darstellungen, Abb. 29–1, geben einen Überblick über eine Reihe von Möglichkeiten, an den Konjunktivalgefäßen Störungen im Kreislauf, in Organen und Organgruppen zu erkennen.

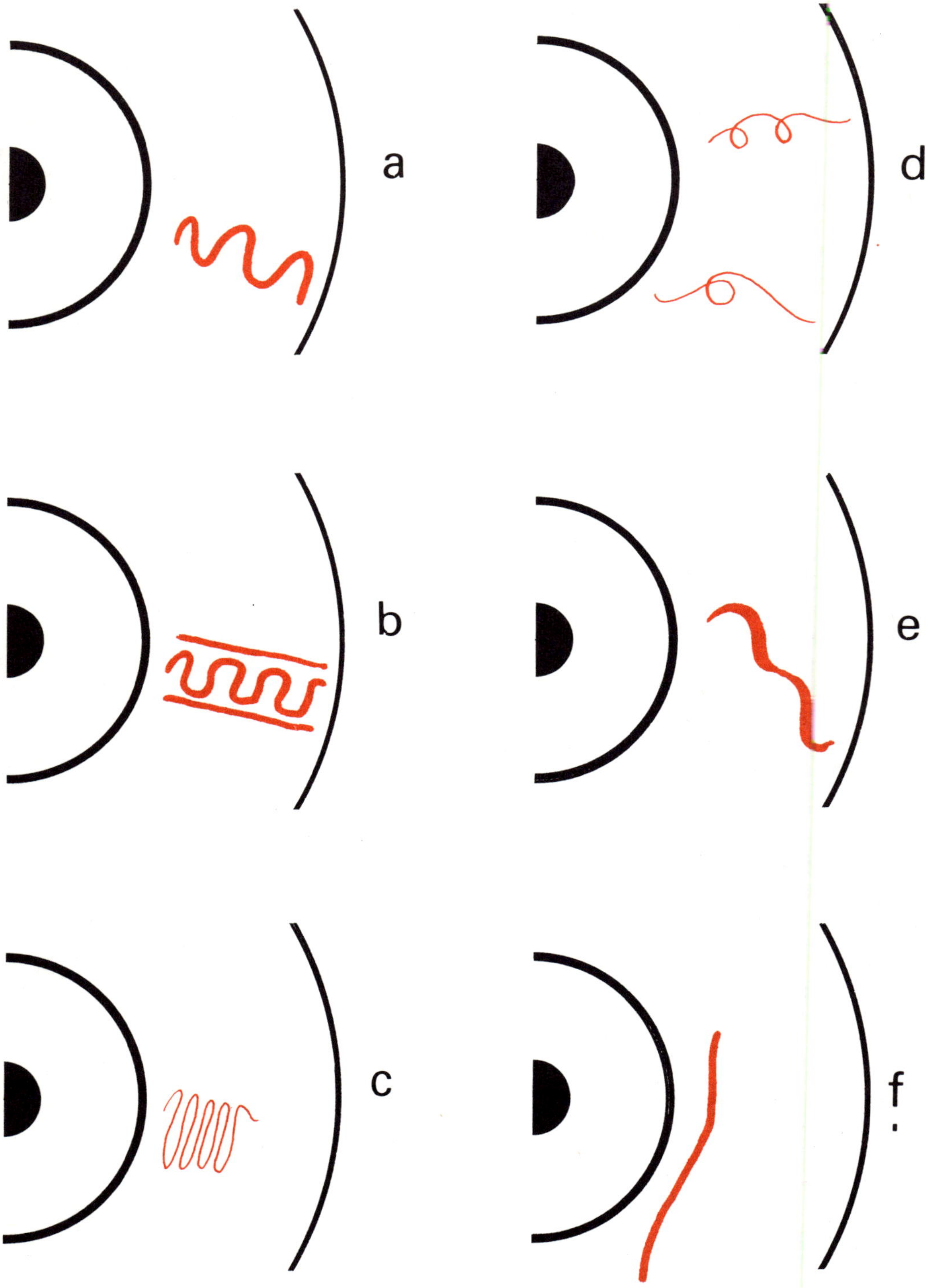
a
d
b
e
c
f

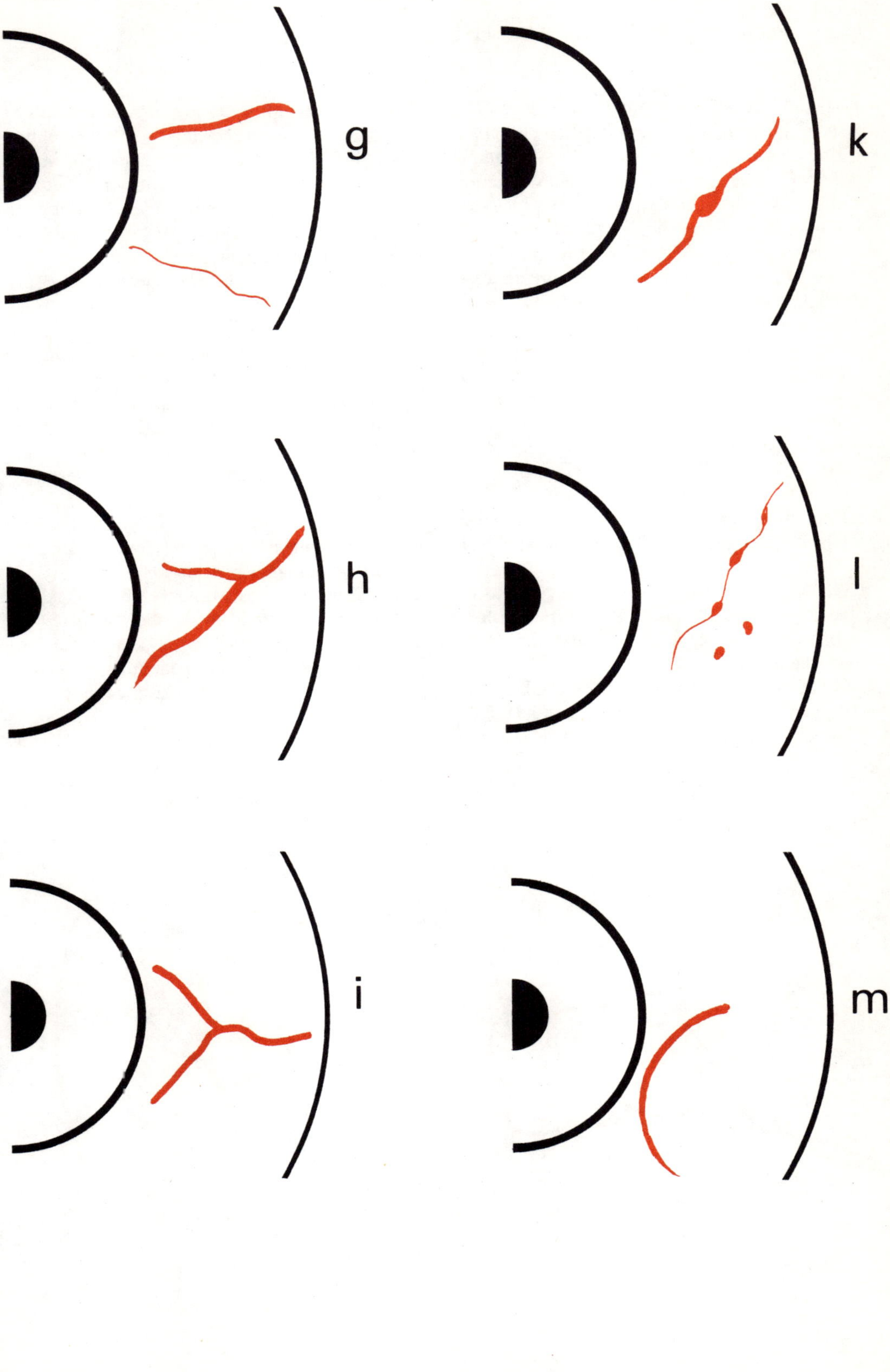
g
k
h
l
i
m

Abbildung: 29 – 1
Formen der Konjunktivalgefäße (Seiten 190 und 191)

a Mäandergefäß*, benannt nach dem griechischen Fluß Mäander. Das Zeichen deutet auf eine Schwäche der *venösen* Gefäßdynamik hin. Frühzeitige Ausbildung von Krampfadern, Haemorrhoiden in Verbindung mit Bindegewebsschwäche. Hier liegt ein bedeutsames Zeichen für eine Varikosis vor.
Der Mäander darf nicht mit einem stark geschlängelten großkalibrigen Gefäß verwechselt werden, das auf Hypertonie hinweist.

b Der *gerahmte* Mäander gibt Hinweise auf Komplikationen der Arteriosklerose und vor allem auf Störungen im Pfortadersystem. Die Störungen sind in den meisten Fällen noch kompensiert. In Verbindung mit Leberzeichen ist auch an Oesophagusvarizen zu denken.

c Heizkörperkonvolut, enggestellte Gefäße. Hier auch an die Glomeruli- und Knäuelgefäße denken!

d Gefäßspiralen (Korkenzieher). Nachlassen der *arteriellen* Gefäßdynamik (erste Anzeichen!). Als Folge Gefäßerschlaffung, Blutdruckänderung.

e Gefäßspindel (Ampullengefäß). Die Erweiterungen sind Zeichen einer gefäßmuskulären Atonie. Sowohl Kontraktionsfähigkeit wie auch Dilatation sind reduziert, einschließlich der Querdynamik. Nach ANGERER können sie ein Hinweis auf Leberschädigung sein.

f Tangentialgefäße geben Hinweise auf bestimmte Organgruppen, die topographisch in dem tangierten Sektor liegen. Stauungen! Siehe auch m) Druckbogen.

g Leitgefäße weisen auf eine chronische Organstörung hin.

h Gefäßäste. Die einzelnen Äste haben im Gegensatz zur Tumorgabel ein *unterschiedliches* Kaliber.

i Traumagabel, Tumorgabel. Beide Äste haben *gleiches Kaliber.* Soll auf Traumen an Organen im anliegenden Sektor hinweisen, auch auf Tumore. Je dichter am Limbus, desto bedeutungsvoller.

k Gefäßtümpel, Stagnationstümpel. Durchblutungsstörungen *arterieller* Genese. Endstadium oft Endangiitis obliterans.

l Gefäßperlen, Rosenkranzgefäß. Mangelnde Gefäßabdichtung, Blutungsbereitschaft.

m Druckbogen. Ähnlich wie bei dem Tangentialgefäß werden hier Organeinheiten (-systeme) auf Stauungen hin angesprochen. Frühzeichen!

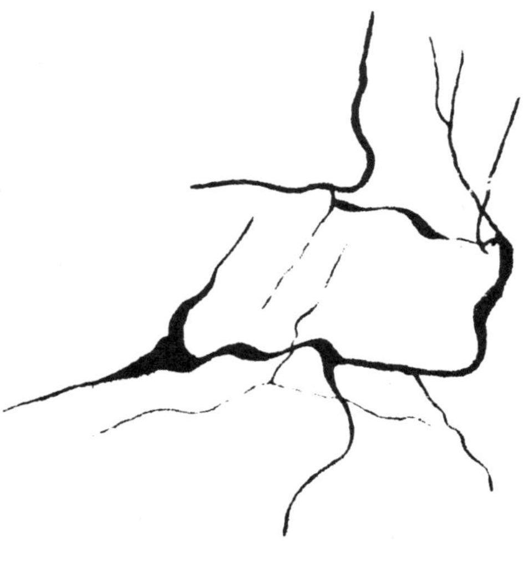

Abbildung: 29 – 2

29.1 Hypo- und Hypertension

Die Möglichkeit, Veränderungen des Blutdrucks in den Konjunktivalgefäßen zu erkennen, ist mit Einschränkungen gegeben.
Bei langanhaltendem *blassen* Hochdruck sind auffallende Gefäßschlängelungen im Limbusbereich anzutreffen. Es liegt ein spastischer Zustand vor, die Gefäße sind enggestellt.
Bei *rotem* Hochdruck liegen spastisch-atonische Verhältnisse vor.
Der Begriff „spastisch-atonisch" wurde von KITTEL geprägt. Er versteht darunter eine unregelmäßige Kalibrierung von an sich dünnen bis mittelstarken Gefäßen, d.h. es wechseln spastisch verengte mit atonisch erweiterten Stellen ab. Es kann dabei zu aneurysmatischen Veränderungen kommen, den sogenannten Mikropools. Hier handelt es sich um ein neurovaskuläres Geschehen. Dies kann noch rein funktionell und reversibel sein. Alle Beschwerden sind durch Gefäßspasmen bedingt, in der Anamnese können Migräneanfälle vorliegen. Durch das gleichzeitige Vorhandensein von spastischen und atonischen bzw. hypo- und hypertonischen Zuständen ist eine Harmonisierungsstörung in den Endstrombahnen entstanden (MÜLLER).
Diese Erscheinungen sind jedoch nur mit Vorsicht zu einer Diagnose zu verwenden und mehr geeignet, einen Überblick zu verschaffen, denn andere pathologische Vorgänge können ein ähnliches Bild hervorrufen. Hier geht es, wie KITTEL sich ausdrückt, darum, daß durch ein pathologisches Gefäßverhalten der Bulbusbindehautgefäße Hinweise auf eine allgemeine Gefäßsituation gegeben werden. Dies aber kann, in Verbindung mit dem gemessenen Tageswert, bei Blutdruckanomalien ein wertvoller Hinweis sein. Das Konjunktivalbild zeigt uns nämlich, ob dieser Wert dem Gesamtbild wirklich entspricht, d.h. wie kritisch der eventuell vorliegende „Normalwert" in Wirklichkeit ist.

29.2 Arteriosklerose, Atherosklerose*

Die Darstellung dieser Krankheitsbilder ist meist durch eine Dehnung der Gefäße charakterisiert. Dies bedingt in der Konjunktiva eine starke Schlängelung der sichtbaren Adern. Sehr häufig treten Aneurysmen auf. (Abb.: 29–2)

Wir sehen:

- ☐ Kaliberschwankungen
- ☐ Mikropools
- ☐ Ausweitungen der Venolen.

Arteriosklerose und Atherosklerose sind dadurch zu unterscheiden, daß letztere stets mit einem Skleralzeichen – gelbliche Verfärbungen, lipoide Hügel – einhergeht. (Abb.: 18–3)
Es muß ausdrücklich erwähnt werden, daß die damit in Zusammenhang gebrachten Zeichen keinen Anspruch auf Spezifität erheben können. Immer wieder aber dienen sie der Abrundung des Bildes, und sie bilden eine zusätzliche Möglichkeit zur Beurteilung der Gesamtsituation.
Früherkennung und damit verbundene Vorsorgemöglichkeiten sind entscheidende Kennzeichen der Konjunktivalgefäß-Diagnose.

* Arteriosklerose: Veränderung der Arterien mit Elastizitätsverlust und Lichtungseinschränkung; Atherosklerose: Oft gleichsinnig wie Arteriosklerose gebraucht, bezeichnet jedoch im engeren Sinne die *lipidreichen* Gefäßveränderungen.

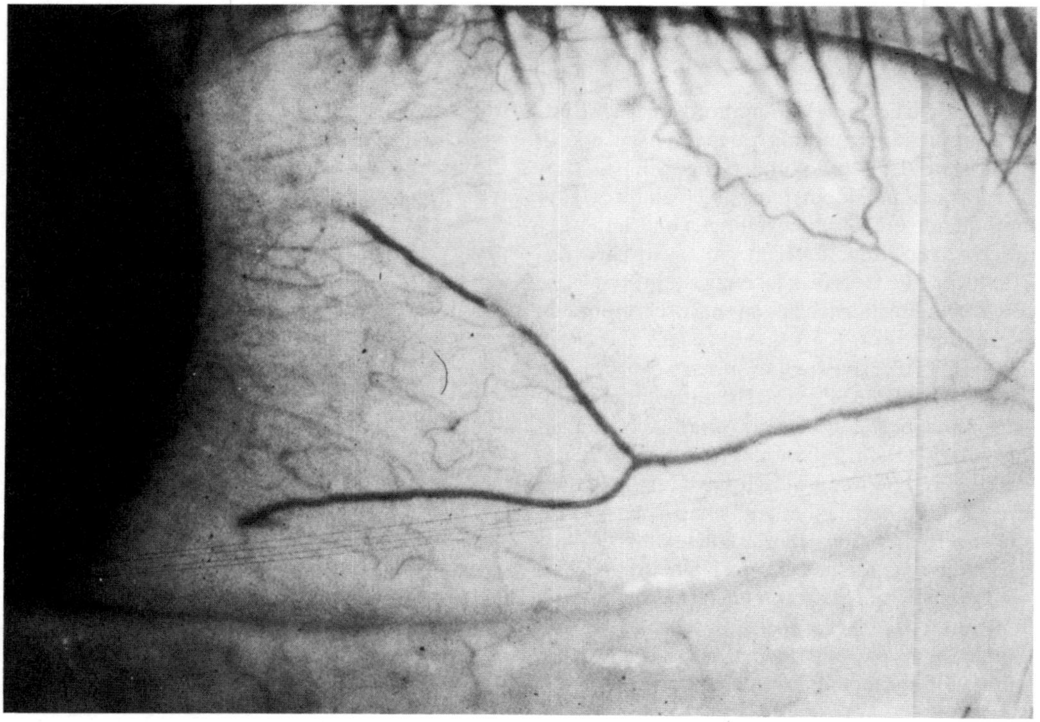

Abbildung: 29 – 4
Tumorgabel. Zu beachten ist die gleichmäßige Kaliberstärke der Gabelzinken.

30 Die Adnexe des Auges und ihre diagnostische Aussage

30.1 Pinguecula, Lidspaltenfleck*
(Abb.: 3–17)

Die Pinguekula ist eine Reflexzone von Stoffwechselstörungen, vornehmlich des Fettsäure-Stoffwechsels.
Sichtbare Veränderungen in diesem Bereich gehen auf degenerative Prozesse im subepithelialen Bindegewebe zurück. Die kollagenen Fasern werden hyalin verändert und färben sich wie elastische Fasern (NAUMANN).
Von der *Farbe* her (Koloritaspekt) unterscheidet man:

- ☐ wachsartige Pinguekula: Verminderter Infektschutz im lymphozytären System;
- ☐ seifenartige Pinguekula mit Regenbogenschimmer: Dysbakterielle Störungen mit entsprechenden Störungen im Verdauungsbereich;
- ☐ zitronengelbe Pinguekula: Nebennierenrindenstörungen;
- ☐ zinkgraue Pinguekula: Zinkmangel mit allen entsprechenden Symptomen.

Von der *Plastik* her gibt es die

- ☐ felsig-höckerige Pinguekula mit stark aufgeblähtem Gefüge als Hinweis auf eine Anlage zu Struma interna mit Wetterfühligkeit;
- ☐ wellig-lappige Pinguekula als Hinweis auf adenoide Schilddrüsenstörung;
- ☐ lipoid-adipöse Pinguekula von eidottergelber Farbe als Hinweis auf Leberentartungen mit Störungen des Glukose-Haushalts.**

30.2 Karunkel (caruncula lacrimalis)

Farbveränderungen:

- ☐ Abblassung der natürlichen Farbe: Anämie;
- ☐ „Ölfleck" auf der Karunkel: Dysämie;
- ☐ Eiterpfröpfchen auf der Karunkel: Skrophulose;
- ☐ zarte gelbliche Erhöhungen mehr muköser Art: Tuberkulose, auch als familiäre Belastung.

Bei unregelmäßigen Gewebsproliferationen im Lidspaltenbereich muß stets an die Möglichkeit eines malignen Epithelioms gedacht werden (Ophthalmologe!).

- ☐ bräunlich: Pathologische Vorgänge im Leber-Galle-System;
- ☐ gelbliche Fettkörnchen: Störung der Fettverdauung. Auf Leber und Galle achten!
- ☐ grauweiße Körnchen: Erschöpfung, Kachexie;

* Die Ausführungen zu diesem Abschnitt orientieren sich u.a. an Arbeiten J. ANGERER's.
** ausführlichere Behandlung des Themas in Band II der Reihe Ophthalmotrope Phänomenologie.

31 Schlußwort

Wer das Lehrbuch durchgearbeitet hat, wird die Frage nach weiterführender Literatur stellen. Nach Ansicht des Verfassers sollten die folgenden Werke in der Handbücherei vorhanden sein:

ANGERER, J., Handbuch der Augendiagnostik
ANGERER, J., Ophthalmotrope Phänomenologie, Band 1 bis 6
BROY, J., Die Konstitution
BROY, J., Repertorium der Irisdiagnostik (die Zeichen als solche)
DECK, J., Die Grundlagen der Irisdiagnostik
DECK, J., Die Differenzierung der Iriszeichen
MARKGRAF, A., Bildatlas der Augendiagnostik, Bd. 1 (Zeichenlehre)
MARKGRAF, A., Die genetischen Informationen in der visuellen Diagnostik
Band 1 Magen / Darm
Band 2 Leber / Galle
Band 3 Pankreas
Band 4 Nieren / Blase
Band 5 Genitale
Band 6 Kopf / Hals
Band 7 Herz / Kreislauf
Band 8 Zusammenfassung der wichtigsten Phänomene

Die genannten Bücher, die aus der praktischen Arbeit heraus entstanden sind, bringen Themen und Ergänzungen, die über das Konzept des vorliegenden Lehrbuchs hinausgehen.

32 Literaturverzeichnis

Zur Benutzung von Quellen

Der Autor eines Buches, wie es das vorliegende sein soll, hat die Pflicht, ein eingehendes Quellenstudium zu treiben und zwar historisch und gegenwartsbezogen. Während historisch teilweise Lücken auftreten können, besteht die Gefahr, in der Vielzahl der Quellen der Gegenwartsliteratur zu ertrinken. Die steigende Zahl der Druckerzeugnisse und die Möglichkeit der Quellenbeschaffung durch die moderne Medientechnik, lassen es immer schwerer werden, eine sorgfältige und nicht über das Ziel hinausschießende Auswahl zu treffen.

ALEXANDRIDIS, E. (1982), Die Pupille, Springer, Berlin

ALLGÖVER, M. und P. TONDELLI (1979), Gallenwegs- und Pankreaserkrankungen, Huber, Bern

ANGERER, J. (ab 1973), Ophthalmotrope Phänomenologie, Marczell, München

ANGERER, J. (1984), Handbuch der Augendiagnostik, Marczell, München

ANGERER, J. (1977), Die Cornealsphäre, Band 3 „Ophthalmotrope Phänomenologie", Marczell, München

ARTNER, J. (1960), Die Bedeutung der vegetativen Untersuchung in der gynäkologischen Endokrinologie. In: Fortschritte der Geburtshilfe und Gynäkologie, Vol. 10, S. Karger, Basel

AXENFELD/PAU (1980), Lehrbuch und Atlas der Augenheilkunde, Fischer, Stuttgart

BACH, L. und R. SEEFELDER (1911–1914), Atlas zur Entwicklungsgeschichte des menschlichen Auges, Leipzig

BACHMANN, A. und P. G. RADEMACHER (1983), Handbuch der Vegatestmethode, Grieshaber, Schiltach

BADKE; G. (1958), Die normale Entwicklung des menschlichen Auges, Thieme, Leipzig

BAHMANN I. (1954), Zur Irisdiagnostik, Dissertation, München

BAUMHAUER, K. (1927), Die Augendiagnose, Wien

BAUMHAUER, K. (1931), Was ist Augendiagnose?, Wien

BAUMHAUER, K. (1947), Die Iriskopie, Wien

BAYR, G. (1982), Kybernetische Denkmodelle der Homöopathie, Haug, Heidelberg

BETHE, A. (1952), Allgemeine Physiologie, Springer, Berlin

BLOCK, S. (1982), Neue hormonelle Erkenntnisse der Frischzellentherapie, in: Biol. Med. 1/82

BOCK, H. E. (1972) Hrsg., Pathophysiologie Bd. 1, Thieme, Stuttgart

BÖSHAAR, E. (1954), Altersveränderungen der Augenfarbe, Homo 5 S. 164–169 (1954)

BOURDIOL, R. J. (1978), Lehrbuch der Irisdiagnostik, Maisonneuve, Sainte Ruffine

BRANDT, Th. und W. BÜCHLE (1983), Augenbewegungsstörungen, Fischer, Stuttgart

BRAUN, R. N. (1976), Diagnostische Programme in der Allgemeinmedizin, München

BROY, J. (1978), Die Konstitution, Marczell, München

BROY, J. (1981), Die endokrine Kybernetik, In: ANGERER, Ophthalmotrope Phänomenologie, Bd. IV, Marczell, München

BROY, J. (1981), Das nur „nervöse" Herz, Methodik & Grenzen 1981, S. 67 ff.

BROY, J. (1983), Repertorium der Irisdiagnose, Marczell, München

BRÜGGER, A. (1977), Die Erkrankungen des Bewegungsapparates und seines Nervensystems, Fischer, Stuttgart

BRÜHL, W. (1966), Leber-Gallenwegserkrankungen, Thieme, Stuttgart

BUDDECKE, E. (1978), Pathobiochemie, de Gruyter, Berlin

BUDDECKE, E. (1980), Grundriß der Biochemie, de Gruyter, Berlin

BÜRGER, M. (1960), Altern und Krankheit als Problem der Biomorphose, Handbuch der philosophischen Grundbegriffe, Bd. 4, S. 1139 ff.

BUSACCA, A. (1952), Biomicroscopie et histopathologie, de l'oiel

BUTTERSACK (1910), die Elastizität, eine Grundfunktion des Lebens

— (1912), Latente Erkrankungen des Grundgewebes, insbesondere der serösen Häute

— (1929), Triebkräfte des Lebens

CLARA, M. (1942), Das Nervensystem des Menschen, J. A. Barth, Leipzig

— (1949), Entwicklungsgeschichte des Menschen, Quelle & Meyer, Heidelberg

COGAN, D. G. und T. KUWABARA (1958), Arcus senilis, its Pathology and Histochemistry, AMA Archives of Ophthalmogy

CURTIUS, F. und K. H. KRÜGER (1952), Das vegetativ-endokrine Syndrom der Frau, Urban und Schwarzenberg, München

DECK, J. (1950), Irisdiagnose und Ca-Geschehen, Ehk, 1950/H 2

— (1953), Möglichkeiten und Grenzen der Fototechnik in der Irisdiagnostik, Ehk, 1953/H 5

— (1965), Grundlagen der Irisdiagnostik, Hartmann, Karsruhe-Rüppur

— (1980), Differenzierung der Iriszeichen, Hartmann, Karlsruhe-Rüppur

DECK, K. A., Hrsg. (1976), Endokrinologie, Thieme, Stuttgart

DECK, JÜNGLING, SCHÜCK (1956), Die Irisfotografie, Bitterwolf, Illingen
DEMLING, L. (1970), Der kranke Magen, Urban & Schwarzenberg, München
DENFFER, H. v. (1977), Tagung der Bayerischen Augenärzte in Würzburg, PK 30, 1977
DODEN, W. (1982), Limbusprobleme, Bücherei des Augenarztes, Heft 88, Enke, Stuttgart
DOERR, W. (1974), Organpathologie II. Band, Thieme, Stuttgart
DRACZYNSKI, G. (1976), Die Belastung der vegetativen Grundformation durch Herde, Zahnärztliche Mitteilungen 66/14/1976, 701–712
DUBBELS, R. und W. SCHLOOT (1982), Das Zeithormon Melatonin, Bild der Wissenschaft 11–1982
EDER, M. (1977), Herdgeschehen-Komplexgeschehen, Haug, Heidelberg
ELTZHOLTZ, Joh. Siegesmund (1695), Antherometrie, II. Tractat im Chiromantisch-Physiognomischen Kleeblatt, Nürnberg, 1695
FABER, H. v. und H. HAID (1972), Endokrinologie, Ulmer, Stuttgart
FEHM, H. L. und K. H. VOIGT (1979), Psychoneuroendokrinologie, In: UEXKÜLL, Th, v., Lehrbuch der Psychosomatischen Medizin, Urban und Schwarzenberg, München
FENEIS, H. (1970), Anatomisches Bildwörterbuch, Thieme, Stuttgart
FERRANDIZ, V. L. (1970), Iridodiagnosis, Barcelona
FROMME, A. (1953), Das Mesenchym und die Mesenchymtheorie des Karzinoms, Beiträge zur Krebsforschung, Bd. 1, Steinkopf, Dresden
FUDALLA, S. G. (1950), Die fokale Erkrankung des Körpers, Stuttgart
GINSBERG, S. (1903), Grundriß der pathologischen Histologie des Auges, Karger, Basel
GLEES, P. (1971), Das menschliche Gehirn, Hippokrates, Stuttgart
GRAFFI, H. (1949), Zeitschrift ärztlicher Fortbildung H 3 (1949), 156ff.
GRILL, W. (1977), Das Postcholezystektomie-Syndrom, Prophylaxe und Therapie, München. med. Wochenschr. 119 (1977) Nr. 17
GROSS, D. und D. LANGEN, Hrsg. (1973), Fehlsteuerungen des autonomen Nervensystems, Hippokrates, Stuttgart
GRUNERT, K. (1898), Der Dilatator pupillae des Menschen, Archiv für Augenheilkunde Bd. XXXVI, p. 319
GUGGISBERG, H. und W. NEUWEILER (1943), Konstitutionsstörungen und Wachstumsstörungen, In: Handbuch SEITZ, 2. A. Bd. II
GÜLZOW, M. Hrsg. (1975), Erkrankungen des exkretorischen Pankreas, VEB Fischer, Jena
GUTZEIT, K. (1957), Die Wirbelsäule in Forschung und Praxis, Therapiewoche 7, 10 (April 1957)
GUTZEIT, K. (1957), Zur Symptomauslösung und Therapie spondylogener Erkrankungen. M. med. Wochenschr. 99, 47, 1745ff.
HAMMERSTEIN, W. (1980), Genetische Beratung in der Augenheilkunde. Bücherei des Augenarztes, Heft 81, Enke, Stuttgart
HAUSS, W. H. und G. JUNGEHÜLSING (1961), Über die universelle unspezifische Mesenchymreaktion, DMW 86, 16, (1061) 763–768
HÄUSER, G. A. (1960), Die Rolle des neurovegetativen Nervensystems in der Gynäkologie und Geburtshilfe, in Fortschritte der Geburtshilfe und Gynäkologie, Vol. 10, Karger, Basel
HAUSWIRTH, O. (1953), Vegetative Konstitutionstherapie, Springer, Wien
HECKMANN, K., K. RITTER, T. SCHWEDLER, Zur Physiologie der Irisstrombahn, Angiologica 8: 261–265
HERGET, H. und H. SCHIMMEL (1974), Grundsätzliches zu Zeichen und Pigmenten in der Iris und deren physiologische Zusammenhänge, Gießen
HERMS, C. (1940), Die gerichtsmedizinische Bedeutung der Augendiagnose, Dissertation, Hamburg 1940
HESS, E. H. (1977), Das sprechende Auge, München
HEUSTERBERG, K. H. (1972), Die biodynamische Behandlung urologischer Krankheitserscheinungen, Haug, Heidelberg
HEYDENREICH, A. (1975), Innere Erkrankungen und Auge, Enke, Stuttgart
HOFF, F. (1942), Steuereinrichtungen des Organismus, Deutsche med. Wschr. 49 (1942), 1189
— (1950), Klinische Physiologie und Pathologie, Thieme, Stuttgart
HOLLWICH, F. (1967), Das alternde Auge, Ästh. Med. 16, 8, 237–246
ILLIG, L. und CONRATHS, H. (1938–1959), Mikroskopische Lebendaufnahmen des Kapillarbetts des Tieres und des Menschen, Teil 1 und Teil 2
ISSELS, J. (1972), Mehr Heilungen von Krebs, Helfer, Bad Homburg
JAROSZYK, G. (1969), Iridologische Phänomene der Präkanzerose und maligner Prozesse, In: Acta biologica VIII/2
— (1971), Prognose und Diagnose des Myokardinfarktes aus iridologischer Sicht. In: Methodik & Grenzen 1971, S. 63 und 79
— (1978), Augendiagnostik, Erfahrungen und Erkenntnisse, Medizinverlag, Solms
JAUSAS, G. (1982), l'iridologie rénovée maloine s.a. Paris
JENSEN, B. (o.J.), The Science and Practice of Iridology, Jensen Interprises Los Angeles
KABISCH, E. H. (o.J.), Die Irispigmente (ohne Verlagsangabe)
— (1981), Iris-Strukturen, Konstitution, Pigmente, Selbstverlag
KAPPERT, A. (1981), Lehrbuch und Atlas der Angiologie, Huber, Bern

KÄRCHER, K. H., Hrsg. (1975), Krebsbehandlung als interdisziplinäre Aufgabe, Springer, Berlin
KARL, J. (1982), Beitrag zur Frage Epiphyse – Hypophyse und ihre Darstellung in der Iris. Methodik und Grenzen der Augendiagnostik, Heft 12/82 und 1/83
KEITH, C. G. (1981), Genetik in der Augenheilkunde, Bücherei des Augenarztes, Heft 83, Enke, Stuttgart
KISS, F. und J. SZENTAGOTHAI (1979), Anatomischer Atlas des menschlichen Körpers Bd. I–III, Fischer, Stuttgart
KITTEL, V. (1964), Die Biomikroskopie der Bulbusbindehautgefäße des Menschen und ihre klinische Verwertbarkeit. Edition, Leipzig
KOELSCH, K. A. (1971), Das Postcholezystektomiesyndrom. Internist. Praxis 11, 47–57
KOEPPE, Leonhard (1920), Die Mikroskopie des lebenden Auges, Bd. 1
KOHL, F. (1981), Das vielfältige Bild der Kristallose. In: ANGERER, Bd. IV
KOSINSKI, W. (1955), Die Bedeutung des Auges als diagnostisches Hilfsmittel, Ehk IV, 5, 1955
KRACK, N. (1976), Appendix und Appendizitis Band 14 der Schriftenreihe für Erfahrungsheilkunde, Haug, Heidelberg
— (1980), Biotypen, Haug, Heidelberg
KUNERT, W. (1963), Wirbelsäule, vegetatives Nervensystem und innere Medizin, Stuttgart
KUNZ, H. (1960), Das akute Abdomen, Urban & Schwarzenberg, München
KYRIELEIS, W. (1954), Klinik der Augensymptome bei Nervenkrankheiten, Berlin
LANG, W. (1954), Die anatomischen und physiologischen Grundlagen der Augendiagnostik, Haug, Ulm
LAUBER, H. (1908), Beiträge zur Entwicklungsgeschichte und Anatomie der Iris und des Pigmentepithels der Netzhaut, v. Graefes Archiv, LXVIII Band 1908
LEIBER, B. und G. OLBRICH (1981), Die klinischen Syndrome Bd. 1, Urban & Schwarzenberg, München
LEUTERT, G. (1967), Über Altersveränderungen des menschlichen Stroma iridis mit besonderer Berücksichtigung der Blutgefäße
LULLIES, H. und D. TRINCKER (1968), Taschenbuch der Physiologie Bd. 1, Fischer, Stuttgart
LÜTTECKE, W. (1958), Das Endokrinium, seine topografische Fixierung in der Iris und seine hormonellen Fehlsteuerungen und deren Reflexsetzung. Vortrag im Rahmen der IFA in Königstein
MADAUS, M. (1925), Lehrbuch über Irisdiagnose, Bonn
MAHNERT, A. und H. MOSER (1950), Die Bedeutung funktioneller Störungen im Mesenchym für das Krankheitsgeschehen beim Krebs, Krebsarzt, 5 (1950), Ss 272–281
MARKGRAF, A. (o. J.), Bildatlas der Augendiagnostik, Selbstverlag
— (1982), Die Konjunktiva als Indikator funktioneller Störungen. Methodik & Grenzen der Augendiagnostik, 1982, Heft 5, S. 3ff.
MAYR, Fr. X. (1974), Fundamente zur Diagnostik der Verdauungskrankheiten, Bietigheim
MATTHÄUS, W. (1966), Die Fotografie in der Augenheilkunde, Leipzig
MAUBACH, A. (1952), Augendiagnostik, Haug, Saulgau
MEESMANN, A. (1927), Die Mikroskopie des lebenden Auges ..... Berlin
MODEREGGER, G. (1981), Praktische Erfahrungen mit der Energetik des Menschen, Haug, Heidelberg
MÖLLENDORF, W. von (1936), Handuch der mikroskopischen Anatomie des Menschen. III. Band: Haut und Sinnesorgane, II. Teil das Auge, Springer, Berlin
— (1943), Lehruch der Histologie und mikroskopischen Anatomie des Menschen, Jena
— (1964), Handbuch der mikroskopischen Anatomie des Menschen. Bd. III, IV. Teil, Das Auge und seine Hilfsorgane, Ergänzung zu Band III/2, Springer, Berlin
MÜLLER, H, (1964), Die Bedeutung der Nieren im Krankheitsgeschehen, Homotoxin. Journal III/ Heft 1
MÜLLER, O. (1922), Die Kapillaren der menschlichen Körperoberfläche, Enke, Stuttgart
— (1936), Die feinsten Blutgefäße des Menschen in gesunden und kranken Tagen, Band 1, Enke, Stuttgart
MÜTING, D. (1972), Entstehung und Behandlung der portalen Enzephalopathie, Zeitschr. f. Allgemeinmedizin 1971, 21, S. 969–971
MUTSCHLER, E. (1981), Arzneimittelwirkungen, WVG, Stuttgart
NAUMANN, G. O. H. (1980), Pathologie des Auges, Band 12 der Speziellen pathologischen Anatomie, Springer, Berlin
NESTER, M. P. (Hrsg.) (1979), Photographie in der Medizin, Edition Roche
NEUBAUER, H. und W. D. BOCKELMANN (1976), Photographische Dokumentation in der Augenheilkunde. In: STRAUB, E. W. Die ophthalmologischen Untersuchungsmethoden Vol. 2, Stuttgart
NEWSHOLME, E. A. und C. START, Regulation des Stoffwechsels, Weinheim 1977
NOESKE, H. D. (1976), Vertebra lymphostatika, Phys. Med. u. Reh. Heft 11, 17. Jahrg.
PALM, D. (1983), Rezeptorvermittelnde Arzneimittelwirkung am Auge In: Mexté (Hrsg.) Metipranolol, Springer, Wien
PARGESIAN, V. L. (1974), Kybernetik und moderne Welt, Herder, Freiburg

PÉCZELY, Ignaz von (1880), Entdeckungen auf dem Gebiete der Natur- und der Heilkunde. Die chronischen Krankheiten, 1. Heft: Anleitung zum Studium der Diagnose aus den Augen, Budapest 1880, Staatsdruckerei

PÖHLMANN, A. (1954), Die Iris als Krankheitsspiegel, Westermanns Monatshefte 95, 6, Ss 32–37

PROKOP, O., F. PAMPUS und D. WICHMANN, (1957), Über den Wert der sogenannten „Irisdiagnostik", dargestellt an einem Fall von Kraniopagen, Dtsch. med. Wschr. 1957 Nr. 1, S. 82–83

PURTSCHER, E. (1964), Die Krause und die Krausenkrypte der menschlichen Iris, Anthrop. Anz. 1 (27), Ss 68–77

— (1968), Altersveränderungen des Irisbildes, Anthrop. Anz. Jg. 31, 1–2, Ss 15–27

— (1972), Das vordere Stromablatt der Iris als Beispiel für die Biomorphose eines kollagenen Bindegewebes, Klin. Mbl. Augenheilkunde 160 (1972), Ss 296–299

RECKEWEG, H. H., Hrsg. (1978), Krebsprobleme, Aurelia, Baden-Baden

REIN, H. (1949), Über ein Regulationssystem „Milz-Leber" für den oxydativen Stoffwechsel der Körpergewebe und besonders des Herzens. Naturwissenschaft 8/49, Ss 233 ff.

REST, Th. (1981), Die tumoröse und kanzeröse Indikation. In: ANGERER, Ophthalmotrope Phänomenologie Bd. IV, Marczell, München

ROHEN, J. (1953), Die funktionelle Gestalt des Auges und seiner Hilfsorgane

ROHRSCHNEIDER, W. (1925), Über den Arcus corneae senilis, seine Entstehung und seine Beziehungen zu Verfettungszuständen anderer Organe, insbesondere zur Atherosklerose. Klin. Mbl. für Augenheilkunde, 74: 93–110, 1925

RUBIN, M. (1982), manuel pratique d'iriscopie, Massonneuve, Sainte Ruffine

RUPRECHT, K. W. und K. G. WULLE (1973), Licht- und elektronenoptische Untersuchungen der Entwicklung des menschlichen musculus sphincter pupillae. v. Graefes Archiv f. klin. exp. Ophthalmologie 186, 117 (1973)

RUSZNYAK, FÖLDI, SZABO (1969), Lymphologie, Fischer, Stuttgart

SACHSENWEGER, R., Hrsg. (1975), Neuroophthalmologie, Thieme, Stuttgart

SELIGMANN, S. (1910), Augendiagnose und Kurpfuschertum, Barsdorf, Berlin

— (1916), Die Augendiagnose. In: Zeitschr. f. ärztl. Fortbildung Nr. 24, 1919

SELYE, H. (1957), Streß beherrscht unser Leben, Econ, Düsseldorf

SIEGENTHALER, W., (1979) Hrsg., Klinische Pathophysiologie, Thieme, Stuttgart

SIEGMUND, H. (1922), Speicherung durch Retikuloendothelien, zelluläre Reaktion und Immunität. Klin. Wschr. 1, Jg. 52, S. 2566

SILBERKUHL, W. (1896), Untersuchungen über die physiologische Pupillenweite. In: Albrecht von Graefes Archiv für Ophthalmologie 42, S. 179–187

SCHNABEL, R. (1925), Ophtalmo-Symptomatologie, Nachdruck 1952

— (1952), Die Pupillendeformationen, Krüger, Leipzig

— (1948), Die Pathochromie der Iris, Heft 1–6, Okulus, München

— (1959), Irisdoskopie, Arkana, Ulm

SCHIMMEL, H. W. (o. J.), Bewährte Therapierichtlinien bei chronischen Erkrankungen, Band 2 und Band 3, Pascoe, Gießen

— (1981), Bewährte Therapierichtlinien bei chronischen Erkrankungen, Acta biologica XX, 1981, 3, S. 73

SCHLITTER, E. H. (1980), Praekanzerose, ein Symptom chronischer biologischer Fehlfunktion und die Konsequenzen, Biol. Med. 2, 1980, S. 70–85

SCHMIDT/MATTHIESEN (1959), Die Bedeutung des Bindegewebes für das Karzinomwachstum, für Prognose und Therapie, Krebsarzt 14 (1959), Nr. 5, Ss 161–174

SCHMITZ-PETRI, W. (1981), Das lympho-vasale Fließsystem. In: ANGERER, Band IV, Ss 525 ff.

SCHNEIDER, J. A. (1944), Hypophyse und Konstitution Heft 1 der Reihe Konstitution, Erbe und Umwelt, Hippokrates, Stuttgart

SCHRECK, E. (1977), Differentialdiagnose in der Ophthalmologie, Enke, Stuttgart

SCHULTE, K. (1938), Encyklopädie der Irisdiagnostik, Pick, Köln

SCHWALL, G. (1956), Die chronische Gastritis und ihre Erkennungsmöglichkeit am Auge, Hausmitteilungen Steigerwald

STANDENATH, F. (1929), Ergebnisse der allgemeinen pathologischen und physiologischen Anatomie des Menschen und der Tiere, Band XXII, Abtlg. II

STORCK, H. (1954), Rheumatismus als Regulationskrankheit, Urban & Schwarzenberg, München

STRAUB, Ed. W., Hrsg. (1976), Die ophthalmologischen Untersuchungsmethoden Vol. 2, Thieme, Stuttgart

STURM, A. (1968), Grundbegriffe der Inneren Medizin und Neurologie, Fischer, Stuttgart

TAKAYASU, M. (1901), Beiträge zur pathologischen Anatomie des Arcus senilis. Archiv für Augenheilkunde 43: 154–162

THEWS, MUTSCHLER, VAUPEL, (1980), Anatomie, Physiologie, Pathophysiologie des Menschen, WVA, Stuttgart

THIEL, P. J. (1925), Die Augendiagnose, Krüger, Leipzig

UEXKÜLL, Th. v., (1979) Hrsg., Lehrbuch der Psychosomatischen Medizin, Urban & Schwarzenberg, München

UNDEUTSCH, D. (1975), Fettstoffwechselstörungen, Schattauer, Stuttgart

VIDA, F. (1962), Der heutige Stand der Irisdiagnose in ärztlicher Sicht, Ehk, Bd. XI, 3, 101 ff.

VIDA, F. und J. DECK (1954), Klinische Prüfung der Organ- und Krankheitszeichen in der Iris, Haug, Ulm

VOGEL, H. H. (o. J.), Die Bauchspeicheldrüse, Veröffentlichungen Wala

VOGT, A. (1930), Die normale und die senil veränderte Iris, Archiv für Ophthalmologie, 109, S. 404–427

VOGT, W. (1971), Gedanken zur Frage der nervösen Organ-Iris-Verbindung, Methodik & Grenzen 1971, S. 135 und 167

— (1971), Ist die Irisgrundfarbe stabil? M & G 3/71, S. 71 ff.

— (1973), Iridologie und Magengeschwür, Methodik & Grenzen 1973, S. 224 und 250 ff.

— (1974), Kleine Gerontologie, Methodik und Grenzen der Augendiagnostik 1974

WARDENBURG, P. J. (1954), Die Struktur der menschlichen Iris, In: Zeitschr. morph. Anthrop. 46/1, S. 30–40

WIENER, N. (1948), Cybernetics or control and communication in the animal and the machine (Deutsch bei Rowohlt 1969)

WÖHLISCH, E. (1957), Ignaz v. Péczely, Das Eulenauge und das Mysterium der Irisdiagnostik, Dtsch. med. Wschr. 1957, Juni, S. 970–973

WULLE, K. G. (1961), Die medikamentöse Beeinflussung des Arcus lipoides corneae im Tierexperiment, Dissertation, Ffm.

Sachregister